AF455409

PRÉCIS ICONOGRAPHIQUE

DES FRACTURES

ET DES LUXATIONS

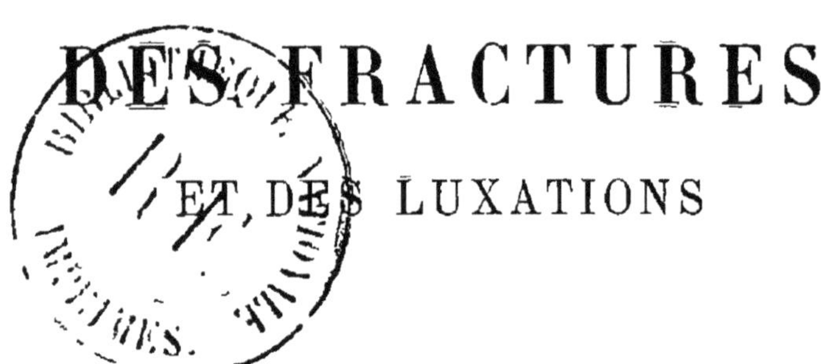

TRAVAUX DU Dr PAUL DELBET

Phlegmon du ligament large (*Bulletins de la Société anatomique*, 1890).

Note sur l'anatomie de l'échancrure coracoïdienne (*Bulletins de la Société anatomique*, 1892).

Calcul de l'uretère (*Annales des maladies des organes génito-urinaires*, 1894).

Nouvelle pince à tumeur (*Annales des maladies des organes génito-urinaires*, 1894).

Anatomie chirurgicale de la vessie. Ouvrage récompensé par l'Académie de médecine. Prix Laborie 1895. Paris, 1895, 1 vol. in-8, 322 p. avec figures.

Précis d'Anatomie topographique, par N. Rudinger, professeur d'anatomie à l'Université de Munich. Édition française avec notes et additions par Paul Delbet. Introduction par le Dr Le Dentu, professeur de clinique chirurgicale à la Faculté de médecine de Paris. 1893, 1 vol. gr. in-8, 252 p. avec 68 figures noires et coloriées. Cartonné.. 8 fr.

53-95 — Corbeil — Imprimerie Ed. Crété

PRÉCIS ICONOGRAPHIQUE
DES FRACTURES
ET DES LUXATIONS

PAR

H. HELFERICH

PROFESSEUR A L'UNIVERSITÉ DE GREIFSWALD

ÉDITION FRANÇAISE

PAR

Le Docteur Paul DELBET

Ancien interne des hôpitaux,
Prosecteur a la Faculté de Médecine de Paris,
Lauréat de la Faculté

Avec 64 planches chromolithographiées

ET 4 FIGURES DANS LE TEXTE

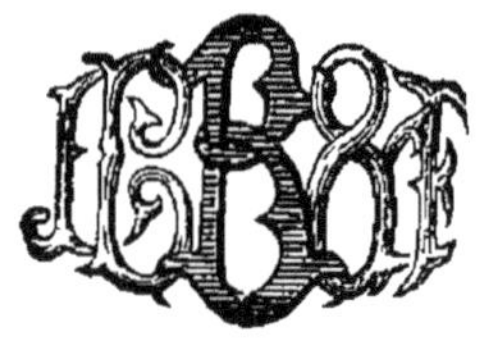

PARIS

LIBRAIRIE J.-B. BAILLIÈRE ET FILS

19, Rue Hautefeuille, pres du Boulevard Saint-Germain

1896

PRÉFACE

On ne saurait ouvrir un *Précis des fractures et des luxations*, sans que le grand nom de Malgaigne vienne aussitôt s'offrir à la pensée. C'est que de la plume du savant français est sorti le premier traité d'ensemble sur la matière (1), et ce travail considérable reste encore aujourd'hui le livre classique par excellence.

L'ouvrage d'Hamilton, que le docteur Poinsot nous a fait connaître (2), marque une nouvelle étape dans cette branche de la chirurgie.

Cependant, là comme ailleurs, la science progresse chaque jour. Sans même citer les nombreuses publications auxquelles elle donne naissance, il suffit de rappeler les articles consacrés aux fractures et aux luxations dans les récents traités qui viennent de paraître en France (3).

Aussi n'est-ce pas tant la nouveauté des idées que la nouveauté de la forme qui nous engage à faire connaître aujourd'hui au public français le traité d'Helferich.

Le *Précis des fractures et des luxations* de M. le professeur Helferich fait partie d'une série d'*Atlas-Manuels* dont le but est d'enseigner la médecine et la chirurgie par la vue. C'est là une méthode journellement mise en pratique à Paris dans les cours et les conférences de la Faculté. On en connaît la valeur.

Fidèle à ce programme, le *Précis* de M. Helferich comprend une série de planches dessinées d'après nature sur des pièces d'autopsie ou des pièces expérimentales. Il suffira de feuilleter l'ouvrage pour se rendre compte de leur intérêt. Elles font ressortir immédiatement aux yeux,

(1) MALGAIGNE, *Traité des fractures et des luxations* Paris, 1847-1855. 2 vol. et atlas.

(2) HAMILTON, *Traité pratique des fractures et des luxations*, traduit par G. Poinsot. Paris, 1884, 1 vol.

(3) RICARD, article *Lésions traumatiques des os*, dans le *Traité de chirurgie* de Duplay et Reclus. — RIEFFEL, article *Fractures* et CAHIER, article *Luxations*, dans le *Traité de chirurgie* de Le Dentu et Pierre Delbet. Paris, 1896, t. II et III.

la disposition du trait de fracture, le déplacement des fragments, l'attitude des membres, la situation occupée par la surface articulaire deplacée. Il est facile d'en déduire les symptômes presentés par le malade, le traitement employé : quelques-unes mettent en évidence des dispositions nouvelles, ou non classiques. On comprend tout l'intérêt qu'offre leur étude.

Quant au texte, qui accompagne ces planches, M. Helferich l'avait volontairement sacrifié, il n'avait voulu donner qu'un tableau de l'anatomie pathologique et des symptômes des fractures et des luxations, relier en somme les diverses figures de son atlas et signaler au moins l'existence de lésions qu'il ne pouvait toutes reproduire sous peine de multiplier les planches à l'infini.

Chargé de remanier ce texte, je me suis arrêté au plan suivant : compléter en quelques mots les descriptions de M. Helferich, là où elles étaient par trop succinctes, mais sans entrer dans des details que l'on trouve reproduits dans tous les traités ; puis relever les principales publications parues dans ces dernières années sur cette branche de la chirurgie, pour en donner un court resumé. Ces additions ont ete indiquées par un double crochet [].

Ce qui se dégage de l'étude des derniers travaux sur ces questions, c'est que, négligée pendant quelque temps, au moment où le progrès de l'antisepsie ouvrait aux opérateurs le champ nouveau de la chirurgie abdominale, l'étude des fractures et des luxations est aujourd'hui reprise. Là aussi on s'est aperçu que l'antisepsie permettait d'intervenir heureusement ; réduisant à ciel ouvert, réséquant les extrémités articulaires, suturant les parties fracturées. Les résultats que j'ai relevés sont généralement favorables.

La chirurgie des fractures et des luxations s'engage dans une voie nouvelle. Il serait certainement prématuré de porter un jugement sur les interventions sanglantes ; les faits ne sont ni assez nombreux ni assez anciens. Il est cependant des cas où elles sont formellement indiquées. A ce point de vue, il était utile de les faire connaître au grand public médical : c'est le but que nous nous sommes proposé.

PAUL DELBET.

1er mars 1896

PRÉCIS ICONOGRAPHIQUE
DES FRACTURES
ET DES LUXATIONS

I

FRACTURES ET LUXATIONS EN GÉNÉRAL

I. — GÉNÉRALITÉS SUR LES FRACTURES.

Il y a deux grands groupes de fractures :

1° Les fractures déterminées par une violence extérieure, *Fractures traumatiques.*

2° Les fractures se produisant sans cause extérieure ou à la suite d'un traumatisme trop faible pour fracturer un os sain, *Fractures spontanées.*

Les *fractures spontanées* reconnaissent comme cause principale une fragilité spéciale des os, due le plus souvent :

A des *tumeurs :* sarcome, cancer métastatique, kyste hydatique ;

A des *processus inflammatoires :* nécrose, ostéo-myélite non compensées par une néoformation osseuse, abcès des os ;

A la *localisation sur l'os d'une maladie générale* : tuberculose, syphilis, rachitisme, ostéomalacie ;

Ou à *une maladie nerveuse*, comme l'ataxie locomotrice.

Les considérations suivantes ne peuvent s'appliquer aux fractures spontanées : il ne sera question que des fractures traumatiques survenant sur les os sains.

Les *fractures traumatiques* se divisent en :

1° Fractures *simples* :

2° Fractures *compliquées*.

La fracture est simple, quand elle est sous-cutanée et ne s'accompagne pas de solution de continuité du tégument extérieur.

La fracture est compliquée, quand il existe une plaie de la peau et des parties molles au niveau du foyer de fracture.

Ordinairement foyer de fracture et plaie communiquent, de sorte que les extrémités osseuses sont exposées au contact de l'air et à la contamination par les agents infectieux extérieurs.

Mais, dans d'autres cas, la plaie cutanée ne s'étend pas jusqu'au foyer de fracture ; on n'en a pas moins affaire à une fracture compliquée au même sens du mot.

Dans les deux cas, il est indispensable de faire une antisepsie et une asepsie aussi complètes que possible ; ce n'est que dans ces conditions qu'on peut voir évoluer heureusement ces fractures ouvertes, si graves autrefois.

Pour le reste, le traitement des fractures fermées est applicable aux fractures compliquées.

On doit chercher, dans les deux variétés, à obtenir une consolidation des fragments avec un minimum de déplacement. Toutefois l'indication est plus difficile à remplir dans le deuxième que dans le premier cas, et on est parfois obligé de se contenter d'un résultat incomplet.

Suivant que la fracture intéresse l'os dans sa totalité ou seulement dans une partie de son épaisseur, la fracture est dite *complète* ou *incomplète*.

Les *fractures incomplètes* comprennent :

La fêlure ou fissure (1), dans laquelle il existe un simple trait de fracture sans modification de la forme extérieure de l'os, que l'os soit intéressé dans la totalité ou dans une partie de son épaisseur ;

L'inflexion ou *coudure*, qui s'observe surtout sur les jambes d'enfants rachitiques, mais qui peut se produire également sur les os longs et les os plats d'adulte.

Les *fractures complètes* présentent un grand nombre de variétés, suivant la direction du trait de fracture.

On distingue à ce point de vue des fractures *transversales*, *obliques*, *longitudinales*, *spirales*.

[La fracture transversale ou en rave n'existe pas à l'état type, ainsi que l'a montré Malgaigne, mais présente toujours des dentelures plus ou moins prononcées. Deux traits obliques, se rencontrant à angle aigu, donnent naissance à une *fracture en V* ou fracture en bec de plume.]

La fracture est dite *esquilleuse*, quand, au niveau du

[(1) Bahr (*Centralblatt fur Chirurgie*, 3 nov. 1894) a insisté sur l'importance et l'évolution de ces fissures ou fêlures : il fait remarquer qu'elles n'ont pas de symptômes caractéristiques, l'augmentation de volume de la region et la douleur pouvant appartenir a une simple contusion. L'exploration faite en enfonçant des aiguilles exploratrices à travers la peau (Middeldorpf) ne donne que des résultats incertains, car il faudrait tomber juste dans la fente et la trouver assez large. De même la douleur reveillée par la percussion avec un marteau n'a rien de caractéristique (Lucke).

De Bruns pense que ces fêlures se réparent par cal comme les fêlures qui accompagnent les fractures completes; Bahr se fondant sur une série de considérations, estime au contraire que dans ces cas, comme dans les fissures du crâne, le cal doit faire souvent défaut et la consolidation être très lente.

Le petit nombre de symptômes au moment où la fracture se produit, l'absence de cal a une période ultérieure, expliquent comment ces lésions passent facilement inaperçues, et peut-être faudrait-il rapporter a des fêlures, ces altérations périarticulaires profondes qu'on diagnostique objectivement contusion et entorse, par exemple les troubles articulaires du poignet après une chute sur la main, les troubles plus importants encore des articulations du membre inferieur après un traumatisme ou une chute sur les pieds. En somme ces lésions seraient beaucoup plus fréquentes qu'on ne le croit, surtout au voisinage des articulations.]

point où l'os est fracturé, il y a de petites lamelles osseuses incomplètement séparées, adhérentes au périoste (1).

Quand au contraire un fragment important est détaché, la fracture est dite *fragmentaire*.

1. — ÉTIOLOGIE DES FRACTURES.

Au point de vue étiologique, une fracture est *directe* ou *indirecte*, suivant la relation qui existe entre le point où l'os se brise et le point où a porté la violence qui a déterminé la lésion.

La fracture est *directe*, quand elle siège au niveau du point où a porté le traumatisme, par exemple quand un coup atteint l'avant-bras placé devant le corps pour parer un choc (*parirfracture* du cubitus des Allemands);

La fracture, au contraire, est *indirecte*, quand elle siège à distance du point d'appui de la force; par exemple, la fracture de la clavicule, qui se produit chez l'enfant à la suite d'une chute sur la main.

Il n'est pas sans intérêt de déterminer à laquelle de ces variétés appartient une fracture donnée. Dans la fracture directe, les manifestations du traumatisme (contusion et épanchement sanguin) siègent sur les parties molles au niveau même de la lésion osseuse; aussi une fracture directe est-elle plus grave en général qu'une fracture indirecte.

L'*âge* du sujet a une très grande importance. C'est dans la période moyenne de la vie que les fractures sont le plus fréquentes. Le fait se comprend facilement : ce sont les adultes qui sont le plus adonnés aux durs travaux, et ce sont eux par suite qui sont le plus exposés aux dangers,

[(1) En France, Malgaigne a employé le titre de *fracture esquilleuse* dans un sens un peu différent Pour Malgaigne, la fracture esquilleuse est une fracture incomplete dans laquelle un fragment osseux est détaché, sans qu'il y ait interruption de la continuité de l'os; ces fractures ainsi comprises résultent le plus souvent de l arrachement d'une apophyse]

aux accidents. Si l'on veut apprécier la fréquence des fractures à cette période de la vie, il faut aussi tenir compte de la proportion de sujets de chaque âge dans une population; on constate alors que c'est de trente à quarante ans que les fractures sont le plus fréquentes (15, 4 p. 100); puis viennent les vieillards, plus souvent atteints que les enfants : c'est chez ces derniers, jusqu'à dix ans, que se trouve le minimum. L'existence des fractures à un âge avancé tient en partie à la grande fragilité des os, suite de l'atrophie sénile du tissu osseux (diminution de la substance organique des os).

Chez l'enfant, l'os échappe en partie, grâce à sa flexibilité et à l'épaisseur de son revêtement périostique.

De plus, dans le jeune âge, il ne faut pas oublier qu'il existe un cartilage interdiaphyso-épiphysaire. Assez souvent il se produit chez les jeunes enfants, non pas une fracture du corps de l'os, mais une *séparation traumatique de l'épiphyse;* c'est la même lésion qui survient spontanément dans les processus inflammatoires, particulièrement dans l'ostéomyélite aiguë et dans la syphilis.

Au point de vue du *sexe*, les fractures sont plus fréquentes chez l'homme adulte que chez la femme au même âge.

Les fractures sont consécutives à des *traumatismes divers* ou à une *contraction musculaire violente*, toutes causes qui agissent par différents mécanismes : on les décrit en se basant sur l'étude de pièces que le hasard a permis de recueillir et sur la reproduction expérimentale des cas sur le cadavre. Les résultats permettent de contrôler un procédé par l'autre. La plupart des fractures traumatiques peuvent se reproduire facilement. Ce sont :

La *fracture par flexion :* elle se produit quand un os est courbé au delà des limites de son élasticité. Le corps des os longs se brise absolument comme un bâton qu'on ploie sur son genou, en se rompant d'abord du côté de la convexité : cette flexion de l'os se produit dans des circonstances diverses. La forme d'une fracture par flexion est caractéristique (Voy. Pl. I). Suivant la direction du trait de fracture, la fracture est transversale ou oblique.

On pourrait peut-être décrire une autre variété de fracture par flexion : c'est celle qui se produit sous l'influence d'une *pression latérale* exercée sur l'extrémité d'un os fixé dans un autre point de son étendue ; par exemple, la fracture du péroné qui, dans la fracture malléolaire typique, est consécutive à la pression exercée de dedans en dehors par l'astragale : jusqu'à un certain point, cette forme appartient à la catégorie précédente.

La *fracture par torsion* est consécutive à un mouvement de rotation de l'os autour de son axe longitudinal. Le fait se produit quand une extrémité de l'os est fixée et qu'on imprime une torsion au reste du corps : il se fait un trait de fracture spiroïde, que l'on peut reproduire facilement par l'expérimentation (Pl. II). Le sens du trait est déterminé par le sens de la rotation. Ainsi, quand on fait tourner l'os de gauche à droite, la spire se porte à droite. La torsion produit un grand nombre de fractures obliques et longitudinales.

La *fracture par pression* se produit sous l'influence d'une force agissant en sens inverse sur les deux côtés de l'os. La pression peut s'exercer dans le sens de la plus grande dimension de l'os ; il se produit une inflexion dans l'extrémité spongieuse de l'os ou une *fracture complète avec pénétration* des fragments, par exemple au niveau de l'extrémité supérieure de l'humérus, du tibia ; fracture par pression du calcaneum, par chute sur la plante des pieds (Pl. III, fig. 2). Dans cette variété, on peut observer la séparation de petits fragments au niveau des bords de la surface articulaire. Agissant avec plus de violence, la force détermine un véritable écrasement.

La *fracture par traction* est consécutive à une contraction violente des muscles ou à une tension énergique des ligaments dans les mouvements forcés de l'articulation (entorse) : comme exemple caractéristique, je donnerai les fractures par arrachement de l'olécrâne, de la rotule, des malléoles, de l'épiphyse inférieure du radius, etc. (Pl. III, fig. 1).

Les *fractures par armes* à feu s'observent dans les cas où une balle rencontre un os. Les préparations figurées planche IV montrent que, tirés de près, les coups de feu donnent une fracture avec esquilles nombreuses; que, tirés à longue distance, ils produisent une perforation typique de l'os.

Toutes ces notions ont un intérêt pratique, particulièrement pour le médecin légiste.

Il est évident que les fractures que l'on observe sur le vivant résultent fréquemment de la combinaison des différents mécanismes. Dans les grands traumatismes, il y a souvent un broiement complet de l'os.

PLANCHE I

FRACTURES PAR FLEXION.

Fig. 1 *a* et 1 *b*. — **Tibia et péroné** de la jambe gauche d'un jeune garçon de 14 ans (Wilhelm Kohn), victime d'un accident grave, survenu le 21 nov. 1889.

Le malade fut pris entre les deux roues dentées d'une machine à battre.

Les deux os sont vus et dessinés par le côté externe. La fracture du péroné siège à 3 doigts environ au-dessus de celle du tibia. — Les os ont été pliés autour du foyer de fracture comme axe, de manière à former un angle saillant en avant, rentrant en arrière. C'est une fracture typique des deux os par flexion — on voit immédiatement que la flexion produit un écartement du côté antérieur saillant et sépare du côté concave un fragment en forme de coin.

Ce coin n'est complètement détaché sur aucun des deux os. (Collection personnelle.)

Fig. 2. — **Fracture du péroné par flexion**. (Pièce expérimentale.)

La fracture a été produite expérimentalement sur une jambe de cadavre avec l'ostéoclaste de Rizzoli. Les ostéoclastes, l'effort des mains sur un os peu volumineux appuyé sur l'angle d'une table produisent des lésions analogues. La base du cône osseux complètement détaché, ou même simplement indiqué par une fissure, répond toujours au côté concave de l'angle formé par les deux fragments osseux. (Collection personnelle.)

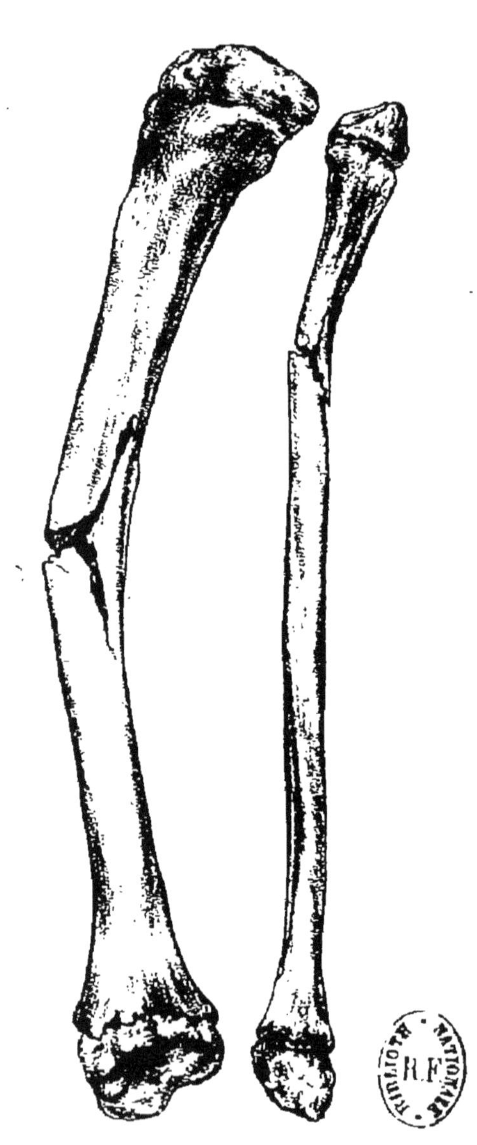

Fig. 1[a] *Fig. 1[b]*

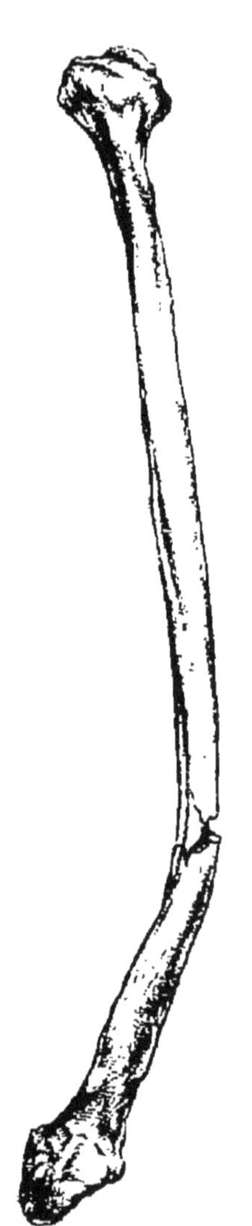

Fig 2

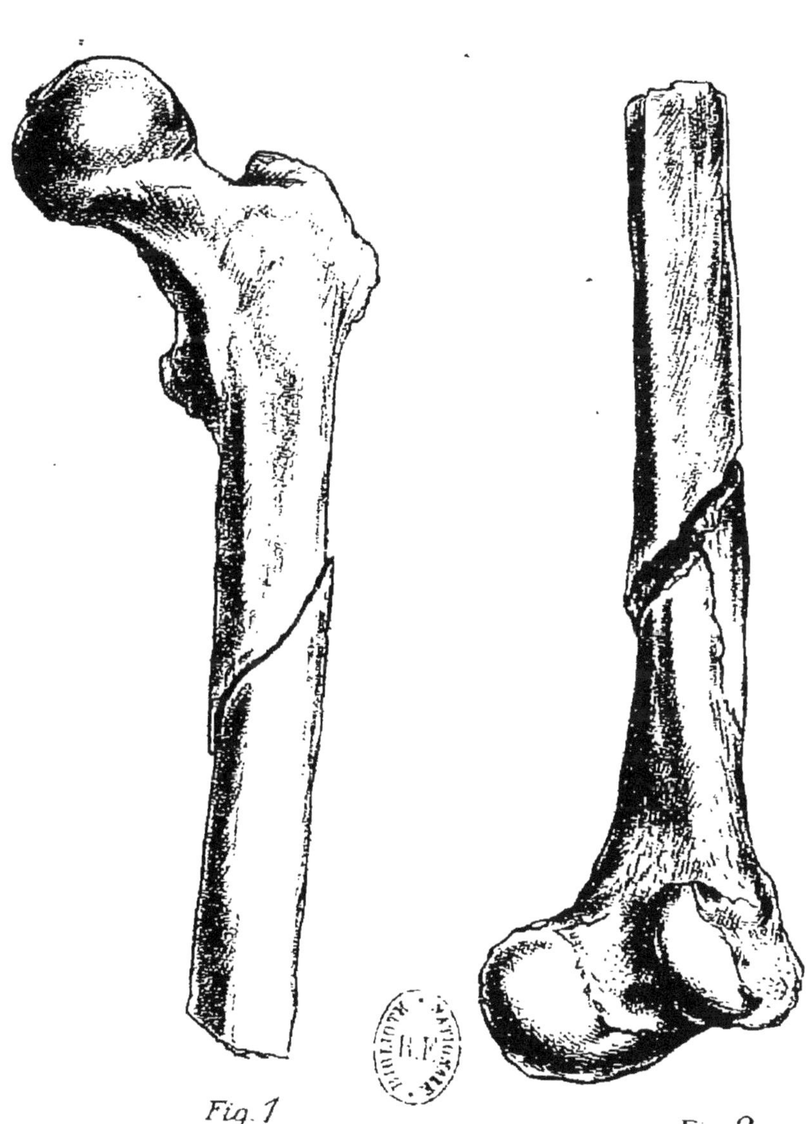

Fig. 1

Fig. 2

PLANCHE II

FRACTURES PAR TORSION.

Fig 1. — **Fracture par torsion du corps du fémur dans sa moitié supérieure.** — Cette pièce provient d'une vieille femme de 88 ans (Anna Kainz).

La cuisse gauche est vue d'en avant. On reconnaît la direction spiroïde typique du trait de fracture. La fracture a été produite par la torsion du corps, le pied se trouvant fixé. (Observation personnelle, recueillie dans la clinique chirurgicale de Munich 1884, nº 4359.)

Fig. 2. — **Fracture expérimentale du fémur par torsion.** — On aperçoit le trait de fracture se dirigeant en spirale de bas en haut et de gauche à droite; une deuxième fissure se détache de la fracture presque à angle droit en se dirigeant en bas. Par son extrémité inférieure elle rencontre une deuxième fois la ligne spirale. Ce trait de fracture se détachant de l'extrémité supérieure de la ligne spirale pour atteindre cette même ligne plus bas, détermine la formation d'un fragment rhomboïdal qui est en grande partie caractéristique de la fracture spiroïde. Les côtés courts de ce segment sont en contact avec le trait spiral, les côtés longs placés à angle droit embrassent environ le tiers de la circonférence du fémur.

La fracture par torsion se produit facilement sur le cadavre en imprimant un vigoureux mouvement de torsion à un segment de membre solidement fixé par son autre extrémité, et en appliquant un coup de marteau un peu sec sur le point où on veut produire la fracture. (Collection personnelle.)

PLANCHE III

FRACTURES PAR ARRACHEMENT ET PAR PRESSION. BROIEMENT PAR MACHINES INDUSTRIELLES.

FIG. 1. — **Fracture typique par arrachement.** — Extrémité carpienne d'un radius et d'un cubitus d'adulte. Les deux apophyses styloïdes sont fracturées. Le trait de fracture est dentelé : la fracture est consécutive à une mise en tension brusque des ligaments, due à un mouvement violent imprimé à la main par une machine. La fracture de l'apophyse styloïde du cubitus est incomplète. (Observation personnelle.)

FIG. 2. — **Extrémité supérieure de l'humérus. Fracture par pression, guérie.** — La tête de l'humérus et l'extrémité supérieure du corps sont absolument écrasées, cependant toutes les parties sont réunies par un cal volumineux. Ce dernier se reconnaît facilement sur le dessin à ses nombreuses irrégularités, à son apparence de pierre ponce. La fracture de la tête est atypique, composée de traits de fracture siégeant sur le col anatomique et en dedans des tubérosités. Ces traits contribuent à la déformation et caractérisent une fracture par pression. Le fragment supérieur du corps est refoulé en avant et déplacé vers en haut. Les fragments sont unis par un cal spongieux, l'articulation était ankylosée. (Collection personnelle.)

FIG. 3. — **Broiement des os de l'avant-bras** au niveau de leur extrémité inférieure par une machine puissante.

Cet homme (Harloff) fut blessé le 21 décembre 1891. Il était âgé de 50 ans. Il faisait le service de la machine à vapeur, quand il glissa ; sa main tomba dans le tambour. Les parties molles étaient tellement contuses qu'on fit aussitôt l'amputation de l'avant-bras. La plaie opératoire guérit ainsi qu'une fracture compliquée concomitante du bras. (Collection personnelle.)

Tab.

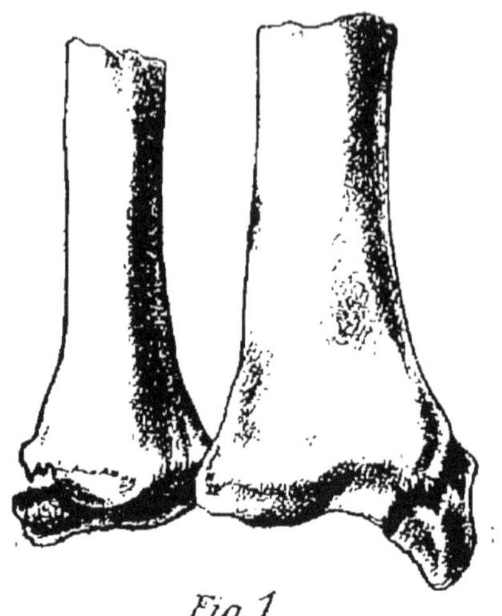

Fig. 1

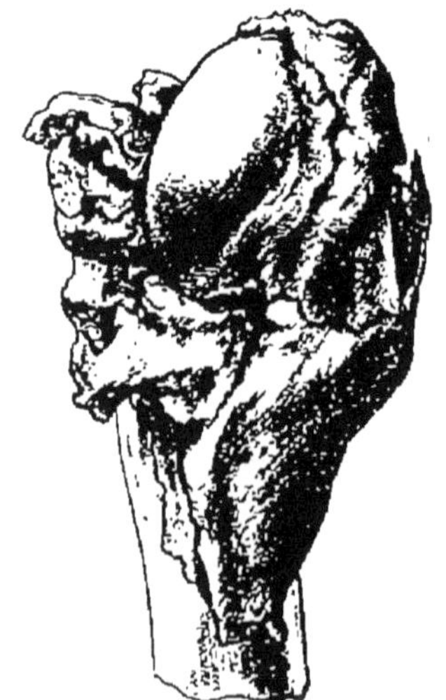

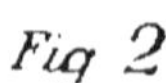

Fig 2

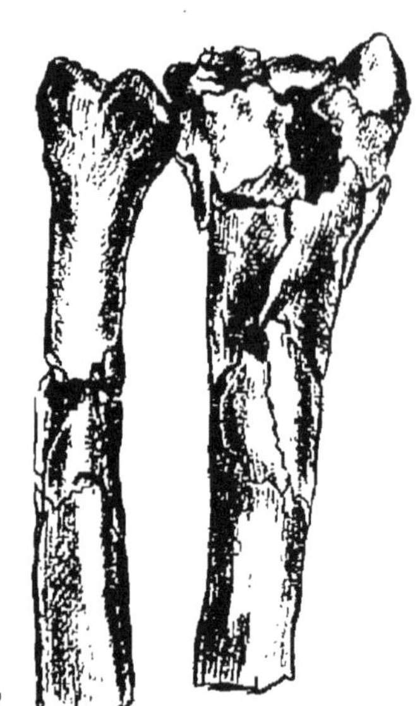

Fig 3

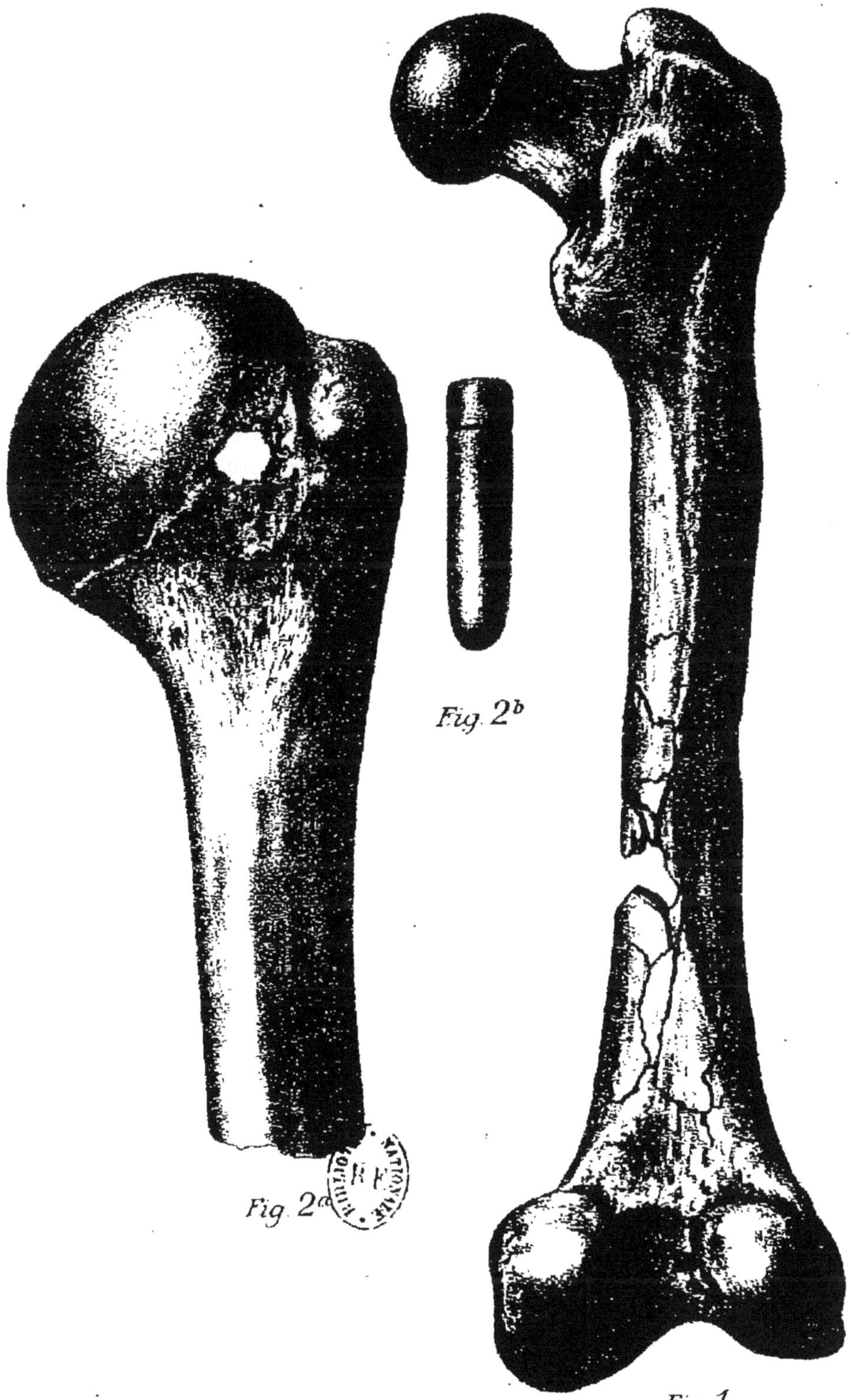

Fig. 2b

Fig. 2a

Fig. 1

PLANCHE IV

FRACTURES PAR ARMES A FEU.

FIG. 1. — **Fracture étoilée du fémur, par coup de feu,** tiré avec le fusil de guerre de l'armée allemande 88, à 600 mètres.

On aperçoit sur la face postérieure du fémur le trou de sortie de la balle et un grand nombre de petits fragments soigneusement remis en place Sur la face antérieure, on apercevait le trou d'entrée de la balle. C'est l'éclatement de l'os, la contusion violente et les lésions des parties molles qui rendirent l'amputation nécessaire. (Collection personnelle.)

FIG. 2 *a* et *b*. — **Perforation de l'humérus,** à son extrémité supérieure, par une balle tirée avec le fusil 88, à 1500 mètres de distance.

Les parties molles, le périoste et l'os présentaient quand la pièce était fraîche une perforation régulière.

La balle figurée en *b* avait pénétré par la face antérieure de l'humérus, avait traversé l'os et s'était arrêtée sous la peau de la partie postérieure de l'épaule (FIG. 2 *b*).

Sur la pièce macérée on trouvait une fissure commençant au niveau de l'orifice d'entrée et contournant l'os de haut en bas et de dehors en dedans, passant à travers les tubérosités et alors, contournant presque, le col anatomique. L'orifice de sortie de la balle est un peu plus grand que l'orifice d'entrée, mais cependant de forme arrondie. (Collection personnelle.)

2. — SYMPTOMES DES FRACTURES RÉCENTES.

Quand on demande à un élève quels sont les symptômes d'une fracture récente, celui-ci répond le plus souvent en citant en première ligne *la douleur*, symptôme sans importance et qui ne pourrait même pas servir à distinguer une fracture d'une forte contusion, si la douleur ne présentait dans les fractures ce caractère particulier d'être localisée en un point limité ou suivant une ligne répondant au siège de l'os, tandis que dans la contusion elle peut être réveillée par la pression sur un territoire étendu.

Une fracture est une solution de continuité de l'os. C'est cette solution de continuité, qui, par les effet qui en découlent, donne naissance aux symptômes les plus importants.

1° *La mobilité anormale* est le symptôme capital d'une fracture :

Plus ou moins prononcée, plus ou moins manifeste, elle est en général caractéristique ;

Elle manque dans les fractures incomplètes, fissures ou flexions et dans les fractures avec pénétration (*fractura impacta*).

Dans ce cas, la portion la moins volumineuse, la plus ferme de l'os pénètre dans la portion spongieuse et se fixe mécaniquement, de telle sorte que les deux fragments ne forment qu'une seule masse : le fait s'observe surtout dans les fractures du col du fémur, et dans les fractures des extrémités articulaires des autres os longs.

Dans d'autres cas (fractures des os courts, des côtes), la mobilité anormale est difficile à constater.

2° *La crépitation* est une sensation, parfois perçue par l'oreille, qui est produite par le frottement l'une sur l'autre des extrémités fracturées.

Une condition indispensable à la production de la crépitation est l'existence de la mobilité anormale.

Si cette mobilité manque, les surfaces ne peuvent frotter l'une sur l'autre, il n'y a pas de crépitation possible; aussi fait-elle défaut dans les fissures, les inflexions et les fractures avec pénétration.

Dans certaines circonstances où la mobilité anormale ne peut être directement mise en évidence, on peut cependant, par des essais de déplacements appropriés, produire une sorte de crépitation.

Inversement, il y a une série de faits dans lesquels la mobilité anormale existe, et assez étendue pour qu'on n'en puisse douter, et dans lesquels cependant la crépitation fait défaut. C'est lorsque les extrémités osseuses s'écartent à ce point l'une de l'autre qu'elles ne se touchent plus (déplacement suivant la longueur), et lorsqu'elles sont séparées l'une de l'autre (*diastasis*), par exemple les extrémités d'une rotule fracturée.

Même absence de crépitation dans des conditions inverses, quand deux fragments chevauchent largement avec raccourcissement du membre dans sa totalité.

La crépitation fait encore défaut quand des parties molles se glissent entre des extrémités osseuses très mobiles : il se produit une interposition de ces parties molles (le plus souvent des lambeaux d'aponévroses ou de muscles).

Le fait s'observe quand, à la suite d'un déplacement étendu, les extrémités des fragments s'enfoncent dans les chairs et ne peuvent être complètement dégagées par les manœuvres de réduction. Le tissu interposé se comporte alors comme un coussin qui empêche le contact des surfaces fracturées.

Le diagnostic est important à faire, car, dans ce cas, la consolidation ne se fait ordinairement que si on dégage les extrémités.

3° Un troisième symptôme très important est la *déformation*, que le plus souvent on peut à la fois voir et sentir.

Ce symptôme ne manque que dans les fissures et dans certaines fractures complètes, où il n'y a pas de déplacement des fragments : ce qui est rare. — La déformation résulte ainsi du déplacement des fragments.

On en reconnaît un certain nombre de variétés.

a) Le déplacement *suivant l'axe* ou angulaire, dans lequel les deux fragments se continuent en formant un angle ;

b) Le déplacement *suivant l'épaisseur* ou latéral :

c) Le déplacement *suivant la longueur*, qui comprend lui-même plusieurs variétés :

Le déplacement suivant la longueur accompagné d'écartement des fragments ou *diastasis*.

Cette variété ne se produit que dans les régions où des éminences osseuses sont placées dans le tendon d'un muscle qui exerce sur eux une certaine traction, lorsqu'elles viennent à se fracturer, le squelette restant intact. (Rotule, olécrâne, trochanter.

Le déplacement suivant la longueur avec raccourcissement, déplacement avec *chevauchement*, se produit surtout dans les fractures des os longs.

d) Le déplacement *par rotation* des fragments ou d'un fragment autour de son axe longitudinal (déplacement périphérique).

Il est très fréquent à un léger degré : il se montre à l'état typique dans les fractures du col du fémur, de la cuisse et du radius.

Le sens de la rotation du segment périphérique est déterminé par l'attitude du membre.

[4e *L'impotence fonctionnelle* est un symptôme inconstant.

Elle peut manquer quand, dans un segment de membre possédant un squelette formé de deux os, le plus faible est seul fracturé (exemple : corps du péroné à la jambe) ou quand les fragments s'engrènent (exemple : col du fémur).

Elle manque encore chez certains aliénés, chez les

alcooliques, que leur état d'exaltation empêche de percevoir la douleur.

Enfin elle peut exister sans fracture à la suite de la douleur déterminée par une violente contusion, par un mouvement forcé.]

PLANCHE V

DÉPLACEMENT DES FRAGMENTS FRACTURES.

Fig. 1 et 2. — **Déplacement des fragments fracturés.** — Ces deux figures montrent la même préparation, une fracture consolidée du fémur, vue par des côtés différents. Toutes les variétés de déplacements sont rassemblées sur cette pièce.

a) Les fragments sont déplacés latéralement, de sorte que leurs extrémités ne sont plus en face l'une de l'autre : *déplacement suivant l'épaisseur.*

b) Les fragments, placés côte à côte, sont déplacés dans le sens de la longueur, de sorte que l'os est dans sa totalité plus court : *déplacement suivant la longueur avec raccourcissement.*

c) Les fragments sont placés de telle sorte que les axes de chacun d'eux ne sont pas parallèles, mais se rencontrent au contraire à angle : *déplacement suivant l'axe.*

d) Enfin un fragment a tourné autour de son axe longitudinal : ainsi dans la figure 1, le fragment supérieur apparaît de face, le fragment inférieur fortement tourné en dedans : *déplacement par rotation.*

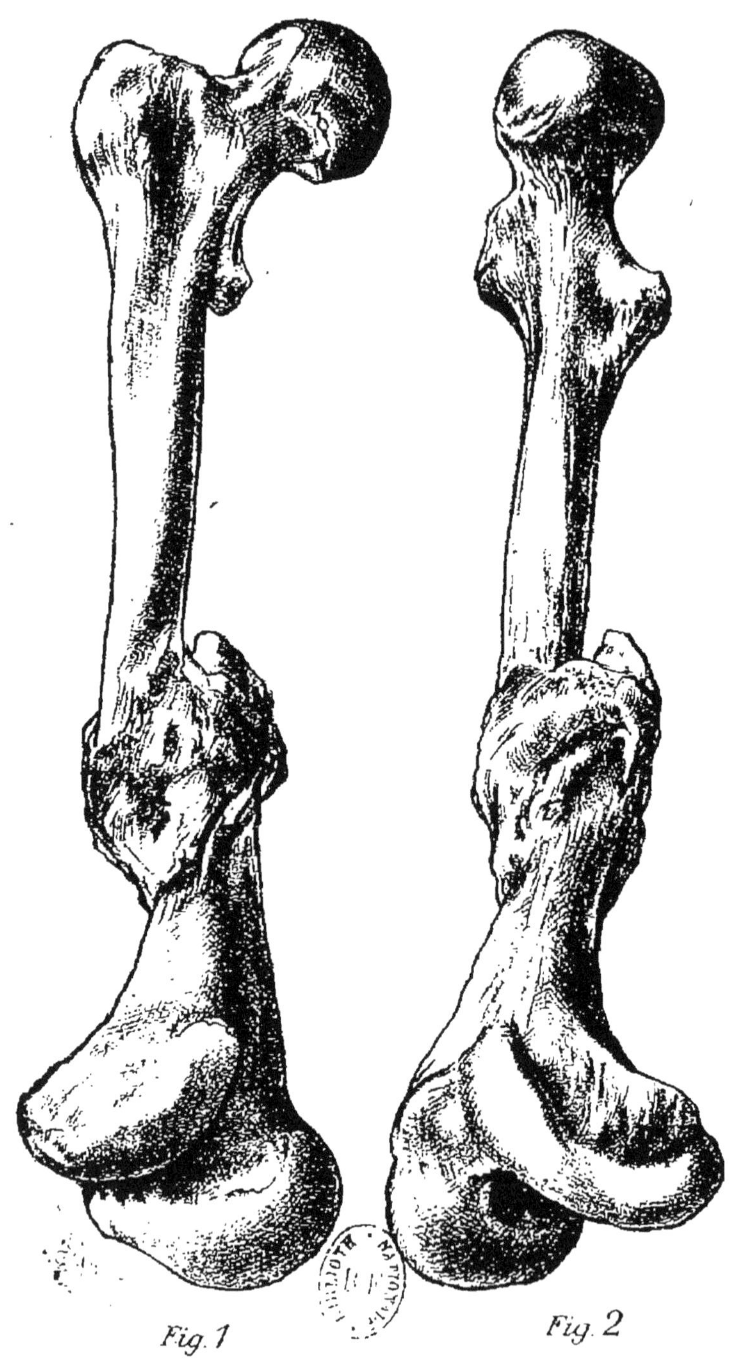
Fig. 1
Fig. 2

3. — Exploration d'une fracture.

L'exploration d'une fracture doit conduire rapidement au diagnostic, tout en ménageant le malade.

Souvent la simple *inspection* donne des résultats suffisants pour que la *palpation* n'ait plus à résoudre que quelques questions secondaires. Dans tous les cas l'exploration doit fournir des renseignements précis sur l'existence de la fracture, la forme et la situation des fragments. Il est souvent indiqué, particulièrement dans les fractures articulaires, de faire l'exploration sous le chloroforme. Dans un cas douteux, on n'aura jamais à se repentir, pourvu qu'on le fasse avec prudence, d'avoir examiné le malade pendant le sommeil provoqué (chloroforme, éther ou bromure d'éthyle). On se fait ainsi une idée exacte de la disposition réelle de la fracture, et on peut obtenir une réduction parfaite.

La *mensuration* du membre est un moyen auxiliaire d'une grande valeur. Une fracture s'accompagne généralement d'un raccourcissement : l'existence bien constatée d'une différence de longueur entre les deux membres est donc d'une certaine importance. Point n'est besoin pour cette recherche de s'armer d'un mètre, au contraire le vrai procédé consiste à placer le membre malade symétriquement par rapport au membre sain et à les comparer en les examinant avec soin. Avec un peu d'une expérience acquise dans les hôpitaux et plus tard dans la pratique, on reconnaît souvent de petites différences plus facilement à l'œil qu'avec un mètre. On doit cependant s'exercer également à la mensuration.

4. — Marche et terminaison des fractures.

Peu de temps après la production de la fracture, il se fait un *gonflement des parties molles* voisines qui est dû en partie à l'épanchement sanguin, en partie à l'infiltration du tissu cellulaire. Le gonflement est d'autant plus considérable que le traumatisme a été plus violent, l'épanchement de sang plus important et qu'il s'est écoulé plus de temps entre l'accident et la réduction des fragments.

Ces phénomènes ne sont pas sans influence sur l'organisme. Au niveau du foyer de la fracture, la moelle est déchirée, les éléments du tissu conjonctif sont contus et imbibés par le sang épanché. Toutes ces lésions expliquent comment, chez un homme sain, atteint d'une fracture fermée, on peut voir la température s'élever, en d'autres termes voir, dans les premiers temps, se manifester de la *fièvre*. L'explication du fait peut être cherchée dans la résorption de quelques éléments de tissu conjonctif mortifié au niveau du foyer de fracture, mais elle doit beaucoup plus justement être attribuée à l'influence d'un ferment du sang qui est résorbé avec le sang épanché. Que la résorption de ce ferment produise la fièvre : c'est un fait qui est aujourd'hui expérimentalement démontré.

L'attrition de la moelle a pour conséquence la mise en liberté d'une quantité plus ou moins grande de graisse, qui elle aussi est résorbée, pénètre dans le torrent circulatoire (Voir *Embolies graisseuses*, p. 28) et s'élimine par les reins. Il en résulte qu'on trouve souvent de la graisse dans l'urine à la suite des fractures. On y constate aussi parfois la présence d'albumine et de cylindres.

Au niveau de la fracture même, le gonflement produit par l'épanchement sanguin et un certain degré d'inflammation (*œdème*) persiste quelques jours ; mais si la fracture est correctement traitée, les phénomènes ont déjà notablement retrocédé à la fin de la première semaine. L'épanchement sanguin (*ecchymose*), qui peut siéger à une certaine distance du point fracturé, se traduit par une coloration bleuâtre de la peau, sa teinte se modifie d'une manière bien connue, en même temps que la tension diminue. Dans le cas de gonflement extrême, on trouve parfois, au niveau du foyer de fracture, des vésicules remplies de sérosité ou *phlyctènes*. Mais celles-ci, quand la fracture est bien soignée et qu'aucune complication ne survient, ne troublent pas le cours normal de la guérison.

Elles exigent cependant une désinfection attentive de la peau et un pansement antiseptique.

Au niveau de la fracture il se forme quand le gonflement est tombé, une saillie d'une dureté cartilagineuse, fusiforme, se perdant par transition insensible dans le reste de l'os ; cette saillie est constituée par ce qu'on appelle *le cal.* Au fur et à mesure que celui-ci prend de la consistance, la mobilité anormale devient de moins en moins grande. Il arrive enfin un jour où les extrémités sont véritablement soudées. On dit alors que la fracture est *consolidée.*

C'est un fait remarquable que cette évolution régulière qui survient, chez le nouveau-né comme chez le vieillard, quand il n'existe pas de complication. Dans la formation du cal, le périoste joue un rôle largement prédominant. Le périoste situé au niveau de la fracture est irrégulièrement déchiré, de petits fragments peuvent persister, en même temps il se fait une hypertrophie périostique avec les caractères d'une périostite ossifiante. La moelle de l'os n'est pas non plus complètement passive, il se fait à son niveau une certaine prolifération osseuse (Markcallus). Quand on suit cette formation sur un os dont les extrémités ne sont pas trop déplacées, on peut constater que le *cal exterieur* ou *périostal* forme un véritable anneau de ciment, pendant que le *cal intérieur* ou *médullaire* ferme le canal central de l'os : tous deux se réunissent pour constituer le cal intermédiaire à la formation duquel les extrémités osseuses ne prennent qu'une faible part.

Quand il y a un déplacement notable des fragments, le cal qui se forme est beaucoup plus volumineux, il peut constituer entre les deux extrémités osseuses une masse considérable. Au contraire dans les fractures des enfants, quand le périoste reste intact, et forme autour des extrémités osseuses un manchon, un étui fibreux, qui empêche les fragments de s'écarter (*fractures sous-périostées*), le cal présente son minimum de volume.

On distinguait autrefois deux phases dans la formation du cal : *le cal provisoire* et le *cal définitif* (Dupuytren). On ne saurait parler aujourd'hui d'un état provisoire et d'un état définitif d'une fracture, à moins qu'on ne veuille désigner ainsi les modifications qui se font les premiers jours, puis les années suivantes, modifications qui conduisent une fracture consolidée à une guérison définitive. En d'autres termes, quand une fracture est consolidée, le foyer de fracture peut longtemps encore subir des variations. Le cal, au début plus étendu et plus spongieux, devient plus limité et plus ferme et prend peu à peu le caractère d'une masse osseuse compacte. Ce qui n'est pas utilisé par le cal et les fragments, au point de vue mécanique, subit une résorption lente : seules les parties indispensables à l'accomplissement des fonctions mécaniques du membre persistent. Le canal médullaire lui-même peut se reconstituer. Ces phénomènes de résorption et d'ossification se font lentement.

La planche VI présente des figures sur lesquelles le cal extérieur, l'occlusion du canal médullaire par le cal intérieur, le tissu du cal avec son caractère spongieux puis compact et la résorption de la substance osseuse elle-même ont été représentés.

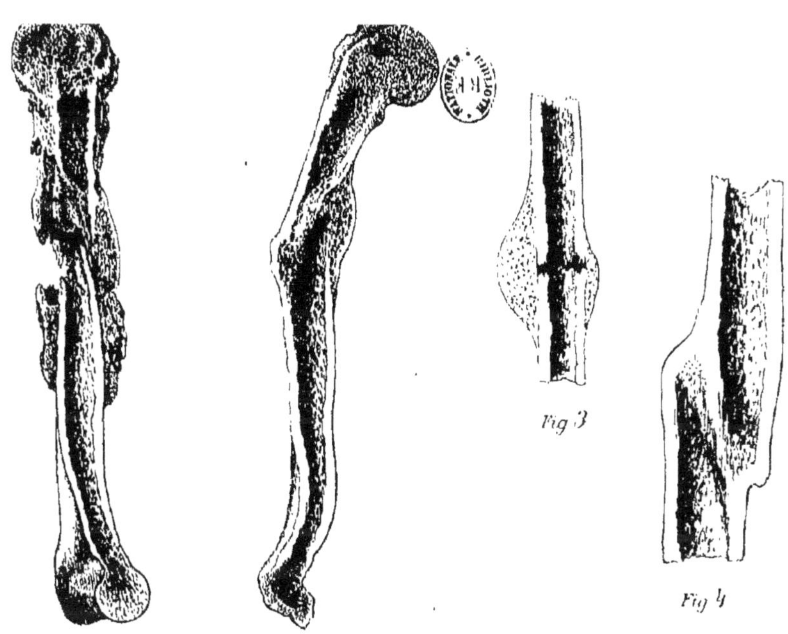

Fig 3

Fig 4

PLANCHE VI

MODE DE GUERISON DES FRACTURES. — FORMATION DU CAL.

Fig. 1. — **Coupe d'un humérus fracturé.** — Fragments multiples et cal. On reconnaît immédiatement, au niveau de l'extrémité supérieure de l'os, une fracture par pression, guérie, avec pénétration du corps dans le tissu spongieux de la tête ; et, au niveau de la face interne de l'os, réunie à la précédente par un même cal, une fracture transversale du corps. Le corps se distingue nettement à ce niveau grâce à sa couleur blanche tranchant sur le tissu spongieux du cal. Au niveau de la fracture même, le tissu compact s'est résorbé et aminci. Le canal médullaire du fragment supérieur est oblitéré par un cal spongieux. Un fragment osseux du tissu compact de la face interne de l'os a perdu son caractère et ressemble plutôt à du tissu spongieux. Quoique des processus pathologiques se soient produits au niveau du foyer de la fracture, on peut y reconnaître les signes caractéristiques d'une fracture en voie de guérison. (Pièce personnelle.)

Fig. 2. — **Coupe d'un humérus avec soudure angulaire des deux fragments.** — On remarque qu'au niveau des extrémités osseuses l'écorce de tissu compact est remplacée par un tissu spongieux, on voit en outre un reste de cal qui ferme encore la cavité médullaire, et le cal qui remplit la concavité de l'angle formé par les deux fragments. La même pièce est représentée en entier dans la figure 3 de la planche XXIX. (Collection particulière.)

Fig. 3. — **Fracture de côte sans déplacement.** — Cal extérieur volumineux.

Fig. 4. — **Fracture du tibia guérie avec déplacement.** — Cal devenu très compact : la cavité médullaire est partiellement reconstituée.

[illegible] d'après des pièces de la collection anatomo-pathologique

5. — Complications des fractures.

[Les complications des fractures sont multiples. Un travail récent de Fabricius (1), basé sur un ensemble de 382 cas traités à la clinique Billroth de 1877 à août 1892, va nous permettre d'apprécier la fréquence de chacune d'elles. Cependant ces chiffres ne doivent pas être pris au pied de la lettre, car, ainsi que le fait remarquer Fabricius, beaucoup de fractures sans gravité ne sont pas hospitalisées (fracture du poignet, de la clavicule, etc.) et par suite ne figurent pas dans la statistique.]

L'embolie graisseuse que nous avons déjà signalée (p. 24) est consécutive à la résorption par les veines osseuses béantes au niveau du foyer de fracture de petites gouttelettes graisseuses, liquides à la température du corps, mises en liberté par la déchirure de la moellè osseuse, et du pannicule adipeux. La résorption peut aussi parfois se produire par les lymphatiques. La pénétration d'une petite quantité de graisse dans le torrent circulatoire est fréquente : elle se fait d'une manière précoce et est généralement sans gravité, la pénétration de grandes quantités peut être très dangereuse et même mortelle.

Entraînée par le courant sanguin, la graisse va former des embolies graisseuses dans les *capillaires pulmonaires :* si elle est suffisamment divisée, elle peut traverser ces capillaires, pénétrer dans le système artériel et aller déterminer des embolies dans différents organes (*embolie graisseuse généralisée*). Dans les cas mortels, on trouve des embolies étendues dans les poumons, le système nerveux central ou les capillaires de la grande ciculation. Le traitement consiste à augmenter l'action du cœur par des stimulants afin de rendre possible l'élimination de la graisse par le rein.

L'embolie est dans les fractures sous-cutanées un

(1) Fabricius, *Complications des fractures sous-cutanées* (*Archiv für klinische Chirurgie*, t. XLVII, p. 68). La plupart des annotations de ce chapitre sont empruntées a cet article, a la fin duquel Fabricius donne une bibliographie assez complete de ces accidents.

accident rare, mais très grave. On connaît des cas dans lesquels la fracture évoluait tranquillement vers la guérison, et où la mort survint tout à coup avec des phénomènes d'asphyxie. A l'autopsie on trouva une embolie de l'artère pulmonaire provenant d'une thrombose veineuse siégeant au niveau de la fracture. [La marche des accidents est en effet la suivante : thrombose des veines au niveau du foyer de la fracture, un caillot se détache, parvient au cœur ; arrivé là, il pénètre plus ou moins loin suivant son volume et s'arrête soit dans le cœur, soit dans l'artère pulmonaire, soit dans le poumon. L'embolie limitée au cœur est rare, le plus souvent le caillot se prolonge dans l'artère pulmonaire. La mort est la terminaison ordinaire de cet accident. Cependant on connaît des cas (un de Tillaux, un de Houël, et un d'Azam) où les symptômes furent assez caractéristiques pour qu'on pût diagnostiquer une embolie de l'artère pulmonaire et où la guérison survint.]

La thrombose veineuse de la région ou siège la fracture se caractérise par l'augmentation de volume du membre et l'œdème. [Cette complication peut apparaître dans les premiers jours ou tardivement après la deuxième ou troisième semaine. Elle existe beaucoup plus fréquemment qu'on ne le croit, ce qui tient à ce que les veines profondes, siège ordinaire de la coagulation, peuvent être prises à l'exclusion des veines superficielles (Durodié (1), Bruns), de sorte que les coagulations échappent à l'examen. Fabricius, dans un relevé de vingt-cinq autopsies, a trouvé la thrombose signalée dans presque tous les cas. De plus, il résulte des recherches de Virchow que souvent les caillots sont placés latéralement; il s'ensuit que la circulation peut continuer à se faire et que l'œdème même fait défaut. La thrombose reconnaît pour cause, la déchirure des vaisseaux par le traumatisme ou par l'os fracturé : elle siège plus souvent au membre inférieur qu'au membre supérieur (44 contre 9, De Bruns). La guérison est la suite

(1) Durodié, *Etude sur les thromboses et les embolies veineuses dans les contusions et les fractures.* Paris, 1874.

ordinaire de cette affection, mais le pronostic doit être réservé, car elle présente une grande tendance à récidiver.]

Les plaies des vaisseaux sont très rares. Quand une grosse artère est intéressée, il se fait un épanchement sanguin volumineux, animé ou non de battements : cet accident peut avoir pour conséquence la formation d'un anévrysme, la gangrène. A la suite de la simple ligature aseptique d'un gros vaisseau, on n'observe pas de gangrène : ce qui explique la production de cet accident ici, c'est d'une part l'existence fréquente des thromboses, d'autre part l'épanchement sous pression, du sang dans les tissus et l'effacement consécutif des vaisseaux voisins, gênant la circulation collatérale.]

Ce sont les artères tibiales antérieure et postérieure, qui sont le plus souvent blessées.

Les plaies des nerfs peuvent se produire au cours des fractures, par divers mécanismes : 1° par choc direct du corps contondant, quand le nerf se trouve interposé entre ce corps et l'os (par exemple le radial, quand il contourne la face externe du radius) ; 2° par le déplacement d'un des fragments ; 3° par le cal, si le nerf vient se mettre au contact du foyer de la fracture et que le cal l'englobe. Les phénomènes ultérieurs dépendent naturellement de la manière dont agit la cause, de son intensité, de l'importance du nerf lésé. L'intervention opératoire est indiquée dans tous les cas (libération du nerf englobé dans le cal, suture) et conduit souvent à une guérison totale.

[*L'épanchement sanguin* peut être abondant, il provient soit des vaisseaux du périoste, soit de ceux de la moelle ; il a une fréquence variable suivant le point où siège la fracture (50 p. 100 dans les fractures de l'humérus, surtout dans celles de l'extrémité supérieure, 32 p. 100 dans celles de la rotule, 15 p. 100 dans celles de la jambe, rare à l'avant-bras) (1). On peut observer des épanchements tardifs, ils se produisent à l'occasion d'un mouvement intempestif, quand on change l'appareil (cas de Kuster,

(1) FABRICIUS, *loco citato*

cas de Balser: un fragment de fémur embrochant la fémorale, il fallut amputer. Volkmann, dans deux cas analogues, fit une fois la ligature, qui fut suivie de gangrène, et une fois la compression avec succès).

La fièvre, que nous avons vue (p. 24) être un symptôme fréquent, peut, si elle est assez intense, être considérée comme une complication : c'est la fièvre aseptique de Volkmann, encore appelée *fièvre de résorption*. En effet, Gangolphe et Courmont (1) ont montré qu'il pouvait se faire dans l'économie des transformations chimiques dont les produits en repassant dans la circulation déterminent de la fièvre. Cramer de son côté attribue la fièvre à la résorption d'un ferment particulier. Quoi qu'il en soit, la fièvre peut survenir, soit dans les premiers jours qui suivent l'accident, soit plus tard au bout d'une semaine; en général peu intense, elle peut être assez élevée. Ambrosius (2) lui attribue la mort d'un de ses malades.

La suppuration a été également observée · pour qu'elle se produise dans une fracture fermée, il faut que les microbes soient apportés par le sang; sang, dans lequel ils ont pénétré par une porte d'entrée quelconque : un cas de suppuration a été observé à la clinique de Billroth, dans une fracture fermée: le malade avait un panaris de l'index; deux exemples analogues ont été rapportés par Eiselsberg. Gangolphe (3) a pu en rassembler 14 observations. L'importance d'une plaie tégumentaire avait d'ailleurs été bien vue par Tripier, qui a exprimé le fait d'une manière humoristique, en disant qu'une fracture est compliquée quand le sujet a une écorchure dans le dos. Toutes les fois qu'on soupçonne l'apparition du pus, il faut inciser directement le foyer de suppuration. On devrait même, d'après Eiselsberg, examiner toujours le

(1) GANGOLPHE et COURMONT, *Progrès médical*, Lyon, 1891. — Gangolphe et Courmont pratiquent chez des animaux la torsion du testicule et du cordon : quand la gangrène commence, on laisse rentrer quelques produits dans la circulation; ou bien on fait une solution avec les parties et on l'injecte sous la peau. C'est à ce moment seulement que la fièvre apparaît.

(2) AMBROSIUS, *Deutsche Zeitschrift fur Chirurgie*, t. XXXVII, p. 477.

(3) GANGOLPHE, *Lyon médical*, 1892, t LXIX, p. 495.

sang dans les cas douteux, et inciser préventivement, quand on y trouve des éléments microbiens.

La gangrène s'observe surtout dans les grands fracas et résulte de l'oblitération simultanée des artères et des veines par embolie ou thrombose, mais, dans ces processus, l'oblitération veineuse paraît jouer le plus grand rôle; elle suffit à elle seule, à déterminer la gangrène. Celle-ci s'observe plus rarement dans les lésions artérielles simples.]

Le *retard dans la formation du cal.* Le cal se développe souvent d'une manière exubérante. On peut observer, rarement il est vrai, de véritables maladies du cal (ostéome, enchondrome); inversement la formation du cal est parfois remarquablement retardée. La cause de ce fait est souvent difficile à déterminer. En se plaçant au point de vue pratique, il est important, dans ces cas, d'attendre prudemment en employant les moyens appropriés, pour obtenir une consolidation, qui est d'ordinaire la règle. Parmi ces moyens accessoires, il faut ranger, en dehors des toniques habituels, l'enveloppement et la fixation du membre brisé dans un bandage convenable. On peut obtenir de bons effets, en provoquant l'hyperhémie veineuse du foyer de fracture, ce qui s'obtient en plaçant un peu au-dessus du foyer de la fracture, un tube de caoutchouc modérément serré (tube à drainage) entourant le membre; le segment de membre sous-jacent est protégé pendant ce temps, par un enveloppement ouaté (Méthode d'Helferich). Un moyen plus énergique consiste à frotter les deux fragments l'un contre l'autre pendant le sommeil chloroformique, ou à enfoncer des aiguilles dans les extrémités osseuses, pour produire une irritation et une forte réaction.

On nomme *pseudarthrose* l'articulation nouvelle et fausse, qui peut se produire à la suite d'une fracture, quand la consolidation tarde à se faire. Ici encore on a mis en œuvre pour obtenir la guérison de nombreux moyens thérapeutiques. Pour résumer en quelques mots ce qui a trait à cette lésion, je rappellerai qu'une pseudarthrose peut être sous la dépendance de causes générales ou locales. Parmi les causes générales, il faut citer surtout la syphilis, la faiblesse générale, etc. Localement, la pseudarthrose reconnaît des causes multiples : par exemple : l'écrasement des os au niveau de la fracture comme dans les fractures directes graves, particulièrement dans les fractures compliquées ou un retard prolongé dans la formation du cal. Dans quelques cas, un cal normal et déjà volumineux s'est constitué et cependant la fracture aboutit à la pseudarthrose. Le fait se produit particulièrement quand des parties molles viennent s'interposer, ou bien quand les fragments sont écartés à ce point qu'ils ne peuvent entrer en contact suffisamment intime. Cette éventualité s'observe plus fréquemment au bras et à la cuisse que dans les segments de membres où le squelette est formé de deux os. On conçoit facilement qu'une immobilisation insuffisante soit encore une cause de pseudarthrose.

Comme traitement d'une pseudarthrose, l'emploi de petits moyens comme la fracture des extrémités osseuses, l'enfoncement d'épingles ou de tiges d'ivoire, est la plupart du temps insuffisant ; au contraire, la résection des extrémités des fragments avec suture osseuse éventuelle donne de bons résultats. Quand un segment osseux important fait défaut au niveau de la fracture, la guérison ne s'obtient qu'en le remplaçant par un segment d'égale importance transplanté entre les deux extrémités.

6. — Traitement des fractures.

Le but que doit se proposer le chirurgien est d'obtenir la guérison sans déplacement et avec intégrité de la fonction : ainsi on cherche la consolidation des fragments, en bonne position, avec conservation de l'intégrité des parties voisines, particulièrement des articulations limitrophes. Pour obtenir ce résultat, il faut : 1° réduire les fragments; 2° dans presque tous les cas, appliquer un appareil approprié qui maintienne doucement la réduction : Pour ce faire, l'appareil doit envelopper les os fracturés et les deux articulations voisines. Comme moyen de contention, on peut utiliser les coussins, les planches, les gouttières en fil de fer ou des appareils plus compliqués. Dans les cas de nécessité, pour faire le premier transport, on peut fixer le bras fracturé au thorax, la jambe brisée à la jambe saine. Régulièrement, on emploie aujourd'hui des appareils circulaires, à durcissement rapide (particulièrement en plâtre) ou bien des attelles et des appareils à extension.

Il n'est pas douteux que la guérison des fractures ne puisse s'obtenir par l'emploi de procédés quelconques très différents ou par l'emploi de tel ou tel appareil, et cela d'une manière parfaite, pourvu que le médecin possède une certaine habileté de main et un peu d'habitude; cependant, si l'on veut éviter des accidents graves, il est nécessaire d'une manière générale d'observer quelques grands principes : autrefois les médecins renfermaient souvent dès leurs premières visites la fracture récente dans le plâtre et laissaient leur pansement pendant des semaines attendant la consolidation. Cette conduite est mauvaise. Ce qu'il faut obtenir avant tout, c'est une guérison avec le moins de déformation et de déplacement possible. Dans le premier pansement d'une fracture, on doit s'inspirer de ce fait que le point fracturé est augmenté de volume en raison du gonflement des parties molles correspondantes. Pour que ce gonflement puisse trouver place, il faut matelasser le bandage. L'appareil doit être mis correctement, immobiliser l'articulation correspondante, mais contenir des matières molles (ouate ou autre matière semblable) en prévision du gonflement.

C'est le huitième jour environ qu'il faut pour la première fois changer l'appareil, car, le gonflement ayant à peu près complètement disparu, l'appareil est devenu trop large et permet aux fragments de se déplacer. Le nouveau bandage ne doit être appliqué qu'après une vérification minutieuse de la situation des fragments : on ne doit plus employer à ce moment que des matières peu compressibles. A ce point de vue, je donne la préférence à l'étoupe, que fabrique la maison Hartman de Heidenheim: c'est une substance souple et ferme qui maintient la peau sèche. Mais ce bandage n'est pas encore définitif.

Huit jours après, c'est-à-dire quinze jours après l'accident, il faut changer une seconde fois d'appareil : car, à ce moment, le gonflement ayant disparu et le cal n'étant pas suffisant pour immobiliser les fragments complètement, on peut corriger une dernière fois la déformation. Ce troisième bandage peut ordinairement être laissé jusqu'à la consolidation définitive.

A ce moment, on fait porter au malade un appareil léger et facile à enlever, de préférence un appareil à attelles ou au silicate, et on le laisse aussi longtemps que cela est nécessaire.

Le premier appareil que l'on applique sur le membre, peu de temps après la fracture, ne doit pas embrasser la région circulairement (plâtre), sauf indication particulière, s'il n'y a pas de contrôle journalier possible. Comme premier appareil, l'appareil à éclisse est bien préférable. C'est pour avoir méconnu cette règle qu'on a eu plusieurs accidents.

Dans plusieurs cas un appareil plâtré trop étroit et comprimant le lieu de la fracture a amené une *paralysie par ischémie avec contracture, de la gangrène locale* ou *généralisée* à tout un segment de membre, et plus d'un médecin, rendu responsable de l'accident, s'est trouvé dans une situation difficile.

Les cas *de paralysie et de contracture par ischémie* (Volkmann) qui me sont passés sous les yeux sont tous survenus à la suite de l'application d'un appareil plâtré sur une fracture récente : Dans ces conditions, il se produit, à la suite d'une trop longue diminution de l'irrigation artérielle du muscle, une désagrégation des éléments contractiles. Le muscle perd de son extensibilité, devient rigide dans sa position la plus courte (contracture). L'excitabilité des nerfs correspondants est intacte, celle du muscle est, suivant la gravité du cas, plus ou moins atteinte, et parfois complètement disparue (fig. 1, p. 37).

Parmi les appareils à attelles, les attelles métalliques malléables, ou les attelles plâtrées préparées à l'avance pour chaque cas (attelle de chanvre et plâtre : *Gypshanf-*

schienen de Beely) (fig. 2, pl. XLII) sont particulièrement recommandables. J'emploie de préférence les premières avec la forme que leur donne le docteur Cramer (de Wiesbaden) : ce sont des attelles en fil de fer, ou bien des attelles métalliques de longueur, largeur et force variables; j'en tiens toujours quelques-unes en réserve et je les fais matelasser d'avance avec de l'ouate recouverte de tulle; j'ai ainsi toujours sous la main un matériel approprié et je puis fixer avec deux de ces attelles et quelques lacs un membre brisé dans la position qui me paraît convenable. Ce sont ces attelles que nous employons à Greifswald et je sais que plusieurs de mes élèves les emploient également à la Policlinique de Munich.

L'appareil à extension continue avec des poids s'emploie non seulement dans les fractures de la cuisse, mais encore et avec raison dans les fractures du membre supérieur (par exemple dans les fractures du col de l'humérus et de l'articulation du coude) et dans les fractures de la colonne vertébrale. La technique de ces différents appareils doit être apprise pratiquement et peut être répétée facilement dans les cliniques chirurgicales.

D'autres méthodes sont encore en usage pour le traitement de certaines fractures osseuses, méthodes qui, dans les mains de spécialistes, donnent d'excellents résultats; mais on peut se demander si elles conviennent à la pratique médicale journalière. Il n'est pas douteux par exemple que la *suture sanglante* des fragments dans la fracture de la rotule n'ait donné d'excellents résultats entre les mains des chirurgiens; il n'est pas douteux que des fractures du membre inférieur ne guérissent bien, traitées par les *attelles ambulatoires* (*Gehverbände*), que dans le traitement des fractures typiques de l'extrémité inférieure du radius, la guérison ne s'obtienne par quelque procédé que ce soit et que la simple contention par une *gouttière* ne soit recommandable; mais ces méthodes et les méthodes semblables sont encore trop récentes et ne sont pas assez réglées

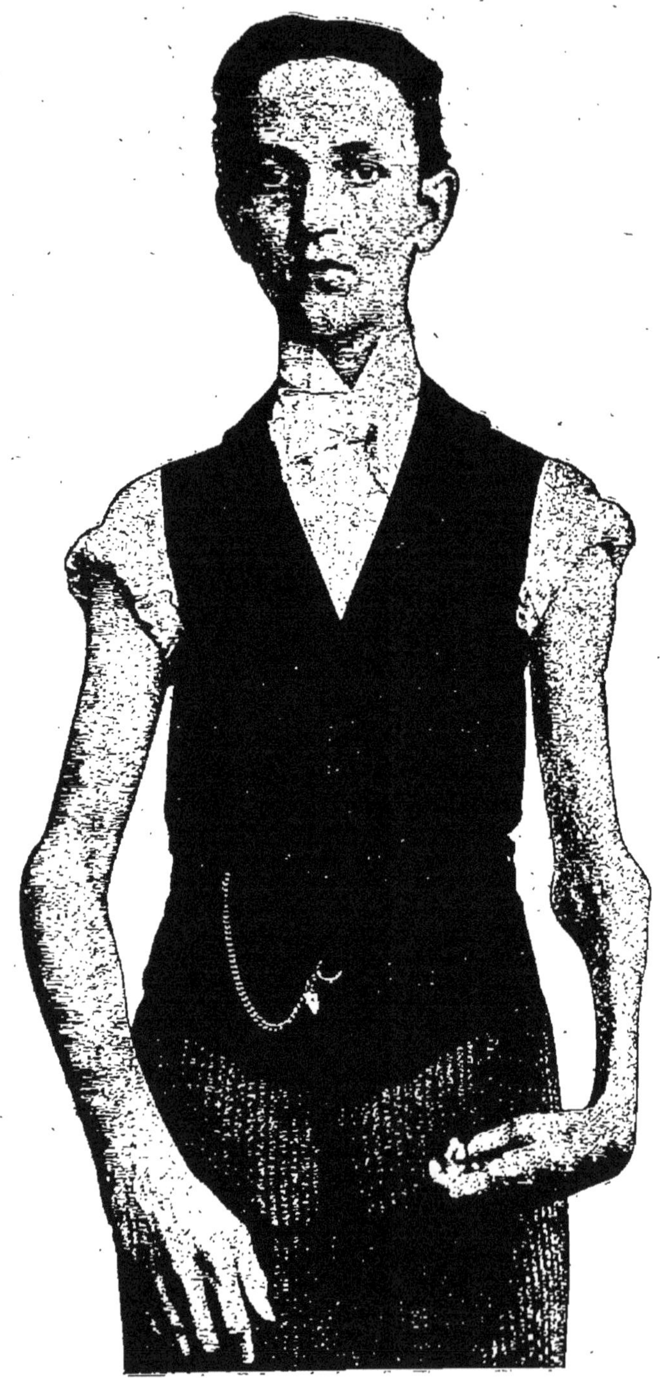

Fig. 1. — Paralysie et contracture par ischémie des muscles de l'avant-bras survenue chez un jeune homme de dix-sept ans à la suite d'une fracture de l'extrémité inférieure de l'humérus datant de dix ans.

pour être recommandées dans la pratique courante.

Le traitement consécutif est, après la consolidation d'une fracture, d'une extrême importance pour la récupération de la fonction du membre lésé. Il s'est fait, dans ces derniers temps, à ce point de vue, une révolution singulièrement heureuse et j'ai pu en constater les favorables résultats. Déjà, à l'occasion du renouvellement du bandage, on peut employer le massage et imprimer des mouvements passifs aux articulations immobilisées par l'appareil et devenues quelque peu raides : on emploiera ces deux manœuvres dans le même but après la consolidation de la fracture ; en même temps, on conseillera avec avantage les bains chauds, les douches en jet, l'enveloppement dans des bandes et particulièrement les appareils de mécanique médicale.

Le traitement des fractures articulaires mérite une attention particulière. Dans ces fractures, l'extrémité articulaire de l'os est atteinte, l'articulation est elle-même gravement lésée et sa cavité remplie de sang ; c'est ici surtout qu'il est difficile de résoudre ces deux problèmes : consolidation de la fracture et conservation de la mobilité articulaire. Dans des cas de ce genre, il est indiqué de changer fréquemment d'appareil, tous les deux ou trois jours dans la première et la deuxième semaine, tous les jours dans les semaines suivantes. Pour faciliter la résorption de l'épanchement sanguin, à supposer qu'on ne doive pas extraire ce sang aussitôt par ponction, il faut, outre un pansement légèrement compressif, faire du massage dès les premiers jours à chaque changement de pansement, essayer chaque fois des mouvements passifs, fixer le membre dans des situations diverses, enfin faire exécuter de bonne heure des mouvements actifs et employer des appareils mécaniques. Un semblable traitement donne beaucoup de peine au médecin, mais c'est un beau succès que d'obtenir la guérison avec une intégrité à peu près complète des mouvements de l'articulation.

On ne s'étonnera pas de me voir ici parler, pour terminer, des *fractures mal*, ou plutôt *vicieusement consolidées*.

Malgré les plus grandes précautions, il peut arriver a tout médecin d'obtenir un résultat peu satisfaisant dans son traitement. La folie et l'inconséquence des malades y contribuent pour beaucoup. Plusieurs d'entre eux s'en sont remis aux rebouteurs et ne viennent demander de soins que pour une fracture déjà vicieusement consolidée. Dans tous ces cas, il faut autant que possible, sans perdre de temps, donner, au besoin de force, une meilleure attitude au membre. Il est même souvent indiqué de fracturer à nouveau l'os à l'aide d'un ostéoclaste ou même de l'ostéotome : après quoi, on emploiera, pour améliorer la position, l'extension manuelle ou permanente avec des poids lourds, et on fera garder au membre une bonne position pendant la nouvelle consolidation. Dans les fractures articulaires mal guéries, une intervention analogue s'impose.

[Le traitement des fractures a subi dans ces derniers temps une telle évolution qu'on me permettra d'insister un peu sur ce chapitre.

Les traités classiques distinguent les fractures au point de vue du traitement en *fractures fermées* et *simples*, ou *ouvertes* et *compliquées*. C'est là une division qui n'a plus de raison d'être : la fracture ouverte est dans les conditions d'une fracture fermée : car, d'une part, par un pansement antiseptique convenable la plaie cutanée guérit rapidement, d'autre part, l'écrasement avec attrition des parties, les déchirures vasculaires et nerveuses, la suppuration même ainsi que nous l'avons vu (p. 29), peuvent accompagner une fracture fermée. La fracture compliquée ne se distingue que par ce fait : nécessité de désinfecter soigneusement le foyer, de suturer ensuite les parties molles en mettant un drain par précaution. Depuis que l'on prend ces soins, la mortalité des fractures compliquées est à peu près nulle : tandis qu'à Guy's Hospital la mortalité des fractures compliquées soignées de 1841 à 1861 était de 28 p. 100; tandis que dans les hôpitaux de New-York la mortalité était à la même époque de 48 p. 100; depuis la méthode antiseptique, Dennis n'a trouvé qu'une mort sur 681 fractures (1).

Bien plus, on n'hésite plus aujourd'hui à ouvrir au besoin un foyer de fracture fermée, pour intervenir directement sur les fragments. Volkmann conseille d'inciser toutes les fois qu'il y a du sang épanché au voisinage des fragments : cette pratique absolue n'a pas trouvé d'imitateurs, même en Allemagne. Billroth, Wolfler, sans rejeter l'intervention, n'agissent que s'il y a une indication spéciale : menace de gangrène par distension des téguments, menace de suppuration, lenteur de la résorption des épanchements, entrave à la consolidation ; et cette conduite mérite d'être imitée.

Reclus, dans un cas de fracture sus-condylienne du fémur non encore consolidée au 70e jour, mit à découvert le foyer de la fracture, constata qu'une bandelette musculaire était interposée entre les deux fragments, réséqua cette bandelette, fit une suture perdue au fil d'argent et obtint une guérison parfaite (2). Benet publiait récemment 7 cas de ce genre avec 7 succès (3). A propos des observations de même ordre envoyées à la Société de chirurgie par Roux de Brignolles, Nélaton chargé du rapport a été amené à juger la méthode. Nélaton estime qu'elle ne saurait être conseillée malgré sa bénignité dans les cas simples pouvant guérir avec un résultat fonctionnel parfait, même quand la consolidation s'accompagne de déformation plus ou moins grande : au contraire, la méthode est excellente dans les fractures qui ne guérissent qu'avec une impotence plus ou moins marquée : rotule, olécrâne et particulièrement dans les fractures de jambe difficiles ou impossibles à réduire, dans lesquelles l'interposition de muscles traversés par la pointe des fragments est souvent l'obstacle à la réduction, obstacle qui ne peut être levé que par une action directe. Dans des cas de ce genre, l'emploi de l'appareil plâtre, mis aussi bien que possible, laisse un

(1) MYERS, *Journ. American med. Association*, 20 août 1892. — BURRET, *Boston Med. and Surgical Journal*, 8 septembre 1891. — DENNIS, *Med. News*, avril 1890, p. 416.

(2) RECLUS, *Bulletin médical*, 4 juin 1893.

(3) BENET, *Marseille médical*, 1893, t. XXX, p. 328.

membre imparfait si ce n'est infirme : et on peut prendre comme règle cette conclusion du rapport de Nélaton : « Si, après des manœuvres de réduction bien conduites, le chirurgien n'arrive pas à donner au membre dans les huit jours qui suivent l'accident une direction qui le satisfasse pleinement, il faut transformer la fracture fermée en fracture ouverte, découvrir le foyer, supprimer l'obstacle et immobiliser le membre en attitude parfaite. » Quant à la suture osseuse, Nélaton estime que son importance est secondaire (1).

Ainsi fractures ouvertes ou fermées doivent être mises sensiblement sur le même plan. Ceci dit, voyons quel traitement est applicable aux fractures en général. D'après les classiques, le traitement comprend deux parties : la *réduction* et la *contention*.

La réduction doit toujours être effectuée le plus tôt possible et nous venons de voir que la chirurgie moderne, plus hardie que l'ancienne, n'hésite pas à l'obtenir par l'intervention sanglante; elle doit être aussi parfaite que possible.

Quant à la contention, on l'obtient par l'emploi d'appareils immobilisant le membre fracturé : actuellement, on emploie à peu près exclusivement les attelles plâtrées se moulant sur la région.

Cette pratique n'est pas sans inconvénient, surtout pour les fractures du membre inférieur, en particulier chez les vieillards; elle oblige en effet le malade à garder le lit, et amène facilement la production de pneumonies hypostatiques qui peuvent emporter le malade; c'est pour combattre cette tendance aux congestions pulmonaires passives que l'on a proposé d'appliquer aux fractures du membre inférieur des appareils permettant la marche, c'est ce qu'on appelle le *traitement ambulatoire des fractures du membre inférieur*.

La méthode est née en France en 1833. A cette époque,

(1) Nélaton, *Bulletins et Memoires de la Société de chirurgie*, séance du 13 juin 1894, t. XX, p. 513. — Voir pour la technique de la suture : Wille, *Centralblatt fur Chirurgie*, 1892, p. 945, et Hennequin, *Revue de chirurgie*, août 1892.

Bérard et Seutin font marcher leurs malades atteints de fractures de jambe. On appliquait un appareil immobilisateur, et une sorte d'écharpe passant sur l'épaule soutenait le membre fléchi : le malade marchait avec des cannes ou des béquilles.

La méthode fut ensuite délaissée et c'est seulement en 1878 que l'attention est rappelée sur elle par Hessing, qui présente à cette époque un blessé atteint de fracture de cuisse depuis 15 jours et marchant sur deux cannes : son appareil fut perfectionné successivement par Dombrowsky, Reyher et Selenkow en Russie, Harbrodt et Heusner en Allemagne. Mais c'est seulement avec De Bruns qu'apparaît l'appareil vraiment pratique. L'appareil de De Bruns (1) se compose essentiellement de deux tubes d'acier légers et résistants, dont l'un se place en dehors, l'autre en dedans du membre. Des crémaillères permettent de les allonger ou de les raccourcir. L'extrémité supérieure porte une ceinture, dont la partie postérieure est large et rembourrée et se place sous l'ischion : c'est cette demi-ceinture qui va supporter le poids du corps. A son extrémité inférieure, l'appareil est construit de manière à dépasser de quelques centimètres la plante du pied : une traverse joint les extrémités des tubes : un crochet y est implanté sur lequel on place des liens, qui, s'attachant d'autre part au pied ou à une partie voisine de la jambe, permettent de faire de l'extension continue. Le membre est ballant entre les deux tubes, fixé seulement par des lacs qui joignent les tubes en avant et en arrière, et protégé par une légère gouttière plâtrée au niveau de la fracture. Le malade marche sur les tubes par l'intermédiaire de l'ischion : pour que les deux membres aient la même hauteur, on met une semelle élevée sous le pied sain. Les malades arrivent à se servir de cet appareil en quelques jours. De Bruns applique son appareil : immédiatement, pour la fracture de jambe et de la partie inférieure de la cuisse : à partir du 4e jour, dans la fracture compli-

(1) De Bruns a donné la description de son appareil dans le volume X des *Beiträge zur klinische Chirurgie*. Elle est suffisamment resumée par Garré : *Berliner klinische Wochenschrift*, 1894, p. 487.

quée; mais ne permet la marche dans la fracture de la moitié supérieure de la cuisse, qu'après deux ou trois semaines de traction continue.

Dollinger (1), Korsch (2), Fedor Krause (3) Elbogen (4) ont à leur tour plus ou moins modifié cet appareil en le remplaçant par des tours de bandes plâtrées embrassant tout le membre et encastrant des bandes d'acier. Ces derniers appareils permettent de faire marcher aussitôt le malade, même avec une fracture de la moitié supérieure du fémur. Mais avec Liermann (5), je les crois inférieurs aux attelles de De Bruns. Ces dernieres permettent de voir chaque jour la marche de la consolidation, de modifier la situation des fragments s'il y a lieu, et surtout elles n'ont pas les terribles inconvénients des appareils plâtrés circulaires.

Appliquée de différents côtés, cette méthode a été employée d'une manière continue par Bardeleben et Gussenbauer : sur une centaine de cas, ils n'ont pas eu de mort et ont obtenu des guérisons complètes. Ce sont là des résultats encourageants et qui doivent engager à essayer ces appareils.

En dehors de ces cas spéciaux, il faut immobiliser le foyer de fracture. Depuis quelques années, on emploie presque exclusivement le *plâtre*, on en fait une *demi-gouttiere* qui maintient les fragments réduits. On peut dire que l'appareil plâtré, malgré les incontestables services qu'il a rendus dans le traitement des fractures, a plus d'inconvénients que d'avantages. D'abord, appliqué immédiatement il détermine souvent les paralysies par ischémie signalées plus haut (p. 35) et il ne devrait jamais être mis en place avant le 8e jour, quand le gonflement primitif commence à disparaître. Laissé à demeure pendant 25 à 40 jours, suivant la méthode ancienne, il expose aux raideurs articu-

(1) DOLLINGER, *Centralblatt fur Chirurgie*, 1895, p. 4.

(2) KORSCH, *Berliner klinische Wochenschrift*, mars 1893, p 268.

(3) FEDOR KRAUSE, *Beitrage zur Behandlung der Knochenbruche* (*Deutsche medicinische Wochenschrift*, 1890, p 84)

(4) ELBOGEN, *Prager medicinische Wochenschrift*, 1894, p 567.

(5) LIERMANN, *Centralblatt fur Chirurgie*, 1894, p. 169.

laires et à l'atrophie musculaire. Reyer (de Dorpat), dans ses expériences sur les chiens, a bien immobilisé dans du plâtre des articulations et montré que cette manœuvre ne déterminait pas d'ankylose ; mais il avait à faire à des articulations saines et non a des articulations le plus souvent envahies par le sang et plus ou moins contusionnées. De plus des expériences contradictoires et complémentaires ont été faites. Volkmann a observé que dans les articulations longtemps immobilisées, les mouvements amènent des épanchements séreux et même hématiques qui disparaissent facilement, mais se reproduisent de même. Hueter a observé des rétractions ligamenteuses ; Reyher même a montré que l'arthrite se développait dans les articulations immobilisées, dès qu'on commençait les mouvements (1).

D'ailleurs, de l'avis des médecins qui ont traité des fractures par des appareils anciens, les résultats obtenus avant l'introduction du plâtre étaient souvent meilleurs et on n'observait pas ces raideurs persistant des mois et parfois toute la vie après la guérison de la fracture. Or ces anciens appareils laissaient toujours une certaine mobilité aux jointures et ne comprimaient pas aussi exactement les muscles. De nos jours, l'immobilisation plâtrée doit être réservée aux fractures qui s'accompagnent de grands déplacements avec tendance à la reproduction après réduction, et encore on devra la lever aussitôt que possible. Pour les autres fractures, on se rappellera qu'une immobilisation exacte n'est pas indispensable à la guérison, ainsi que le prouvent les succès obtenus par l'extension continue ; quelques auteurs même prétendent qu'un certain degré de mobilisation ne fait que hâter la formation du cal; et on se préoccupera de prévenir les raideurs et l'atrophie par le massage.

Le traitement par le *massage* est une méthode relativement récente et qui donne entre les mains de ceux qui savent l'appliquer de merveilleux résultats. Elle est née et s'est perfectionnée en France, ainsi que sont obligés

(1) Fabricius, *loc. cit.*

de l'avouer les étrangers mêmes (1). Elle a été instaurée et défendue dans notre pays par Lucas Championnière (2) et Reclus (3).

Reclus conseille d'appliquer pendant un jour ou deux la bande de caoutchouc ; cette bande fait disparaître rapidement l'œdème et le gonflement; le membre est ensuite massé et mobilisé prudemment, puis mis dans un appareil plâtré, s'il y a la moindre tendance au déplacement; on le laisse huit jours, et à ce moment on le sort une ou deux fois par jour, pour faire une ou deux séances de massage de vingt minutes : on évite de déplacer le fragment pendant la mise en place et l'enlèvement du plâtre et on fait reposer le membre sur une masse de sable pendant la séance. Si la fracture s'accompagne de pénétration; si elle ne frappe qu'un os dans un segment de membre présentant un squelette double, il n'est même pas nécessaire d'employer du tout le plâtre.

La pratique de Lucas Championnière est analogue : cependant Lucas Championnière rejette l'emploi de la bande de caoutchouc, la regardant comme inutile et douloureuse, et étend beaucoup les indications du massage : il conseille aujourd'hui (4) de masser et mobiliser de bonne heure, même la fracture de l'extrémité supérieure de l'humérus, en ne soutenant le membre dans l'intervalle que par une écharpe.]

II. — GÉNÉRALITÉS SUR LES LUXATIONS.

Une articulation normale possède, *au point de vue des mouvements*, un champ d'excursion qui n'a rien d'absolu.

(1) Voyez Krüche (de Munich), *Munchener medicinische Wochenschrift*, 1892, p. 214.

(2) Lucas Championnière, *Traitement des fractures du péroné et du radius par le massage* (*Bulletins et Mémoires de la Société de chirurgie*, Paris, t, XII, p. 560).

(3) Reclus, *Traitement des fractures par le massage* (*Gazette hebdomad*, t. XXVII, 1890 et 1893, p. 209).

(4) Lucas Championnière, *Journal de med. et chirurgie pratiques*, 1894, p. 721, et *Massage et mobilisation dans les fractures*, Paris, 1895.

Dans chaque articulation, il se trouve une disposition qui empêche le mouvement de se faire au delà d'un certain degré. Cet obstacle consiste pour les unes dans la forme de l'os, pour d'autres dans les ligaments articulaires, pour d'autres enfin moins nombreuses dans les muscles ; on dit ainsi que le mouvement est limité par les *muscles*, les *ligaments*, les *os*. L'os limite le mouvement d'une manière absolue; les muscles d'une manière différente, suivant leur élasticité et leur extensibilité. Que l'on pense à la mobilité des articulations de la main acquise par les pianistes et aux mouvements de ces acrobates, véritables désossés : Ce sont des mouvements acquis par l'exercice et la diminution des obstacles musculaires.

Dans chaque articulation, le mouvement présente ainsi une limite qu'il ne saurait dépasser sans qu'il se produise une lésion anatomique, déchirure des parties articulaires et des ligaments : il y a alors *entorse* (distorsio). La lésion est-elle plus grave, il y a plus qu'une entorse; il y a *luxation*, l'extrémité articulaire de l'os perd le contact de l'extrémité correspondante de l'autre os, et, sauf quelques exceptions, sort dans une étendue plus ou moins grande de la capsule (luxation et subluxation).

1. — Étiologie des luxations.

Comme les fractures, les luxations se divisent en *traumatiques*, *pathologiques* ou *spontanées*, et *congénitales*.

Ces dernières sont la conséquence d'une absence vraie de formation ou d'une malformation survenue pendant la vie intra-utérine. Les luxations spontanées ne surviennent qu'à la suite de profondes modifications des extrémités osseuses par des processus pathologiques, des caries tuberculeuses en particulier, ou bien à la suite de distension prolongée des capsules et des ligaments, à la suite des hydarthroses par exemple.

Les *luxations traumatiques*, qui seules nous occuperont ici, sont consécutives à des traumatismes directs ou indirects. On observe aussi des luxations par contractions musculaires actives et des luxations par mouvements provoqués brusques.

La fréquence des luxations est naturellement plus grande chez l'homme que chez la femme, chez l'adulte et jusqu'au début de la vieillesse que chez les enfants. Chez les enfants, les luxations sont absolument exceptionnelles au-dessous de dix ans. D'après Krönlein, sur 100 luxations, 92, 2 siègent sur le membre supérieur, 5 sur le membre inférieur et 2, 8 sur le tronc.

Les *luxations par traumatisme direct* sont rares : Dans ce cas, le traumatisme porte directement sur la région articulaire et produit la luxation de la même manière qu'appliqué sur l'os il produirait la fracture.

Les *luxations indirectes* se produisent dans un mouvement articulaire dépassant les bornes de l'excursion physiologique ou bien quand une force appliquée au bout de l'os, agit comme sur un bras de levier et vient chasser l'autre extrémité contre les parties qui limitent normalement le mouvement. L'os prend son point d'appui sur le bord de la cavité articulaire, la capsule ou une saillie osseuse voisine; la force est appliquée sur l'extrémité distale loin du point d'appui; l'autre extrémité, ou petit bras de levier (tête articulaire; extrémité céphalique qui sera luxée), tend à faire saillie vers l'extérieur, en refoulant les parties molles, ou les déchire, et la luxation se constitue

Pour désigner une luxation, on considère que c'est la partie du squelette la plus éloignée du centre qui se déplace : ainsi on dit *luxation de l'humérus* pour une luxation de l'articulation de l'épaule. La direction est déterminée par le sens du déplacement de l'os périphérique : ainsi *luxation de l'humérus en avant*, quand la tête humérale est placée devant la cavité glénoïde.

2. — Symptômes des luxations.

L'*aspect d'une luxation récente* est en général caractéristique. L'absence de l'extrémité articulaire à sa place normale, sa situation dans un point anormal, causent au moins une déformation très nette, qui ne peut être masquée que par un épanchement sanguin important.

La *position du membre* luxé est le plus souvent typique, au point qu'elle est toujours la même dans les luxations simples. Le membre luxé est fixé à ressort dans sa situation, c'est-à-dire qu'une pression, une force extérieure peuvent lui faire parcourir un champ aussi étendu que le champ normal perdu par la luxation : mais immédiatement après que cette cause extérieure a cessé d'agir, le membre retombe dans sa position vicieuse.

Ce dernier symptôme est un des plus importants pour le *diagnostic différentiel* de la luxation et de la fracture : dans la fracture, la tête articulaire ne présente pas ce genre de fixation : dans la luxation, l'absence de la saillie normale de l'os, la possibilité de sentir la tête dans une situation anormale, le changement dans la direction de l'axe du corps, sont des signes très importants : la mensuration rend parfois des services, en montrant dans certaines formes non un raccourcissement, mais un allongement caractéristique du segment de membre.

3. — COMPLICATIONS DES LUXATIONS.

Comme les fractures, les luxations peuvent présenter des complications : blessure des nerfs, des vaisseaux, déchirure étendue des parties molles périarticulaires : car il peut y avoir plaie de la peau qui recouvre l'articulation, on dit alors que la luxation est *ouverte* ou *compliquée*. Le traitement doit être, dans ce cas, dirigé suivant les règles d'une antisepsie sévère.

Le diagnostic devient très difficile si la luxation se complique de fracture : D'ordinaire cette complication tient à ce que la cause qui a produit la luxation continue à agir sur l'os luxé et produit ainsi la fracture après la luxation.

4. — TRAITEMENT DES LUXATIONS.

Le traitement a pour objectif la réintégration de l'extrémité articulaire déplacée, c'est ce qu'on appelle la *réduc-*

tion. Autrefois la réduction s'obtenait par des manœuvres de force brutale (traction par trois ou quatre aides, ou avec un appareil à moufle). Ce déploiement de force n'était pas sans amener parfois des accidents graves (déchirure des gros troncs vasculaires et nerveux, fracture des os). Aujourd'hui la réduction a lieu d'une manière plus physiologique, sans violence et le plus souvent dans le sommeil chloroformique. La théorie qui veut que le chirurgien arrive à la réduction en faisant suivre à la tête luxée le chemin inverse de celui qu'elle a suivi en se déplaçant est absolument juste : Les manipulations ne sont pas toujours les mêmes pour une articulation donnée, mais doivent être conduites en se basant sur une connaissance suffisante et l'observation de la situation de la tête, de la déchirure de la capsule et des parties molles environnantes : « C'est l'anatomie qui doit diriger avant tout le traitement. » (Kronlein.)

Ces différents points devant être étudiés dans la partie consacrée aux luxations en particulier, je ne puis entreprendre la description des manœuvres de réduction. Dans les conditions ordinaires, la réduction une fois obtenue, la déchirure de la capsule guérit sous un bandage immobilisateur; l'épanchement sanguin et la réaction articulaire (légère synovite) se guérissent en 8 ou 14 jours. Aussitôt que le fait est possible et avant même que cette période soit terminée, on peut et on doit commencer avec prudence la massage et les mouvements passifs. Quand la douleur et des phénomènes de réaction articulaire se montrent, comme cela arrive dans certains cas, il faut attendre ou procéder très doucement : à partir de la troisième semaine, la mobilisation étendue, l'exercice de mouvements actifs, l'emploi d'appareils, sont indiqués : il faut arriver au rétablissement complet de la fonction.

Sous le nom de *luxation habituelle* ou *récidivante* on entend la reproduction fréquente du déplacement, souvent à la suite d'un traumatisme insignifiant. De tels malades connaissent en général fort bien leur affection et arrivent chez le médecin avec un diagnostic tout fait : quelques-uns peuvent même reproduire leur luxation volontairement : la cause de ces luxations habituelles gît ordinairement dans une lésion étendue de l'articulation ; lésion à la suite de laquelle les insertions de la capsule se sont déplacées en agrandissant la cavité. Comme traitement, une immobilisation longtemps prolongée, l'injection d'alcool pour produire une certaine rétraction du tissu conjonctif, sont indiquées : dans des cas très difficiles, on a fait la résection. Peut-être pourrait-on essayer l'arthrotomie avec résection partielle de la capsule.

Dans certains cas la luxation est *irréductible* : il arrive que des essais de réduction tentés sous le chloroforme restent infructueux, malgré tous les soins : la cause peut en être dans la petitesse de la déchirure capsulaire ; le plus souvent, elle tient à l'interposition de parties molles.

Dans les cas de luxations compliquées de fracture, on comprend que la réduction soit difficile et puisse être impossible Dans tous ces faits, l'intervention sanglante doit être tentée aussitôt, la réduction redevient possible, quand la capsule est suffisamment ouverte.

Quand une luxation n'a pas été réduite, on se trouve en présence d'une *luxation ancienne*, souvent avec formation d'une articulation nouvelle ou néarthrose. Dans ce cas, c'est l'examen attentif et l'exploration locale qui fournissent les indications du traitement : la fonction de la néarthrose est-elle bonne, comme cela se présente dans quelques cas rares, il faut en rester là et s'efforcer seulement d'augmenter encore, par des mouvements appropriés, l'étendue de la néarthrose. Cette mobilité n'existe-t-elle pas, il ne reste que la *résection* ou l'*arthrotomie* pour replacer la tête dans la cavité articulaire : ce dernier procédé doit être considéré comme le traitement de choix, lorsque les malades viennent vous trouver peu de temps après l'accident, parce que le résultat de la réduction est toujours supérieur à celui de la résection : mais il faut faire cette réduction le plus tôt possible.

[La question du traitement par la méthode sanglante

des luxations irréductibles est venue dernièrement devant la Société de chirurgie (1).

MM. Quenu et Ricard ont fait remarquer, au point de vue de l'époque à laquelle on est autorisé à intervenir, qu'il importe peu que la luxation soit ancienne ou récente; si après sept ou huit jours, on ne peut pas réduire par les procédés de douceur, il n'y a pas de raison pour différer longtemps l'intervention. — Celle-ci consiste soit dans l'arthrotomie, soit dans la résection ; mais les auteurs apprécient différemment la valeur de chacune de ces opérations.

Kirmisson et Ricard défendent l'arthrotomie, au moins dans les cas récents.

Lucas Championnière, et Félizet partage son opinion. estime que l'arthrotomie peut être une bonne opération quand on la fait dans certaines luxations récentes, dès que l'irréductibilité est constatée; mais elle donne de mauvais résultats, au point de vue fonctionnel, lorsqu'on l'applique à des luxations datant d'un certain temps, et plus loin : « Je suis enclin à penser, dit-il, que, même dans les cas récents, on a quelquefois avantage à faire la résection de préférence à l'arthrotomie. »

Comme l'a fait remarquer M. Paul Berger, il faut tenir compte de l'articulation qui est le siège de la luxation, et on peut dire avec M. Picqué, rapporteur, au sujet de la préférence que l'on doit accorder à l'arthrotomie ou à la résection : Pour le coude, on peut préférer la résection en principe ; mais pour l'épaule, il faut être plus réservé et tenter, au moins au début, l'arthrotomie. Un cas, relaté par M. Reclus, vient à l'appui de cette conclusion.]

(1) *Société de chirurgie*, seance du 6 mars 1895.

II

FRACTURES ET LUXATIONS EN PARTICULIER

I. — FRACTURES DU CRANE.

Dans les fractures du crâne, un premier fait mérite d'être mis en évidence : la table interne est généralement fracturée dans une étendue plus considérable et présente un déplacement plus notable des fragments que la table externe. On a cherché à expliquer autrefois ce phénomène par une fragilité plus grande de la table interne, que l'on a pour cette raison nommée *lame vitrée* : dans ces derniers temps, on a reconnu que c'est là un fait d'ordre purement mécanique et que, régulièrement, dans les fractures de la voûte du crâne, la table de l'os la plus éloignée de la puissance fracturante présente la fracture la plus étendue (Loi de Teevan). Un regard jeté sur la figure 1 de la planche VIII, montre en effet que dans la fracture de la voûte consécutive à un traumatisme agissant de dedans en dehors, la surface qui présente la fracture la plus étendue est la table externe; elle se comporte absolument dans ces cas comme la table interne, dans les cas ordinaires. On comprend en effet que, sous l'influence d'un coup atteignant le crâne de dehors en dedans, la voûte subit une certaine inflexion en dedans. Aussitôt que la limite de l'élasticité de l'os dans cette région est dépassée, il se produit à la surface de la partie devenue convexe du côté de la cavité crânienne un éclatement plus étendu que sur la face comprimée et rendue concave par l'action du traumatisme.

Pour comprendre le mécanisme de certaines fractures du crâne, il est nécessaire de savoir que des expériences déjà anciennes de De Bruns, confirmées récemment par des expérimentateurs qui ont pu faire usage d'instruments nouveaux et plus précis, démontrent que le crâne possède une certaine élasticité; et une force qui atteint le crâne ne produira de fracture qu'après avoir dépassé les limites de cette élasticité.

1. — Étiologie.

[Les fractures du crâne se divisent en *fractures de la voûte* et *fractures de la base.*

Les *fractures isolées de la voûte* sont produites par des projectiles d'armes à feu, des traumatismes directs ou des chutes.

Les projectiles atteignent le crâne tangentiellement et se creusent un sillon sur la face externe de l'os ou plus ou moins perpendiculairement; et produisent alors des dégâts variables, suivant leur volume et la vitesse dont ils sont animés : Fracture isolée de la table interne, fissures plus ou moins étendues, enfoncements disposés parfois en forme d'étoile ou de roue, perforation circulaire. La balle peut pénétrer dans le crâne et s'arrêter dans le cerveau, aller soulever la paroi osseuse opposée et, se réfléchissant sur elle, rentrer dans le cerveau (1) ou la perforer pour ressortir après avoir traversé toute la boîte crânienne (planches VII et VIII).

Les traumatismes directs, les chutes, produisent des lésions de même ordre : fractures isolées de la table interne, fissures rameuses ou étoilées, enfoncements avec ou sans perte de substance (2).

(1) Pierre Delbet et Dagron, *Bull. de la Soc. anat.*, 12 juin 1891.

(2) Dans un cas de Lediard (*Compound comminuted fracture of the Skull, Lancet*, 1893, p. 1313), un fragment de la voûte, s'étendant d'avant en arrière de l'apophyse orbitaire externe à l'oreille et comprenant le tiers moyen de la hauteur de la paroi latérale de la voûte, fut détaché et enlevé. Après des lavages antiseptiques et la suture des parties molles, le malade guérit : il est vrai que la dure-mère était intacte.

Les *fractures isolées de la base* peuvent reconnaître pour cause des *traumatismes directs*. C'est ainsi qu'elles peuvent être produites par une balle, un instrument étroit, ayant pénétré par la bouche, l'oreille, la cavité orbitaire, les fosses nasales.]

On range parmi les *fractures indirectes*, bien que leur mécanisme soit celui d'une fracture directe, certaines fractures qui se produisent à la suite de traumatismes ou chutes sur la face, les pieds, les genoux, le siège ou le sommet. Les accidents consécutifs aux traumatismes de la face sont les moins fréquents. Une force agissant sur la région du nez enfonce le squelette de cette partie dans la fosse antérieure du crâne. La planche XII montre une fracture de l'apophyse crista-galli de ce genre avec déplacement caracteristique. Dans la chute sur le menton, la bouche ouverte, la pression du condyle du maxillaire vient enfoncer le crâne au niveau de la cavité glénoïde, ce qui s'explique par la minceur de l'enveloppe osseuse à ce niveau (planche XI).

Quand un blessé est projeté violemment sur le sol, la tête la première, il peut se produire une fracture de la base sans traumatisme de la voûte. C'est alors la colonne vertébrale qui est transformée en tige rigide et vient déprimer la base de la tête arrêtée contre le sol. Le pourtour du trou occipital est dans ce cas particulièrement lésé. Ici le crâne est fracturé comme par un traumatisme direct. Le même phénomène se produit en sens inverse, quand on fait une chute violente sur les pieds ou le siège; mais c'est la tête qui en vertu de la force acquise s'enfonce pour ainsi dire d'elle-même sur la colonne vertébrale et est arrêtée tout à coup au niveau de sa base. Ces fractures ont quelque chose de caractéristique (pl. XI) et peuvent être reproduites expérimentalement.

Les autres fractures de la base du crâne sont *franchement indirectes*, c'est-à-dire qu'elles se produisent à distance du point où a agi la force. [L'ancienne Académie de chirurgie de Paris les appelait *fractures par contre-coup*; on pensait en effet que la fracture de la base se produisait dans ces cas, isolément, au point opposé à celui qui avait reçu le choc. Saucerotte et Sabouraud expliquaient ces lésions en comparant le crâne à un ovoïde ou à un sphéroïde; le traumatisme déterminait des vibrations qui se propageaient à tout le crâne et allaient fracturer l'os du côté opposé ou au niveau d'un point faible, c'est-à-dire au niveau de la base. Mais Aran, puis Trélat ne tardèrent pas à réagir contre cette opinion trop exclusive. Pour eux, les fractures isolées de la base n'existent pas; les fractures de la base ne sont que des irradiations des fractures de la voûte. Ces irradiations sont soumises à certaines lois, que Aran et Trélat ont bien mises en évidence : Les irradiations se font de la voûte à la base par le plus court rayon : elles passent à travers les sutures et les orifices, sans tenir aucun compte de leur existence. De plus, Trélat a rappelé qu'il existe dans le crâne de véritables piliers, poutres du crâne de Rathke, chargés de soutenir la voûte : en avant, crête frontale et bosse nasale, en arrière, crête occipitale interne et protubérance occipitale interne ; en avant et latéralement, apophyse orbitaire externe et os malaire ; en arrière et latéralement l'angle postérieur du pariétal et l'apophyse mastoïde. Ces piliers ont pour effet de diriger le trait de fracture dans un sens toujours le même pour chaque région. Ainsi les coups atteignant la région frontale déterminent des fissures s'irradiant dans l'etage antérieur, les coups portés sur la région temporale déterminent une fracture de la région moyenne et brisent le rocher parallèlement à son axe, le trait suivant le sillon du nerf petit pétreux superficiel, les chocs portant sur l'occiput déterminent la production de fractures qui s'irradient dans l'étage postérieur, contournent le trou occipital et produisent des fractures perpendiculaires ou obliques du rocher, la fracture perpendiculaire siégeant contre et en dehors du conduit auditif interne, l'oblique près de la base de la pyramide et traversant l'oreille moyenne. La région du trou occipital conserve toujours son intégrité, ce qui n'est pas sans intérêt, étant données ses connexions avec la moelle et le bulbe. Il est évident que ces lois d'irradiation sont un peu schématiques, elles répondent cependant à la majorité des cas d'intensité moyenne.

Si la plupart des faits avancés par Trélat ont été reconnus exacts, il n'en est pas moins vrai qu'un certain nombre d'entre eux sont sujets à discussion. En premier lieu, il existe des fractures isolées indirectes de la base, ainsi que le montrent les faits de Perrin, Deroubaix (1) et les observations recueillies par Malafosse (2). Les fractures par contre-coup existent d'ailleurs également à la voûte, comme le prouvent une observation d'Albertin (3) et une observation de Poncet (4). Dans le cas d'Albertin, il s'agissait de fracture par balle ; or on connaît aujourd'hui par les expériences de Rücker, de Buch et de Kocher (de Berne), l'influence de la force hydrostatique et de l'élévation de pression que produit dans la cavité du crâne, la pénétration d'une balle animée d'une certaine vitesse. Dans de semblables traumatismes, le crâne se comporte comme une cavité homogène, par suite c'est nécessairement la partie la plus faible de la boîte qui présentera la fracture ou la fissure. Mais la théorie de la pression hydrostatique ne saurait expliquer les fractures indirectes de la base consécutives à un traumatisme vulgaire, autre que le coup de feu. Aussi est-on obligé de revenir pour ces cas, avec Perrin, Berger, Malafosse, à l'ancienne théorie du contre-coup.]

Un autre groupe de fractures de la base est produit par la compression en masse du crâne (Messerer, Félizet) (5) : dans ces cas l'élasticité du crâne entre d'abord en jeu : puis si la puissance agit plus energiquement, il se fait une fracture et on démontre expérimentalement que le sens de la compression détermine le sens de la fracture. Une puissance agissant aux deux extrémités du diamètre longitudinal produit un trait de fracture longi-

(1) DEROUBAIX, *Bull. de l'Académie de medecine de Belgique*, 1890, p 740.

(2) MALAFOSSE, Thèse de Lyon, 1890 Malafosse a pu en réunir vingt-quatre observations.

(3) ALBERTIN, *Fracture du crâne par contre coup* (*Lyon Médical*, 16 decembre 1894, p. 544).

(4) PONCET, in MALAFOSSE, Thèse de Lyon, 1890.

(5) FÉLIZET, Thèse de Paris, 1873.

tudinal; la compression transversale au contraire, produit un trait qui parcourt le crâne transversalement. Les traits de fractures ne passent pas naturellement très exactement par les mêmes points, mais présentent d'une manière générale le même caractère (pl. X).

2. — Symptômes.

[Les *fractures de la voûte*, en dehors des cas d'enfoncement et quand les téguments sont intacts, ne peuvent être que soupçonnées. On les confondra facilement avec une contusion simple du crâne. Kœnig a pu dire que beaucoup de fractures du crâne passaient inaperçues. La persistance de la douleur et l'œdème sont de bons signes de fracture. La guérison se fait par cal. On observe parfois, à la suite de ces lésions, des complications cérébrales éloignées comme dans tous les traumatismes du crâne. — Dans les fractures avec plaie, l'examen direct permettra de reconnaître, mais souvent avec peine, une fêlure, une fissure, qu'il ne faudra pas confondre avec une suture normale. Dans les enfoncements, le diagnostic est fait dès qu'on examine le malade.]

Les *fractures de la base* présentent un certain nombre de symptômes; ce sont :

L'*hémorrhagie* et l'*ecchymose*. — Elles se montrent sous des aspects différents suivant la région. Dans les fractures de l'étage antérieur, l'ecchymose est palpébrale et sous-conjonctivale : elle présente ce caractère d'être tardive (après la quarante-huitième heure) et étendue. Toutefois ce symptôme n'a pas la signification pathognomonique qu'on lui a attribuée autrefois.

L'écoulement de sang par le nez est fréquent : quand le sujet est couché sur le dos ou quand la partie postérieure de la cavité nasale est atteinte, le sang peut tomber dans le pharynx et être dégluti : puis rejeté sous forme de vomissement de sang. L'écoulement de sang par le nez ne doit pas être confondu non plus avec une simple épistaxis.

Liée à une fracture, l'hémorrhagie se présente avec

un double caractère de persistance et d'abondance.

L'ecchymose pharyngienne est rare et difficile à chercher, l'ecchymose occipitale est liée le plus souvent au traumatisme et n'a pas de valeur; l'ecchymose mastoïdienne n'est un signe important qu'à la condition qu'elle apparaisse très tardivement au quatrième ou cinquième jour, que le traumatisme n'ait pas atteint directement l'apophyse, et que celle-ci ne soit pas fracturée. L'hémorrhagie se faisant par le conduit auditif externe est plus importante, cependant elle peut tenir à une simple lésion du conduit auditif externe, ou à une lésion du tympan. Elle annonce en général une fracture oblique du rocher. L'examen direct permettra d'apprécier son origine.

L'*écoulement de liquide céphalo-rachidien* se fait par le nez ou par l'oreille suivant les cas; il se fait goutte à goutte; il est séreux et clair, et pour l'oreille succède à l'écoulement sanguin. Ses caractères chimiques (absence d'albumine et richesse en chlorure de sodium), permettent de ne pas le confondre avec un écoulement de périlymphe.

L'existence bien constatée de ce symptôme et du symptôme suivant, emporte le diagnostic.

L'*issue de matière cérébrale* est un symptôme caractéristique, mais que l'on a rarement occasion d'observer, sauf dans les grands traumas, le plus souvent mortels (1).

Les *paralysies* annoncent des lésions plus ou moins accentuées des nerfs qui émergent de la base du crâne; paralysie des nerfs olfactif, acoustique, optique (2), du moteur oculaire commun, du pathétique, de facial. On peut même observer des paralysies des nerfs du trou déchiré postérieur et de l'hypoglosse.

(1) [ROHRLAUGH, *New-York med. Journal*, 1891, p. 535. Enfant ayant fait une chute de cheval, fracture de la voûte. Au moment du pansement, il s'écoule une once et demie (40 grammes) de matière cérébrale; huit mois après, l'enfant est guéri, mais les mouvements des jambes sont encore difficiles.]

(2) [La cécité s'explique par la fracture du canal optique assez souvent intéressé dans les lésions osseuses de la base (Voy KOELLER, *New-York med. Journal*, 12 avril 1890, p. 406, et *Berlin. Papers*, 1879.

La paralysie du nerf moteur oculaire externe est particulièrement intéressante. M. le professeur Panas (1) a montré, en s'appuyant sur des recherches anatomiques, que le nerf n'affecte de rapports intimes avec le squelette qu'au niveau du sommet du rocher. Sa paralysie annonce donc une lésion du squelette localisée en ce point. Deux autopsies, une de Jacobi (2) et une de Genouville (3), viennent confirmer la théorie de M. Panas. La lésion est assez fréquente, sur un relevé personnel de cinquante-quatre cas de fracture, publiés de 1890 à 1895, je la trouve signalée trois fois (4). La paralysie peut subsister longtemps (5).

Mais la paralysie la plus fréquente est sans contredit la paralysie faciale. Primitive, elle tient à une déchirure,

(1) Panas, *Archives d'ophthalmologie*, 1881, p. 1.

(2) Jacobi, *Archiv fur Ophthalmologie*, 1867, Abth. I, p. 147.

(3) Genouville, *Archives d'ophthalmologie*, février 1893.

(4) Obs. de Genouville, *Archives d'ophthalmologie*, 1893. — Obs. de Koffler : Fracture de la base, paralysie unilatérale du moteur oculaire externe, guérison. *Berliner klinische Wochenschrift*, p. 433, 1891. Il attribue la paralysie à une lésion du nerf, à l'entrée du sinus caverneux, mais le malade a rendu du sang et du liquide cephalo-rachidien par l'oreille, symptômes d'une fracture perpendiculaire. — Obs. de Neilson, *Med. News*, 30 mai, 1891, t. I, p 697. Neilson attribue la paralysie du moteur oculaire externe a l'ecchymose intra-orbitaire. — De son côté, Schröder, *Mém. d'ophthalmologie russe de Saint-Pétersbourg*, 1891, en a réuni cinquante-sept cas.

(5) On aura une idée de la frequence des complications oculaires des fractures de la base par les chiffres suivants, que j'emprunte a Cheboldaeff (*Symptômes orbitaires des fractures du crâne.* Thèse de Paris, 1893, 20 observations). En comptant le nombre de fois que chaque symptôme est noté, l'auteur trouve :

Paralysie du muscle droit externe notée	15 fois
Amblyopie notée..	10 —
Paralysie de l'orbiculaire palpébrale notée......	7 —
Ecchymose sous conjonctivale et palpébrale notée. ..	5 —
Ptosis...	4 —
Paralysies du muscle droit supérieur, droit inférieur, droit interne, notées chacune	3 —
Anesthésie de la conjonctive et de la cornée, Exophthalmie, notées chacune	3 —
Paralysie de l'iris, paralysie de l'accommodation, chacune.	2 —
Paralysie du petit oblique et du grand oblique notée.. .	1 —

J'attirerai l'attention sur les troubles de sensibilité signalés ici. Ces troubles sont passés sous silence dans la plupart des traités classiques.

à une compression ou à une contusion du nerf. Elle est souvent définitive. Secondaire, elle tiendrait, d'après Demoulin, à une périostite secondaire de réparation, et est ordinairement curable : elle est totale ou partielle, et Deroubaix (1) a insisté sur les paralysies localisées au voile du palais et au pharynx (dysphagie). La dysphagie annonce une lésion du grand nerf pétreux ; l'hyperacousie douloureuse traduit une lésion du petit pétreux. Pour que ces deux nerfs soient blessés simultanément, indépendamment du facial, le raisonnement montre qu'il faut un trait de fracture dirige d'avant en arrière, et passant assez près du sommet du rocher. Deroubaix aurait vérifié plusieurs fois l'existence de cette lésion à l'autopsie.

3. — Complications.

En dehors de ces symptômes, liés à la lésion osseuse proprement dite, il est un certain nombre d'accidents dus à des complications, qui accompagnent le plus souvent ces fractures. Les plus importants sont les symptômes d'ordre cérébral, lesquels ne font pour ainsi dire jamais défaut ; ce sont, par ordre de gravité :

La *commotion cérébrale* : elle se traduit cliniquement par la perte de connaissance, des troubles des fonctions respiratoire et cardiaque : le plus souvent, ralentissement du pouls. La perte de connaissance dure plus ou moins longtemps, rarement plus de un à un jour et demi. Parfois le patient perd, à la suite de cette affection, le souvenir des accidents antérieurs. Au reste les symptômes disparaissent complètement et la guérison survient.

La *contusion cérebrale* : elle est beaucoup plus grave, car elle s'accompagne de lesions anatomiques sérieuses : épanchement dans le cerveau, écrasement de la substance cérébrale : suivant l'importance fonctionnelle de la région de l'écorce qui est atteinte, on remarque des symptômes spéciaux en rapport avec l'absence du fonctionnement de certains centres ; ici, à côté des symptômes generaux,

(1) Deroubaix, *Bull. de l'Académie de médecine de Belgique*, 1890, p. 740.

on peut donc observer des phénomènes de paralysie dus à la destruction d'un ou de plusieurs centres; à une période plus ou moins éloignée, on peut voir la méningite et l'encéphalite compliquer cette lésion.

La *compression cerébrale* : les observations cliniques et l'expérimentation ont établi qu'il est nécessaire qu'une partie relativement grande de la cavité crânienne soit envahie pour que les symptômes de compression cérébrale apparaissent. De petits épanchements, des dépressions du crâne d'une étendue ordinaire ne déterminent pas de symptômes de compression grâce à la mobilité du liquide céphalo-rachidien. Dans les fractures de la voûte, ce peut être un fragment tout entier qui est déprimé et qui comprime le cerveau. Le plus souvent la compression est due à une lésion vasculaire, donnant lieu à un épanchement sanguin intra-crânien : ces épanchements ont un origine variable, mais viennent le plus souvent d'une déchirure de l'artère méningée moyenne. Ils siègent entre la dure-mère et l'os et dépriment la convexité du cerveau (pl. IV) d'où les symptômes de compression. Dans les cas types de cette nature, les symptômes de commotion cérébrale qui se sont manifestés au début s'effacent : le patient reprend connaissance et paraît en voie de guérison complète, mais des accidents nouveaux surviennent : au début, les symptômes d'excitation dominent ; puis la paralysie, la dépression apparaissent avec une nouvelle perte de connaissance et enfin le coma, plus ou moins rapidement suivi de la terminaison fatale (1).

(1) [Consulter au sujet des epanchements intra-crâniens : GÉRARD MARCHANT, *Des épanchements sanguins intra-crâniens*, thèse de Paris, 1881. Au sujet de l'origine de l'hémorrhagie, Gérard Marchant a trouve comme source et par ordre de fréquence : les plaies de la méninge moyenne, d'un des sinus, des vaisseaux de la pie-mère, des veines du diploé. Sur les cinquante-quatre cas de fracture du crâne que j'ai relevés depuis 1890, je trouve douze lésions vasculaires qui comprennent : sept cas de blessures de la meningée moyenne, dont un au niveau du trou petit rond. — NEILSON, *Med. News*, 1891, t. I, p. 697. — CLAUDOT, *Bull. de la Soc. de chirurg.*, t. XVI, p. 675. — RELTON et HASLAIR, *Lancet*, 24 février 1894. — LEVI, *Riforma medica*,

Ce ne sont pas là les seules complications de ces fractures : Il faut signaler encore les *esquilles* et les *corps étrangers*, qui peuvent pénétrer à travers la plaie cutanée, particulièrement dans les fractures de la voûte :

On trouve souvent dans les fractures de la voûte du crâne des *cheveux incarcérés* en quantité plus ou moins considérable entre les fragments. J'ai observé plusieurs fois cette disposition dans les préparations des musées anatomo-pathologiques de Leipsig et de Munich. Voici comment le fait peut s'expliquer : au moment de la production de la fracture les fragments bâillent, pour se rapprocher immédiatement ensuite ; les cheveux enfoncés par la puissance fracturante ne se relèvent pas et sont pincés entre les fragments. Ils s'unissent si intimement ensuite au squelette qu'ils ne se dégagent plus, même après macération.

La présence d'une esquille, d'une irrégularité de la surface profonde du crâne venant irriter la zone motrice corticale, peut déterminer des phénomènes ultérieurs d'*épilepsie Jacksonienne*.

Parmi les complications, il faut encore signaler la possibilité d'une *infection* conduisant à une *méningo-en-*

t I, 1894, p. 459 — DUBUISSON, *Normandie médicale*, 1891, p. 206. — DAYOT, *Bull. de la Soc. méd. de l'Ouest*, t III, p 1 — ELLIOT, *Boston med. and surgical Journal*, 1893, t I, p 136. — trois cas de blessures des sinus RAWDON, *Lancet*, 22 juillet 1893, p 1917. — TAYLOR, *Med. News*, 1891, t I, p. 720 — GENOUVILLE, *Soc anat.*, 1891, p 371. — deux cas, dont on ne put découvrir l'origine : NEILSON, *Med News*, 30 mai 1891, p. 697. — ORILLARD, *Gazette méd. de Paris* 1894, p. 211 Quelques-unes accompagnaient des fractures compliquées et donnèrent lieu à une hémorrhagie externe sans compression Au point de vue des symptômes ce qui caractérise particulièrement la compression, c'est l'hémiplégie, la respiration stertoreuse qui distingue la compression de la contusion, l'absence de fièvre qui distingue la compression de la méningo-encéphalite, la mydriase et l'absence de rétraction de la cornée au toucher Duret La marche des accidents a quelque chose de caractéristique Le malade paraît en bonne santé, peu à peu les accidents apparaissent et marchent d'une manière régulièrement progressive Cette extension se remarque bien surtout du côté des membres, où on voit la paralysie gagner les muscles de proche en proche. Cet *intervalle lucide* est ce que les Allemands appellent *freie Intervall*.

céphalite. Que le germe infectieux pénètre par la plaie cutanée ou par une fissure faisant communiquer la cavité crânienne avec le pharynx, la trompe d'Eustache, les fosses nasales, la méningo-encéphalite peut survenir tardivement : aussi faut-il surveiller pendant longtemps les fractures en apparence les plus bénignes. De même, on a signalé des *abcès du cerveau* occupant les foyers de contusion. Les pertes de substance du crâne peuvent être suivies d'une *hernie traumatique* du cerveau ; aussi peut-il être indiqué de fermer une perte de substance du crâne par une opération ostéoplastique primitive ou secondaire.

On trouve enfin signalées parmi les complications exceptionnelles de ces fractures : l'*exophthalmie pulsatile* (1) et la *pneumonie* (2).]

Les fractures du crâne se réparent par consolidation osseuse ; mais le cal est extraordinairement petit : ce dernier fait est dû au peu de déplacement, à l'immobilité absolue des fragments, et au faible pouvoir ostéogénique de la dure-mère : rarement on voit, chez les petits enfants, les fractures de la voûte du crâne suivies d'un orifice persistant avec formation d'une *méningocèle.*

4. — TRAITEMENT.

Le traitement des fractures du crâne est variable suivant les cas.

Quand la fracture est simple, et sans complication, la thérapeutique est purement expectante. Le repos, le traitement ordinaire des blessés ; au besoin, l'emploi de la sonde œsophagienne pour l'alimentation, peut-être des applications locales de froid. Tels sont les points auxquels doit se tenir le chirurgien.

(1) PICQUÉ et DESPAGNET, *Exophtalmie pulsatile de l'œil droit, consécutive à une fracture de la base du crâne et traitée par la compression directe. Amélioration.* (*Bull. de la Société de chirurgie*, 1893, p. 303.)

(2) FLATTEN, *Des lésions pulmonaires consécutives au traumatisme du crâne.* (*Vierteljahresbericht fur gericht. Medicine*, t. LIII, p. 248.) L'auteur admet qu'il se produit alors par lésion du centre du vague, une paralysie vaso-motrice, d'où congestion, puis infection secondaire.

Doit-on dans le cas d'écoulement de sang par l'oreille laver le conduit auditif externe avec des solutions antiseptiques? le point est discuté. Je considère comme impossible d'arriver ainsi à une désinfection complète, aussi je me contente de faire laver avec prudence la partie externe du conduit, mais je désinfecte avec soin le pavillon et la peau de la région avoisinante que l'on recouvre d'ouate antiseptique. Une injection de liquide pourrait entraîner les germes infectieux dans la profondeur et déterminer une méningite.

Dans les cas de fracture compliquée, une désinfection soigneuse s'impose. Dans les fractures de la voûte, il faut nettoyer et régulariser la plaie des parties molles, le plus souvent souillées: mais on n'arrivera à un résultat satisfaisant qu'en enlevant les parties mâchurées et salies et en s'aidant au besoin du bistouri et des ciseaux. Dans beaucoup de cas, il est nécessaire, pour faire une antisepsie complète, d'enlever un certain nombre d'esquilles, et même de faire la trépanation au niveau du foyer de fracture.

Dans le cas d'enfoncement de la voûte, dans une fracture sous-cutanée récente, il n'y a presque jamais d'indication d'intervention sanglante, de trépanation par exemple. Contrairement aux idées anciennes, on sait maintenant que des impressions légères ne sont pas nécessairement le point de départ d'accidents ou de troubles dans les fonctions cérébrales, car une faible diminution de la capacité de la boîte crânienne est sans importance (1).

(1) [On voit qu'Helferich se range ici résolument parmi les non-interventionnistes. C'est également le parti que prend ASHHURST (*International Clinics*, 1892) cité par SHIPPS, *Med. Record*, 1894, p. 237. Dans toute fracture du crâne, même compliquée, on ne doit pas intervenir, tant qu'il n'y a pas de signe de compression. Mais contrairement à Helferich et à Ashhurst, Walsham, Briggs et Nancrède se prononcent nettement pour l'intervention immédiate dans les fractures du crâne avec enfoncement : « car c'est le seul moyen d'éviter le danger immédiat le plus à craindre, l'encéphalite due à l'irritation produite par les fragments enfoncés. Si le malade ne meurt pas et survit avec un enfoncement, il n'a devant lui qu'une vie misérable, empoisonnée par l'irritation cérébrale chronique avec

[L'intervention en revanche est indiquée toutes les fois qu'il y a une complication, et l'intervention consiste ici dans la trépanation. Elle s'effectue selon les règles ordinaires : on évitera autant que possible, suivant le précepte de Lucas Championnière (1), l'incision cruciale, et on fera de préférence l'incision à lambeau dépassant de toute part le point où on fera la trépanation, de manière que la ligne des sutures cutanées ne se trouve pas en face de la perte de substance crânienne: puis on applique une ou plusieurs couronnes de trépan et on agrandit la brèche à la pince-gouge. Le ciseau et le maillet doivent être rejetés, le cerveau ayant trop à souffrir de l'ébranlement causé par la percussion violente du crâne. La présence d'un sinus ou d'une branche artérielle profonde sur la ligne opératoire ne doit pas arrêter le chirurgien : On détache ces vaisseaux et la dure-mère environnante de la surface osseuse et on lie simultanément sinus et dure-mère (2).

La trépanation doit être immédiate dans les épanchements sanguins intra-crâniens, car ils menaçent l'existence à bref délai et l'intervention d'autre part donne des résultats merveilleux : On se guidera, pour préciser le siège de l'intervention, sur les symptômes de localisation : si ceux-ci font défaut, on suivra le précepte de Gérard Marchant, c'est-à-dire qu'on trépanera au niveau du point où l'épanchement est le plus fréquent, au niveau

épilepsie, manie ou impulsion homicide. La mortalité dans la trépanation primitive est d'autre part de 22 p. 100, elle monte à 52,8 p. 100 quand on la fait après l'apparition des premiers symptômes. » NANCREDE, *Lésions traumatiques de la tête*, in *Encyclopédie internationale de chirurgie*, 1886, t. V, p. 95. Il semble qu'il y ait là une question de degré : il est évident qu'une faible dépression est sans importance : l'intervention doit être reservée aux depressions profondes avec menaces de complication.]

(1) LUCAS CHAMPIONNIÈRE, *La trépanation guidee par les localisations cérébrales*, Paris, 1878.

(2) Obs. de TAYLOR, *Med. News*, 1891, t. I, p. 720 — MOELLER, *Deutsche medicinische Wochenschrift*, t. XLVIII, p. 1284 · hémorrhagie effrayante du sinus longitudinal superieur, decouverte en relevant un fragment. Il dégage la dure-mère de l'os et pince en masse, en laissant la pince à demeure.

de la branche antérieure de la méningée, siège ordinaire des hémorrhagies : Le foyer mis à découvert sera évacué, puis nettoyé et les vaisseaux blessés seront liés (1). Si cependant on ne découvre pas la source de l'hémorrhagie, on pourra se contenter de faire le tamponnement de la région (2). Parfois même l'hémorrhagie s'arrête spontanément (3) au bout de quelques instants. Dans toutes les observations d'intervention pour hémorrhagie que j'ai relevées, sauf une, l'opération a été suivie de la guérison définitive du malade (4).

La trépanation est également indiquée dans le cas d'encéphalite au début, quand elle se déclare dans une région accessible. Hache lui a dû un beau succès (5). Plus tard elle sert à évacuer un abcès.

Enfin l'intervention s'impose dans les paralysies localisées, les convulsions, l'épilepsie Jacksonienne. L'explora-

(1) Segond, Lucas Championnière conseillent le tamponnement des sinus au catgut.

(2) C'est ainsi que Routier, *Bull de la Société de chirurgie*, juin 1890 — Claudot, *ibid.*, t. XV, p. 675 — Neilson, *Med News*, 30 mai 1891, p 697. Obs II. — Quénu, obs publiée par Genouville, *Bullet. de la Société anatomique*, 1891, p. 391, ont arrêté des hémorrhagies par le tamponnement. Dans le cas de Quénu, il y avait hémorrhagie profuse, le tamponnement arrêta l'hémorrhagie, le malade mourut deux jours après, à l'autopsie, on constata que le sang venait du sinus latéral et que le tampon effaçait parfaitement sa lumière

(3) C'est ce qui s'est produit dans le cas de Neilson, *Med News*, 30 mai 1891, p. 697, obs I chute sur la région temporale, trépanation, hémorrhagie en nappe On met un drain sous le cerveau dans l'étage moyen du crâne Suture de la dure-mère, guérison. De même dans le cas de Relton et Haslair, *Lancet*, 24 février 1894. Traumatisme de la région temporale, trépanation, on évacua un foyer et on ne put mettre de ligature. Le malade guérit, mais il y eut deux menaces de rechutes, qui obligèrent à rouvrir la plaie cutanée

(4) Hudson, *Report of case Annals of surgery*, 1893, p 416, trois cas, trois guérisons. — Dayot, *Bulletin de la Société médicale de l'Ouest*, t III, p 1 — Levi, *Riforma medica*, 1894, t I, p. 459, un cas, une guérison — Un cas dans le *Boston medical and surgical Journal*, 1893, t CXX, p 288, guérison.

(5) Hache, *Fracture comminutive de la voûte avec plaie, menaces de méningite, trépanation, guérison* (*Bulletin de la Société de chirurgie*, t XVI, p. 534

tion attentive du crâne devra être faite, car s'il existe en un point quelconque une dépression, un enfoncement et qu'on puisse s'assurer par l'interrogatoire qu'il ne s'agit pas là d'une dépression congénitale, ou sans rapport avec la lésion actuelle, c'est à ce niveau qu'il faudra trépaner. Si on ne découvre rien de semblable, on se basera sur les localisations cérébrales et la topographie cranio-encéphalique. La trépanation rend service non seulement quand elle est hâtive, mais même à une période éloignée, et il y a des malades atteints de paralysie à la suite de fracture du crâne qui ont été guéris par une trépanation faite deux mois (1), cinq mois (2) et même huit ans après l'accident (3).

Dans le cas de fracture par arme à feu avec pénétration du projectile, l'intervention est plus discutée : c'est ainsi qu'au cours d'une longue discussion à la Société de chirurgie (4), M. Berger signalait les difficultés des recherches du projectile, la fréquence des guérisons spontanées. M. Després a rappelé la tolérance du cerveau pour les balles : et M. Reclus estime qu'il n'y a lieu d'in-

(1) Verchère, *Bullet. de la Société de chirurgie*, t. XX, p. 473. Trepanation deux mois après une fracture du crâne par coup de pied de cheval : ablation d'un fragment intra-cérébral, hémorrhagie par section de la méningee moyenne, tamponnement, guerison. Pas de phénomènes de sclérose quinze mois après l'accident. Routier à ce propos rappelle un cas analogue. Verchère arrive à cette conclusion adoptée aussitôt par Segond et Lucas Championnière : « Tout phénomène paralytique plus ou moins étendu persistant après un traumatisme du crane accompagne ou non de convulsions epileptiques localisees ou genéralisees est une indication de trepanation quelle que soit l'epoque a laquelle remonte le traumatisme. » = Tellier, Thèse de Lyon, 1890, rapporte plusieurs exemples de guérison par trépanation tardive.

(2) Arnison (*British medical Journal*, 11 juillet 1890, t. II, p. 70) a trépané deux fois un enfant presentant des accidents epileptiformes. La deuxième trépanation, faite cinq mois après le début des accidents, permit d'enlever a la face profonde du crâne une saillie osseuse ; le malade guérit.

(3) Février, *Fracture avec enfoncement du pariétal droit, anesthésie et paralysie momentanée du membre superieur gauche. Retour des accidents. Trépanation huit ans après l'accident, guérison.* (*Bull. de la Soc. de chirurgie*, t. XVII, p. 892.)

(4) *Société de chirurgie*, seance du 21 février 1894 et suivantes.

tervenir que s'il survient des accidents ou des complications.

Delorme (1) a entrepris une série d'expériences pour démontrer que la recherche d'une balle dans le crâne était : inutile, car on ne la trouve pas la plupart du temps ; dangereuse, parce que le stylet s'egare facilement au milieu de la pulpe cerébrale, augmentant aussi les dégâts, insuffisante, parce qu'outre la balle le cerveau renferme des esquilles souvent volumineuses (2).

De leur côté, Bradford et Smith (3) ayant rassemblé 92 cas de fracture du crâne par coup de feu arrivent aux résultats suivants : D'abord, si l'on prend le total de la statistique, on constate que la guérison survient avec ou sans intervention dans 43, 9 p. 100 des cas. Si on se limite aux relevés hospitaliers. elle n'est que de 22, 7 p. 100, ce qui tient à ce qu'on publie surtout les cas qui guérissent, parce qu'on croit que ce sont les plus intéressants : Or la trepanation a donné 75 p. 100 de guérison. Dans 11 cas, où on n'enleva que des débris, il n'y eut que 3 guérisons ; dans 34 cas, où il y eut survie, avec conservation de la balle, il y eut 16 fois des accidents secondaires avec 9 morts. Aussi ces auteurs se prononcent pour l'intervention immédiate et l'exploration du cerveau faite doucement avec le doigt et le stylet : si on trouve la balle, on sauve la vie du malade. Quand on peut calculer l'angle de pénétration de la balle. il est toujours bon de faire une contre-ouverture sur la paroi opposée du crâne. L'argument sur lequel les non-interventionnistes s'appuient est la possibilité de la guérison sans intervention. C'est en effet ce qui s'est passé dans le cas de Lee Mac Cornas (4) ; mais il faut bien savoir que les accidents

(1) Delorme, *Gazette des hôpitaux*. 1894. p 228 et 283.

(2) Voir les expériences de Pierre Delbet et Dagron, *Bulletin de la Société anatomique*, 12 juin 1891

(3) Bradford et Smith *Boston medical and surgical Journal*, 1891, t. CXXV, p. 400.

(4) Lee Mac Cornas, *Journal of american medical Association*, aout 1890, p 209.

secondaires sont très fréquents (1), de sorte qu'on ne peut jamais dire qu'un malade qui a conservé une balle dans le cerveau soit définitivement guéri. La possibilité de ces accidents tardifs, la possibilité de guérir immédiatement le malade, l'innocuité de l'opération, doivent, je crois, encourager le chirurgien à marcher dans la voie de l'intervention défendue à la Société de chirurgie (2) par Quenu, Monod, Le Dentu, Terrier, Gérard Marchant, Tuffier, et même par Delorme ; car, en relisant sa communication, on voit qu'il est beaucoup plus interventionniste qu'il ne le laisse voir : D'autant plus que l'intervention est le seul moyen d'assurer une asepsie relative de la plaie. On devra donc nettoyer soigneusement la région, mettre à nu les os, agrandir l'ouverture osseuse, explorer avec beaucoup de précautions le trajet, enlever les esquilles et la balle si on les rencontre ; dans le cas contraire, drainer et se tenir prêt à intervenir de nouveau, si des accidents de méningo-encéphalite ou un abcès se déclarent.]

(1) Ainsi dans un cas de Frölich, *Munchener medicinische Wochenschrift*, 1891, p. 594, un etudiant gueri avec une balle de revolver dans le crâne, un an apres, delire, convulsion, coma et mort. La balle arretée le long de la paroi externe de l'orbite avait détermine une meningo-encephalite de la base.

(2) *Soc. de chirurgie*, février 1894.

PLANCHE VII

PLAIE DU CRANE PAR COUP DE FEU TIRÉ A 200 METRES.

Fig. 1 et 2. — **Face antérieure et postérieure d'un crâne** atteint par une balle du fusil de l'armée allemande 88 nouveau modèle, tirée à 200 mètres avec charge de poudre complète.

On reconnaît le trou d'entrée, petit et rond; et le trou de sortie, grand et étoilé. Au niveau de ce dernier, l'os était fracturé en une quantité de petits fragments qui n'ont pu être rassemblés de nouveau

Cette préparation montre l'action explosive des fusils modernes sur les os, particulièrement sur le crâne rempli par la masse encéphalique. On sait que déjà en 1870, la balle du chassepot produisait des effets semblables quand elle était tirée à courte distance : ce qui a fait croire à tort que l'armée française employait des balles explosives.

Le crâne figuré ici est brisé en une masse de grands et de petits fragments, divisés par une série de traits radiés en fragments plus ou moins concentriques groupés autour de l'orifice d'entrée ou de sortie : ces morceaux ont été soigneusement réunis et suturés.

On explique actuellement ces éclatements par l'effet de la pression hydrostatique, et cela surtout pour le crâne ; mais ils se produisent aussi, quoique à un moindre degré, sur les os longs avec canal médullaire spacieux, rempli de moelle blanche. (Collection personnelle.)

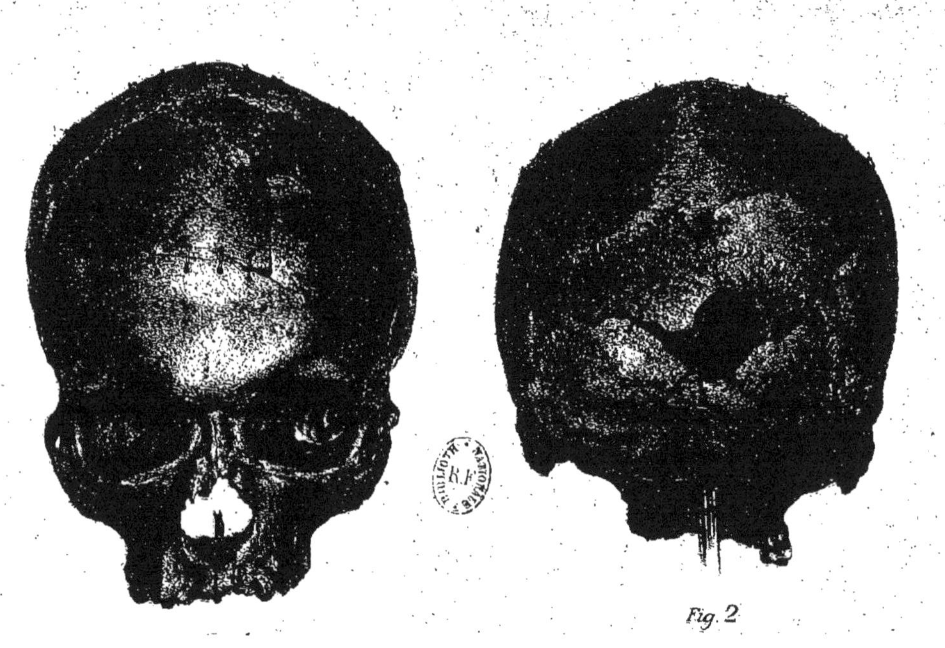

Fig. 2

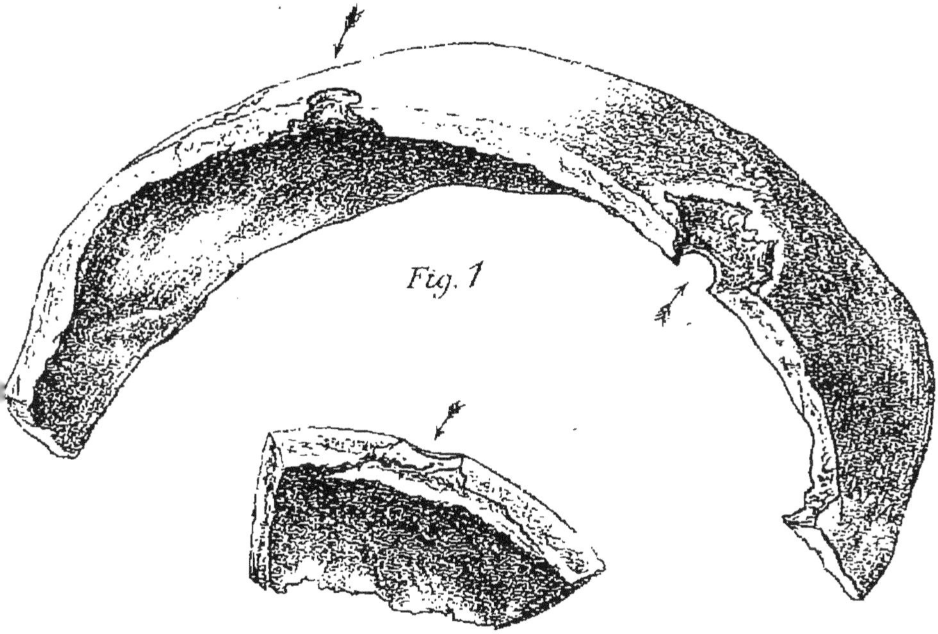

Fig. 1

Fig 2.

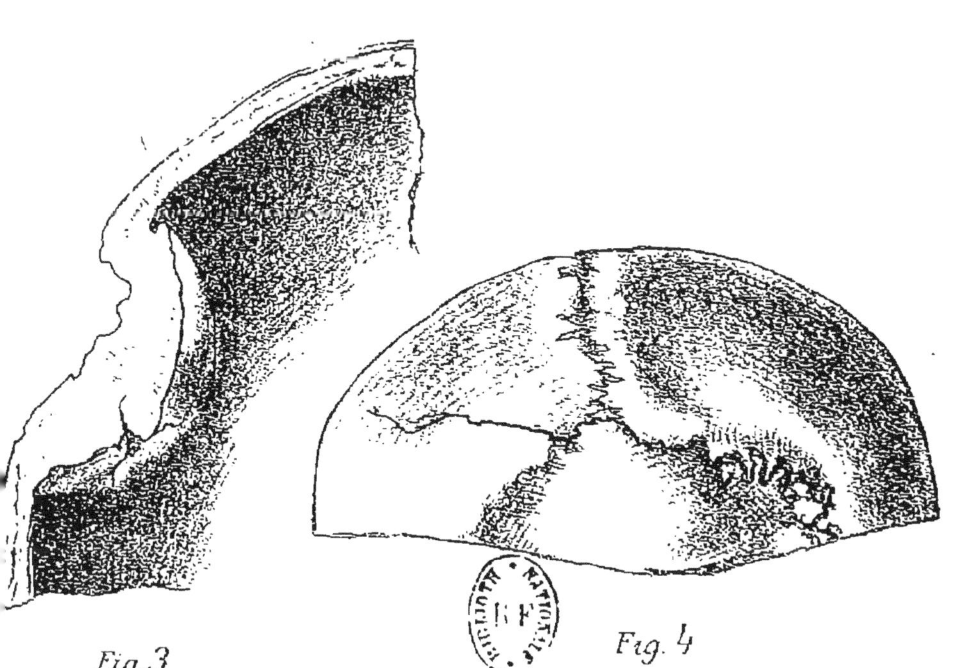

Fig. 3

Fig. 4

PLANCHE VIII

FRACTURE DE LA VOUTE DU CRANE.

Fig. 1. — **Coups de feu tirés de dehors en dedans et de dedans en dehors** (pièce expérimentale). — Fragment de la voûte du crâne d'un cadavre, sur lequel on a tiré à balle avec une faible charge de poudre, soit sur la face externe, soit sur la face interne. Les flèches indiquent la direction suivie par la balle. On voit qu'à son entrée la balle détermine la formation d'un trou rond : tandis que l'orifice de sortie est écailleux, et présente une perte de substance grande et irrégulière : cette pièce démontre que l'ancienne conception d'une fragilité spéciale de la lame vitrée est caduque et que les effets produits dans les fractures du crâne sont la conséquence de lois purement mécaniques (Collection personnelle).

Le professeur Thiersch (de Leipzig) possède la voûte du crâne d'un suicidé qui s'était tiré un coup de fusil de chasse dans la bouche. On y remarque une fracture irradiée étendue de la table externe, comme sur cette pièce expérimentale.

Fig. 2. — **Balle frappant le crâne sans force** (pièce expémentale). — On n'aperçoit à la surface du crâne qu'un faible enfoncement (Delle) : mais il se produit une fracture écailleuse étendue, au niveau de la lame interne (Collection personnelle).

Fig. 3. — **Fracture ancienne de la voûte du crâne**, avec dépression des fragments et épaississement de l'os à ce niveau après guérison. On voit que la lame interne est éclatée dans une étendue plus grande que l'externe (Institut anatomo-pathologique de Greifswald).

Fig. 4. — **Voûte du crâne avec fracture du pariétal** et diastasis remarquable de la moitié droite de la suture lambdoïde: La fracture fait suite immédiatement à la suture (Institut anatomo-pathologique de Greifswald).

PLANCHE IX

FRACTURE DU CRANE AVEC DECHIRURE DE L'ARTÈRE MENINGEE MOYENNE.

Fig. 1. — **Moitié de crâne**, sur laquelle on a dessiné un trait reproduisant la direction et l'étendue d'un trait de fracture, que j'ai observé et que j'ai ainsi immédiatement fixé avec sa forme et ses dimensions au moment de l'autopsie.

Il s'agissait d'un ouvrier âgé de 20 ans (Dittmar), qui le 7 février 1879 fit une chute d'un quatrième étage et succomba à un tétanos développé dans une plaie contuse de la région du grand trochanter droit.

Au moment où il entra à la clinique, il présentait une sugillation dans la région temporale gauche, une fracture facile à sentir de l'écaille du temporal droit, un écoulement de sang et de liquide céphalo-rachidien par l'oreille gauche, de la parésie de la moitié gauche de la face et du membre inférieur droit. Sur la figure 1, on aperçoit immédiatement en noir le trait de fracture et à côté les sillons des branches de l'artère méningée moyenne et enfin la suture fronto-pariétale : celle-ci facile à reconnaître surtout au niveau du trait de section de la voûte du crâne. Dans la région parcourue par le trait de fracture et dans le territoire de la branche postérieure de la méningée, on remarquera, limitée circulairement par un trait pointillé et ombré, la région au niveau de laquelle s'est fait entre la dure-mère et l'os, l'épanchement consécutif à la plaie de l'artère. (Collection personnelle.)

Fig. 2. — **Coupe horizontale du crâne et de son contenu.** — On trouve un important épanchement provenant de la méningée moyenne entre le crâne et la dure-mère. Cette figure montre bien comment la compression du cerveau se produit dans les épanchements dus à une lésion de la méningée. (D'après Hutchinson, *Illustrations of clinical Surgery*, II, pl. 54.)

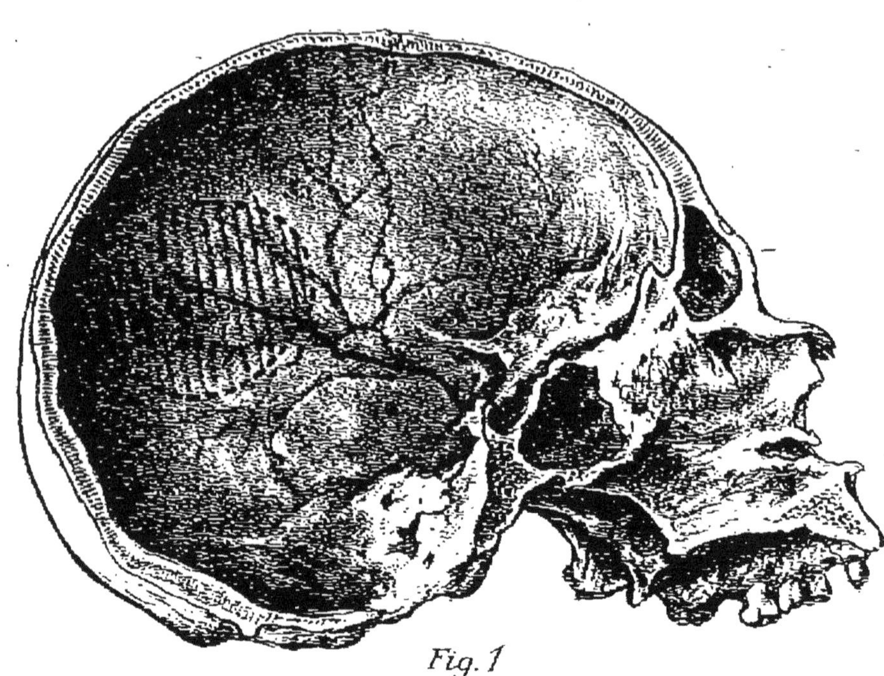

Fig. 1

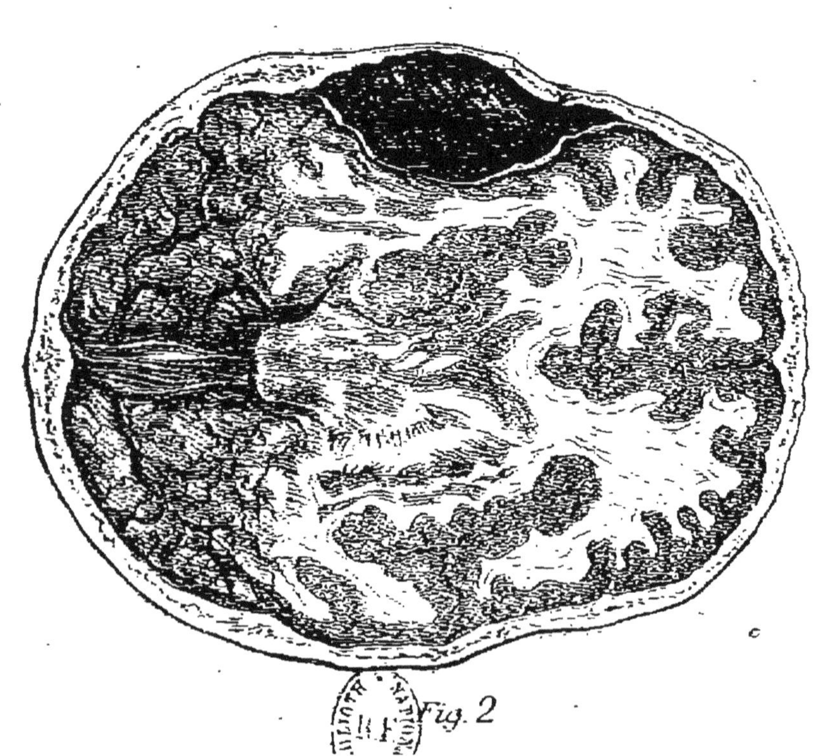

Fig. 2

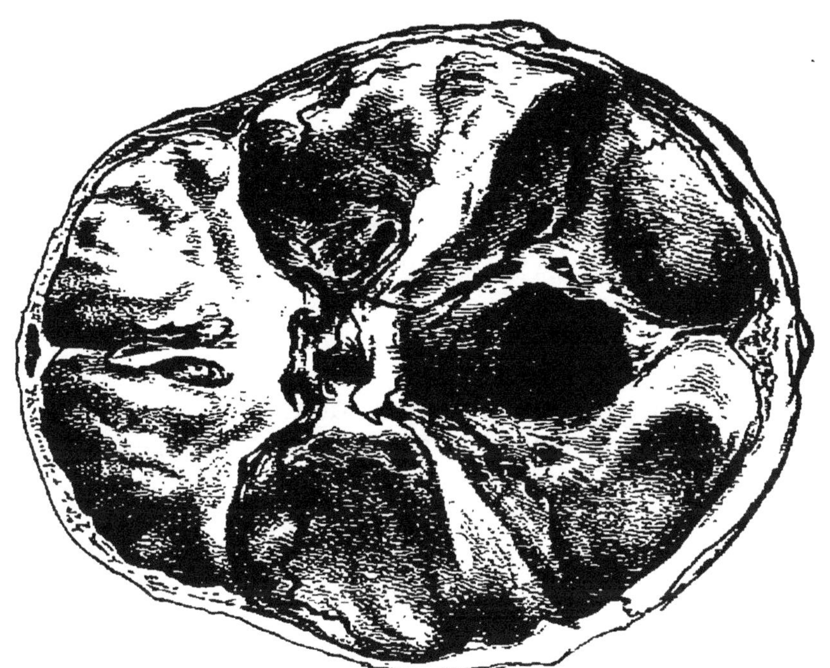

Fig. 1

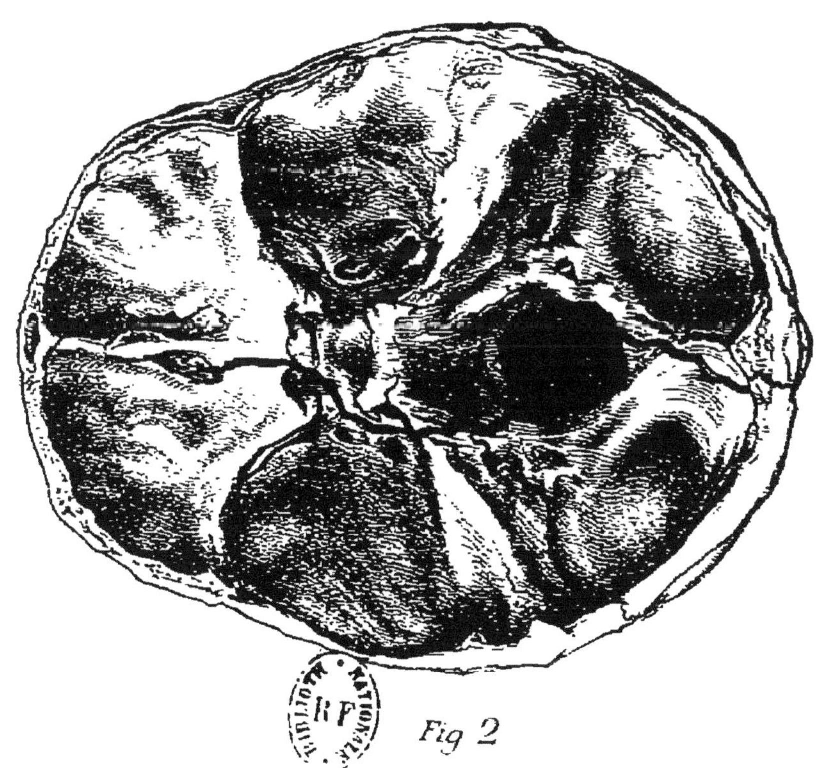

Fig 2

PLANCHE X

FRACTURE DE LA BASE DU CRANE PAR PRESSION.

Fig. 1. — **Fracture transversale de la base.** — Cette fracture a été produite expérimentalement par pression dans le sens transversal, avec un appareil approprié, d'un crâne intact et fermé, recueilli sur un cadavre frais. Dans ce cas, le crâne fait, comme on le sait, preuve d'une certaine élasticité; tant que la déformation ne dépasse pas un certain degré, il cède momentanément et reprend sa forme. Une pression un peu plus énergique produit une fracture de la base dans le sens transversal, tantôt exactement dans la fosse moyenne du crâne, tantôt aussi à travers le temporal (Observation personnelle, et d'après Messerer, *Ueber Elasticität und Festigkeit der menschlichen Knochen* (*De l'élasticité et de la résistance des os humains*).

Fig. 2. — **Fracture de la base du crâne** par compression longitudinale. — Homme, âgé de trente-cinq ans; il avait fait sur la tête une chute de 3 mètres 25 de haut : à l'autopsie, on trouva une fracture traversant le trou occipital.

Ce cas de fracture, rapporté par Hutchinson, répond aux fractures longitudinales de la base, que l'on peut reproduire expérimentalement d'une manière presque identique par la compression d'un crâne fermé dans le sens longitudinal. (Hutchinson, *Illustrations of clinical Surgery*, planche 30.)

PLANCHE XI

FRACTURE DE LA BASE DU CRANE PAR LE CONDYLE DU MAXILLAIRE ET PAR LA COLONNE VERTEBRALE.

Fig. 1. — **Coupe sagittale de la base du crâne et d'une articulation temporo-maxillaire gauche normale.**

La figure montre non seulement les rapports de l'articulation temporo-maxillaire et du condyle du maxillaire inférieur, mais encore une disposition ici bien marquée : la minceur de la base du crâne. Elle a pour but de faire voir qu'une force agissant sur la mâchoire inférieure surtout dans le sens de la branche montante, et chassant le condyle contre le crâne (chute sur le menton, la bouche ouverte), peut déterminer une fracture de la base à ce niveau comme cela a été dit déjà par les auteurs : on a vu en effet le condyle pénétrant dans le crâne par une fissure de la région.

De semblables lésions du crâne ne sont cependant pas très fréquentes, parce que le maxillaire inférieur se brise lui-même le plus souvent, et que d'ailleurs la partie mince du crâne est circonscrite par un anneau très épais sur lequel vient se perdre l'effort du maxillaire.

Fig. 2. — **Fracture de la base du crâne par transmission d'un choc par la colonne vertébrale.** — Le malade, âgé de soixante-six ans, était tombé d'un lieu élevé sur le sol, la tête la première. La colonne vertébrale faisant tige a déterminé la fracture de la partie circonscrivant le trou occipital. Cette remarque est de W. Baum (*Arch. fur klinische Chirurgie*. Bd. XIX, 381) et présente un grand intérêt, comme lui-même l'a démontré.

On peut en agissant sur les vertèbres déterminer des fractures expérimentales analogues ainsi que j'ai pu m'en assurer plusieurs fois.

Tab. 1

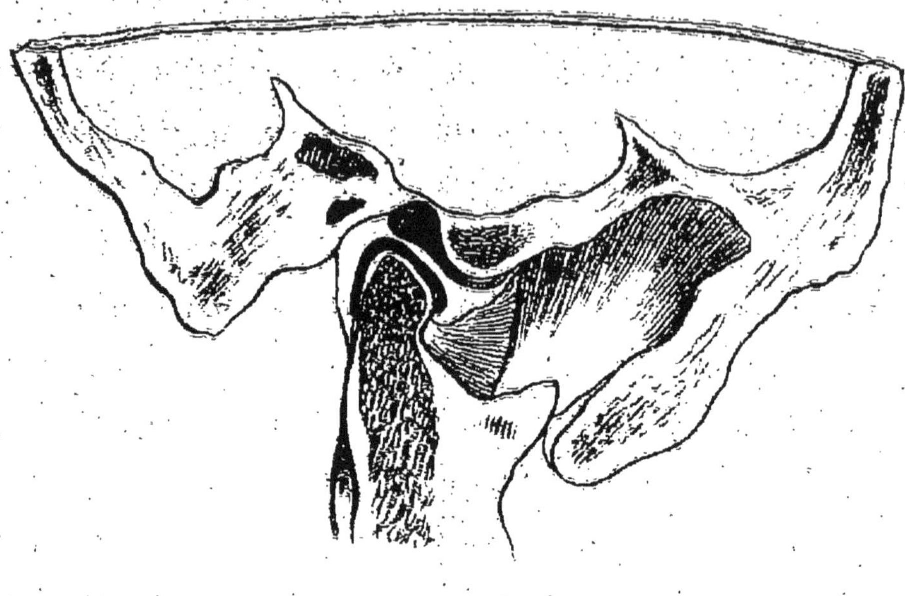

Fig. 1

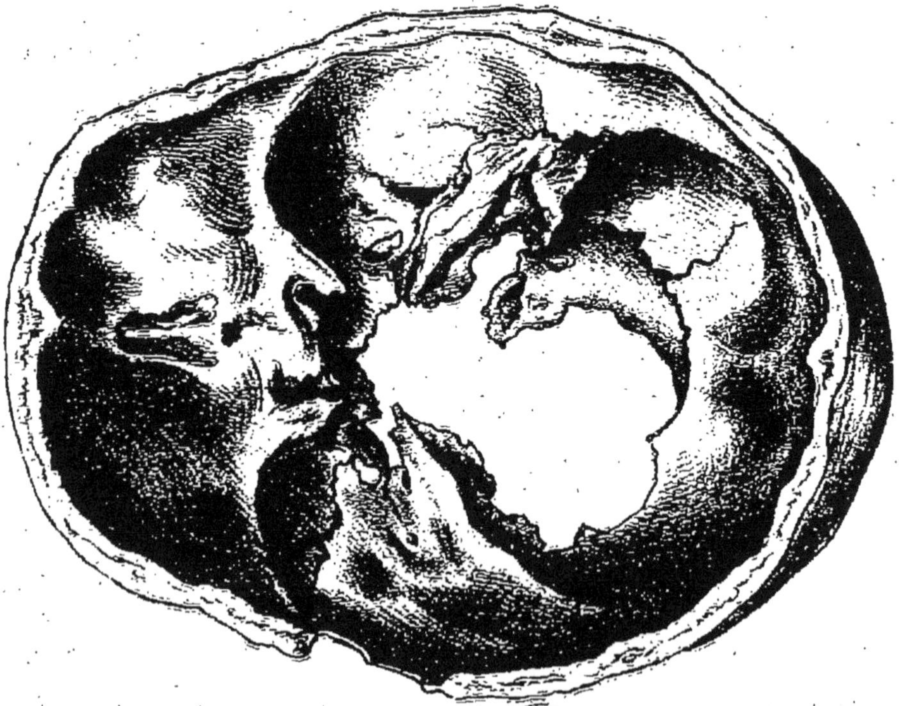

Fig. 2

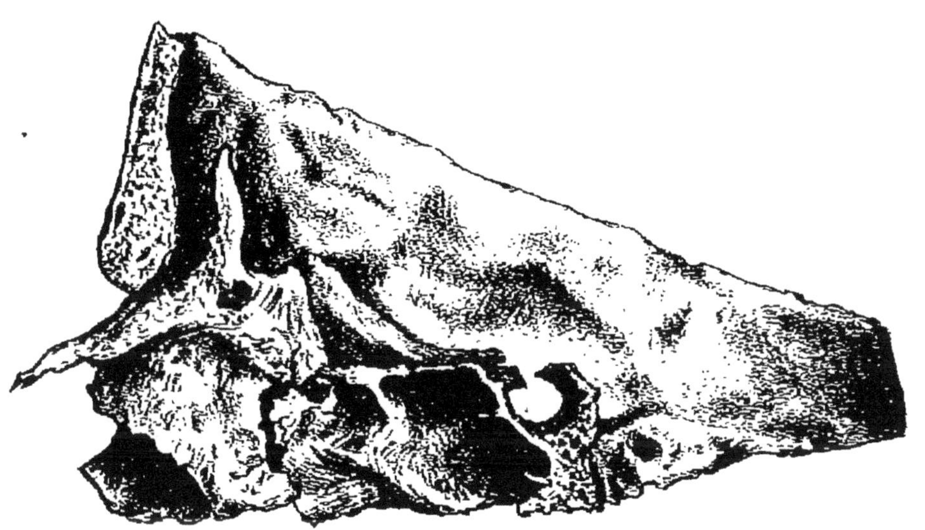

Fig. 1

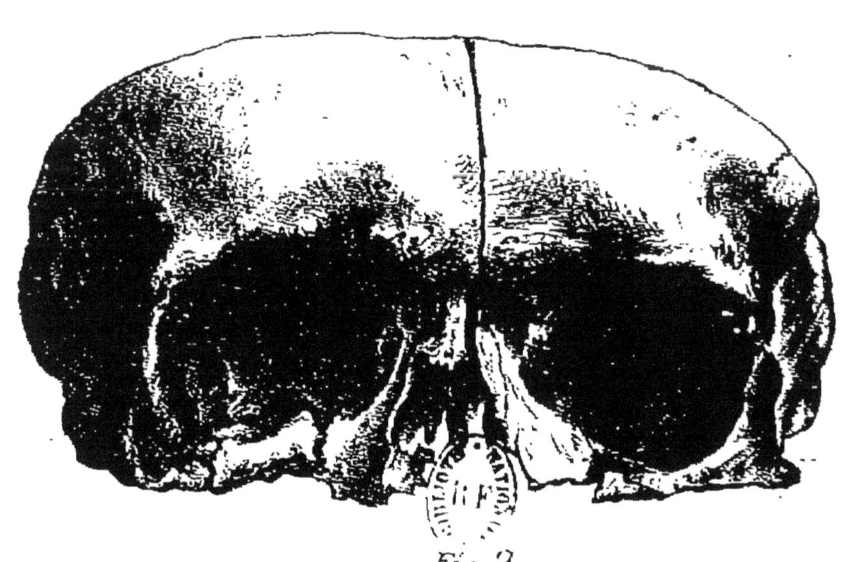

Fig. 2

PLANCHE XII

FRACTURE DE LA BASE DU CRANE PAR TRAUMATISME PORTANT SUR LA RÉGION NASALE.

Fig. 1 et 2. — **Vue en coupe et de face d'un crâne fracturé** par une pression sur la région du nez et du maxillaire supérieur.

La préparation a été recueillie sur le cadavre d'un homme de vingt-huit ans (Schumann), qui se présenta avec une fracture des os du nez et du rebord orbitaire inférieur et mourut le 12 avril 1876 avec des symptômes de méningite.

A l'autopsie, on trouva les lésions intéressantes que reproduit la figure. Ce crâne a été déposé au musée anatomo-pathologique de Leipzig, sous le N° *a* 112.

La coupe montre fort bien l'enfoncement des os du nez et de l'ethmoïde et leur ascension. L'apophyse crista-galli détachée est chassée notablement dans l'intérieur de la cavité crânienne.

Sur la vue de face, on reconnaît de même l'enfoncement des os du nez et les traits de fracture multiple intéressant le rebord orbitaire inférieur.

Les figures ont été exécutées d'après une photographie de la préparation (Observation personnelle).

II. — FRACTURES DES OS DE LA FACE.

Les os de la face peuvent être si facilement explorés, soit extérieurement à travers les téguments, soit par les cavités du nez et de la bouche, que leurs fractures sont rarement difficiles à diagnostiquer. Ces fractures sont presque toujours compliquées, les foyers de fracture communiquant le plus souvent avec les cavités nasale ou buccale.

Cependant la guérison se fait généralement d'une manière régulière sans complications.

I. — Fractures des os du nez.

Les os du nez ne sont fracturés que par des traumatismes directs, coups et chutes.

Le symptôme capital d'une fracture des os du nez et de la cloison osseuse placée derrière eux, consiste le plus souvent dans une déformation apparente et parfois considérable (ensellure traumatique du nez)

Dans les fractures récentes, cette déformation peut être corrigée en introduisant une pince dans la cavité du nez.

Les autres symptômes sont faciles à imaginer : ce sont les sugillations, le saignement de nez, la mobilité anormale et la crépitation.

On peut observer encore un léger degré d'emphysème sous-cutané par pénétration des bulles d'air à travers une fissure de la muqueuse, dans le tissu conjonctif de la région de la fracture.

II. — Fractures du malaire et du maxillaire supérieur.

Elles sont consécutives à des traumatismes directs ; très souvent des coups de pied d'animaux ; aussi sont-elles très fréquemment compliquées de plaie extérieure.

Le diagnostic ne présente pas de difficulté.

Le traitement consiste en désinfection de la bouche, alimentation légère et liquide, et naturellement dans la réduction et l'immobilisation en bonne position des parties de l'apophyse palatine qui se sont déplacées.

Ce traitement est facile à conduire, mais réclame souvent l'aide d'un dentiste. On peut même la plupart du temps conserver des dents ébranlées.

Dans un cas personnel, j'ai obtenu, en suturant un fragment de la manière la plus simple, une guérison parfaite.

III. — Fractures du maxillaire inférieur.

Elles sont plus fréquentes. Il est très facile de les rechercher et de les reconnaître avec le doigt promené à l'extérieur ou introduit par la bouche.

Dans les fractures du corps du maxillaire inférieur, c'est-à-dire de l'arc dentaire, il y a un déplacement typique que l'on observe communément : le fragment postérieur est tiré en haut par le masséter; le fragment antérieur au contraire est tiré en bas par le digastrique et les muscles qui viennent s'insérer au menton. Cela est très simple.

Ces fractures ne présentent qu'une difficulté ; la contention en bonne position. Heureusement on n'en est plus aujourd'hui à ces bandages, à ces attelles, à ces appareils appliqués extérieurement sur le bord du maxillaire inférieur et le menton que des lacs fixaient contre le maxillaire supérieur : avec l'aide d'un dentiste, ou simplement avec un appareil qu'on improvise soi-même, on fixe les deux fragments en attachant les dents voisines : c'est seulement quand les dents manquent, ou quand il y a des indications particulières, qu'il faut recourir soit aux anciennes méthodes, soit à la suture osseuse au fil d'argent. Dans ce cas, la désinfection aussi complète que possible de la cavité buccale s'impose.

Parmi les fractures rares du maxillaire inférieur, il faut signaler la *fracture du condyle* (pl. XIV) et celle *de l'apophyse coronoïde* : cette dernière est le plus souvent une fracture par arrachement consécutive à une contraction brusque du temporal : la guérison ne s'obtient la plupart du temps qu'avec écart considérable entre les fragments.

Les fractures du maxillaire inférieur sont généralement de cause directe : cependant il peut y avoir des fractures indirectes par chute sur le menton ou par pression latérale excercée sur l'os.

III. — LUXATIONS DE LA MACHOIRE INFÉRIEURE.

La *luxation bilatérale* du maxillaire en avant est fréquente. Elle se produit à l'occasion d'un mouvement d'ouverture immodérée de la bouche (bâillements, vomissements). On sait en effet que, dans tout mouvement physiologique du maxillaire inférieur, il se produit un déplacement du condyle. Au moment ou on ouvre la bouche, le condyle abandonne la cavité articulaire et se porte en avant. Quand la bouche est ouverte, le condyle repose sur la racine transverse de l'apophyse zygomatique. L'axe de ces mouvements, c'est-à-dire le point fixe du maxillaire inférieur, est placé approximativement à l'entrée du canal dentaire, au niveau de l'épine de Spix.

Quand le mouvement dépasse les limites physiologiques, le condyle passe en avant, franchit le rebord articulaire et tombe dans une autre dépression où il est solidement maintenu accroché. La luxation est constituée : l'os est immobilisé par la contraction de muscles puissants, particulièrement par celle du muscle temporal.

Il est par suite facile de comprendre que la réduction ne peut se faire spontanément et que pour l'obtenir une manœuvre est nécessaire. Il faut repousser le maxillaire inferieur en bas et en arrière, en exerçant sur l'arcade dentaire du maxillaire, à l'aide des deux pouces introduits dans la bouche, une pression légère en bas et en arrière : le condyle repasse au-dessous du condyle temporal et la luxation est réduite : on sent, quand on fait la réduction, que l'obstacle cède tout à coup : cet obstacle, c'est la contraction des muscles agissant pour maintenir le déplacement.

Les symptômes sont d'ailleurs fort simples : la bouche est largement ouverte, l'arcade dentaire du maxillaire inférieur saillant en avant, déborde celle du maxillaire supérieur ; il y a impotence fonctionnelle, c'est-à-dire impossibilité absolue pour le malade de fermer spontanément la bouche. La palpation permet de constater l'absence de la saillie du condyle à sa place normale et sa présence plus loin en avant.

Dans la *luxation unilatérale* en avant, la bouche est largement ouverte, le menton est légèrement dévié du côté sain. La capsule articulaire reste le plus souvent intacte et est seulement fortement tendue (pl. XIII). Chez les enfants, cette luxation ne s'observe pas.

Le pronostic est bénin, cependant il persiste souvent une grande tendance à la reproduction. (Luxation récidivante du maxillaire inférieur.)

PLANCHE XIII

LUXATION DE LA MACHOIRE INFÉRIEURE EN AVANT.

Fig. 1. — Reproduction expérimentale et dissection d'une **luxation bilatérale de la mâchoire inférieure** sur le cadavre.

Le dessin montre les symptômes de cette luxation : bouche largement ouverte, menton porté en avant. Les apophyses articulaires du maxillaire inférieur se sont placées devant le tubercule articulaire; le condyle fait saillie en avant, et derrière lui on aperçoit la cavité articulaire vide (Cavité glénoïde) : une portion du masséter est enlevée et outre les parties que nous avons signalées, on aperçoit, fortement tendue, la capsule qui réunit le pourtour de la cavité articulaire à la tête déplacée. Le muscle temporal fraîchement préparé, est tout à fait caractéristique : du fait de la luxation il est fortement tendu et par cela même détermine un véritable accrochement de l'apophyse articulaire. Cette figure montre la tension des muscles, l'impossibilité de fermer spontanément la bouche et aussi la véritable manœuvre de réduction : dégagement de l'accrochement par une poussée de haut en bas sur le maxillaire inférieur (Préparation personnelle).

Fig. 2 et 3. — Ces figures montrent la **situation normale du condyle**, quand la bouche est fermée (fig. 2) et quand elle est ouverte (fig. 3). La préparation a été exécutée de la même manière que celle de la fig. 1. Le masséter est partiellement enlevé ; le temporal semble, quand la mâchoire est simplement ouverte, un peu plus lâche, c'est-à-dire moins tendu que sur la fig. 1 et encore plus lâche dans la fig. 2 quand la bouche est fermée.

Voy. aussi la fig. 1 de la planche XI.

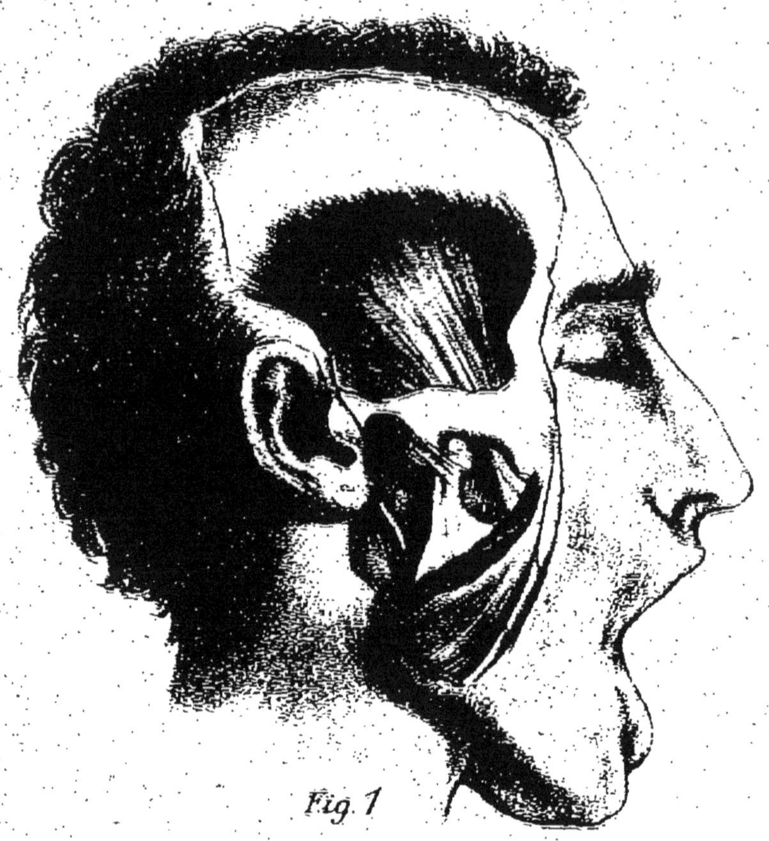

Fig. 1

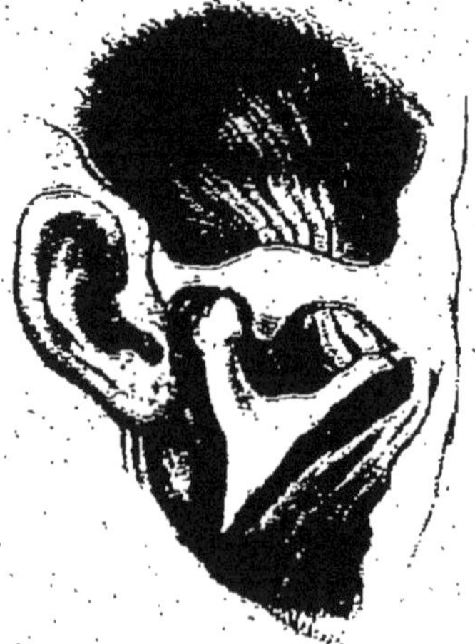

Fig. 2

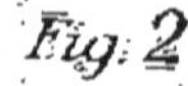

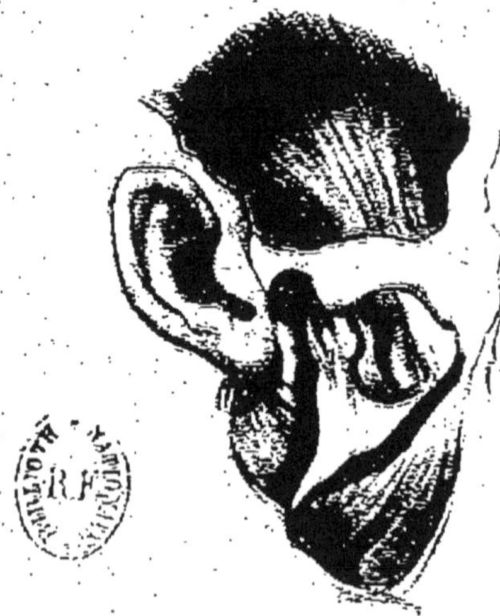

Fig. 3

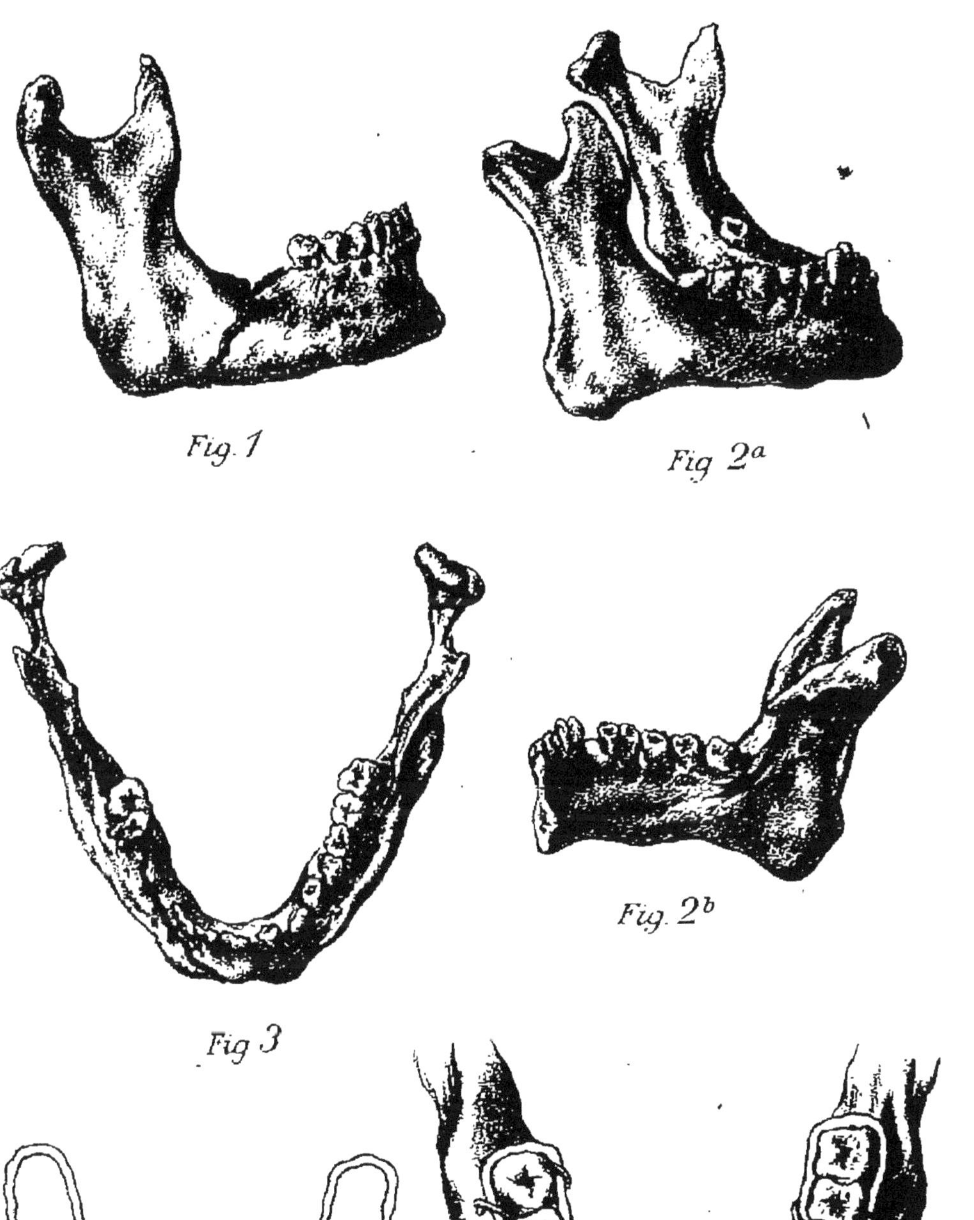

Fig. 1

Fig 2^a^

Fig 3

Fig. 2^b^

Fig. 4

Fig. 4^a^

PLANCHE XIV

FRACTURE DU MAXILLAIRE INFÉRIEUR.

Fig. 1. — **Fracture récente du corps du maxillaire.** — Le trait de fracture est oblique en bas et en arrière et commence au niveau des dents molaires (ici tombées). (Institut anatomo-pathologique de Munich.)

Fig. 2 *a* et 2 *b*. — **Fracture du condyle du maxillaire inférieur.** — La figure 2 *b*, qui laisse voir le condyle par sa face interne, montre la portion fracturée et son extrémité pointue repoussée en bas et consolidée de telle sorte que la partie supérieure du condyle articulaire est sur un plan inférieur au sommet de l'apophyse coronoïde normale : l'échancrure semi-lunaire est partiellement remplie par le fragment déplacé : on devine facilement l'influence de cette disposition sur l'attitude et la mobilité du maxillaire inférieur. (Institut anatomo-pathologique de Munich.)

Fig. 3. — **Fracture remarquable passant obliquement à travers le corps du maxillaire inférieur et fracture simultanée des deux condyles.** — Ces deux derniers traits ne peuvent avoir été produits qu'indirectement par une chute sur le menton (comparer la fig 1, de la planche XI, et la légende qui l'accompagne). Le corps du maxillaire inférieur est aussi fracturé (Institut anatomo-pathologique de Munich).

Fig. 4 et 4 *a*. — **Appareil à attelle** (Drahtschiene) de Hammond pour les fractures du maxillaire inférieur. La fig. 4 *a* représente l'appareil en place (D'après Rose, *Kieferbruche und Kieferverbande*).

IV. — FRACTURES DU THORAX.

I. — Fractures de côtes.

Les fractures siègent rarement sur les premières et les dernières côtes, protégées, celles-ci par leur mobilité qui leur permet de fuir devant le traumatisme, celles-là par leur situation qui leur permet de se cacher sous la saillie des régions osseuses voisines (clavicule, épaule). Les autres côtes sont au contraire, souvent lésées, ce qui fait de cette fracture une lésion commune. Elles sont rares chez l'enfant, grâce à l'élasticité des côtes.

1. — Étiologie.

Les fractures de côtes sont consécutives à des traumatismes externes, directs : coups, chocs, projectiles d'arme à feu ; ou indirects : écrasement, roue de voiture.

[Elles peuvent reconnaître encore d'autres causes : des efforts, des mouvements brusques, comme un éternuement ou un violent accès de toux. On connaît également des fractures par contraction musculaire violente : elles siègent sur la dixième et la onzième côte (1).

Les fractures directes se produisent au niveau du point où porte le traumatisme, ce sont les fractures en dedans de Jean-Louis Petit (2) ou par redressement de la courbure de la côte. Indirectes, elles résultent au contraire de l'exagération des courbures, une pression s'exerçant en sens inverse, aux deux extrémités d'un dia-

(1) Turvis, *Univ. med. Magaz.*, novembre 1890, en a rassemblé quarante cas.

(2) Pour Jean-Louis Petit, les fractures de cause indirecte occupent la partie moyenne de la côte, pour Malgaigne, elles siègent près des cartilages costaux quand la pression s'exerce sur le sternum, près de la colonne vertébrale, quand la pression s'exerce sur celle-ci. Paulet a montré que la fracture siège en arrière quand la pression s'exerce sur la colonne et que la côte trouve un point d'appui latéralement.

mètre thoracique transversal ou antéro-postérieur]. Dans ce cas, la fracture est généralement multiple et siège soit au niveau de la ligne axillaire, soit au niveau de l'angle.

2. — Anatomie pathologique.

[Au point de vue anatomo-pathologique, on observe des fêlures, des enfonçures portant surtout sur la table interne, des fractures en bois vert, enfin des fractures complètes. La fracture peut être limitée à une seule côte, le trait est le plus souvent dentelé et oblique, mais elle peut intéresser soit une même côte en plusieurs points, soit une série de côtes placées les unes à côté des autres, de manière à détacher un grand volet musculo-ostéo-cutané ne tenant plus à la paroi que par les parties molles.

La fracture peut être compliquée (arme à feu surtout) ou mixte, étant compliquée sur une côte, simple sur la côte voisine.]

3. — Symptômes.

Les symptômes sont :

La *douleur*, qui est fixe, exagérée par la pression, les mouvements d'inspiration et d'expiration.

Les *troubles respiratoires* : dyspnée, toux, parfois crachement de quelques filets de sang.

Le *déplacement*, mais le plus souvent il est à peine appréciable ; il en est de même de la *mobilité anormale*.

Enfin la *crépitation*, ordinairement facile à provoquer par la pression.

4. — Complications.

[La fracture guérit généralement en vingt cinq à trente jours.

Cependant il peut survenir une série de complications. Ce sont : les *blessures du cœur* et des *gros vaisseaux*, du *diaphragme*, du *foie*, de la *rate*, du *rein*. Ces blessures sont rares et n'appartiennent qu'aux grands traumatismes.

On observe surtout :

L'*emphysème* sous-cutané : il est produit par un fragment qui, déplacé en dedans, vient blesser le poumon. Richet a prétendu que l'emphysème sous-cutané pouvait se faire par passage direct de l'air du poumon dans la paroi, sans envahissement de la cavité pleurale, grâce aux adhérences pleurales. Le fait est exceptionnel. Ordinairement l'air s'épanche d'abord dans la plèvre, produisant un *pneumo-thorax*, puis pénètre dans la paroi. C'était la théorie de Jean-Louis Petit, à laquelle se sont ralliés également Bézard et Pinatel (1) : l'emphysème a d'autant plus de tendance à s'accroître que la plaie cutanée est nulle ou très petite, l'air ne pouvant alors s'échapper au dehors. L'emphysème débute par la région de la fracture, puis s'étend de proche en proche : il peut infiltrer, dans certains cas graves, le tissu cellulaire de tout le thorax. On ne connaît pas de cas où l'emphysème ait suffi à déterminer la mort.

Le *pneumo-thorax* est comme l'*emphysème* le résultat de la blessure du poumon.

L'*hémo thorax* simple, ou combiné au pneumo-thorax, est consécutif à une plaie du poumon ou à la blessure d'une intercostale.

La *plaie de l'artère intercostale* est le plus souvent mortelle. Le sang épanché dans la plèvre peut devenir le point de départ de suppuration. Le fait est rare quand les petites bronches seules sont intéressées. Le plus souvent le sang reste liquide et se résorbe rapidement (2).

On peut observer enfin la *pleuro-pneumonie traumatique*, de la *gangrène*, des *abcès* du poumon].

5. — Traitement.

Éviter les complications : bandage circulaire serré autour de la région.

(1) Bézard, Thèse de Paris, 1868 — Pinatel, These de Paris, 1892.

(2) Evrain, *De la suppuration des épanchements sanguins dans les plevres* Thèse de Paris, 1888. — Binaud, *Arch. cliniques de Bordeaux*, 1891. p. 189.

La fracture guérit par consolidation osseuse, le plus souvent sans déplacement étendu.

II. — Fractures du sternum.

Ces fractures sont consécutives : soit à un traumatisme direct, elles sont alors graves à cause des lésions des organes internes ; soit à une cause indirecte, elles sont produites alors par une flexion en avant de la colonne cervicale et de la tête, telle que parfois le menton peut venir appuyer sur le bord supérieur du sternum.

Dans ce traumatisme, le sternum est ployé dans le sens de la longueur et se brise : on observe aussi des fractures par extension exagérée du tronc, c'est-à-dire par traction.

Le diagnostic de la fracture est facile sur un os aussi superficiel : un des fragments peut s'insinuer devant ou derrière l'autre (Planche XV).

PLANCHE XV

FRACTURE DES COTES ET DU STERNUM.

Fig. 1. — **Quatre côtes avec fracture ancienne guérie sur trois d'entre elles.** — La fracture est facile à reconnaître sur les 3 côtes supérieures de la figure : sur la 3e il s'agit évidemment d'une fracture double avec fragment intermédiaire, guérie par consolidation du fragment intermédiaire à ses deux extrémités. La fracture siège dans la région de l'angle des côtes. (Institut anatomo-pathologique de Greifswald.)

Fig. 2. — **Fracture du sternum** expérimentale récente reproduisant exactement une fracture du sternum observée personnellement par l'auteur.

Fig. 2. — **Diastasis du manubrium et du corps du sternum**, guéri avec déplacement; coupe verticale passant en dehors de la ligne médiane : Préparation conservée dans le musée de l'hôpital général de Vienne : cette pièce a eté recueillie sur le cadavre d'une femme de 42 ans.

On reconnaît facilement le fragment supérieur chevauchant sous l'inférieur.

La préparation correspond précisément à deux observations, que j'ai recueillies sur le vivant : dans les 2 cas, cette fracture s'était produite avec le même déplacement à la suite d'un traumatisme indirect consistant en une chute sur les genoux avec flexion en avant considérable de la colonne vertébrale. Le déplacement figuré ici fut réduit sans difficulté en exerçant une traction sur la tête au moyen de l'anse de Glisson, le thorax reposant sur un coussin conique, la tête inclinée un peu en arrière. (Figures d'après Gurlt, *Lehre von den Knochenbruchen*, II, page 273.)

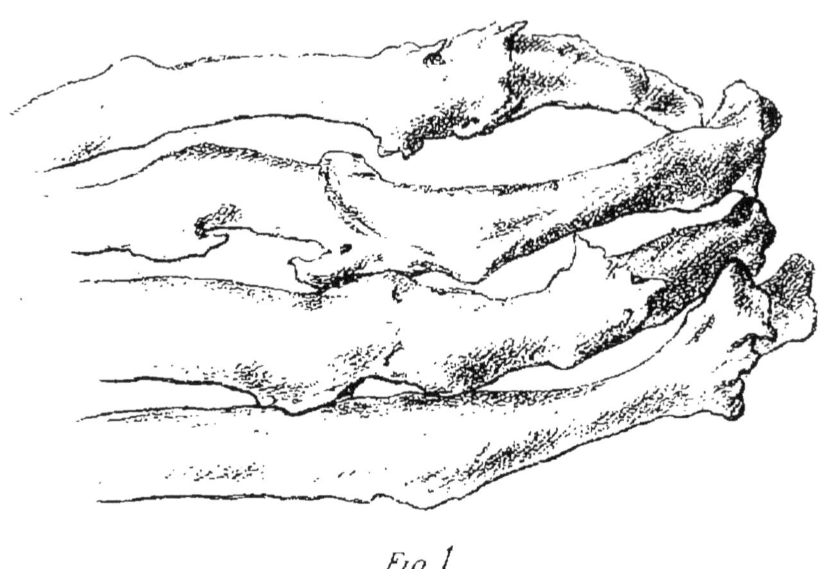

Fig 1

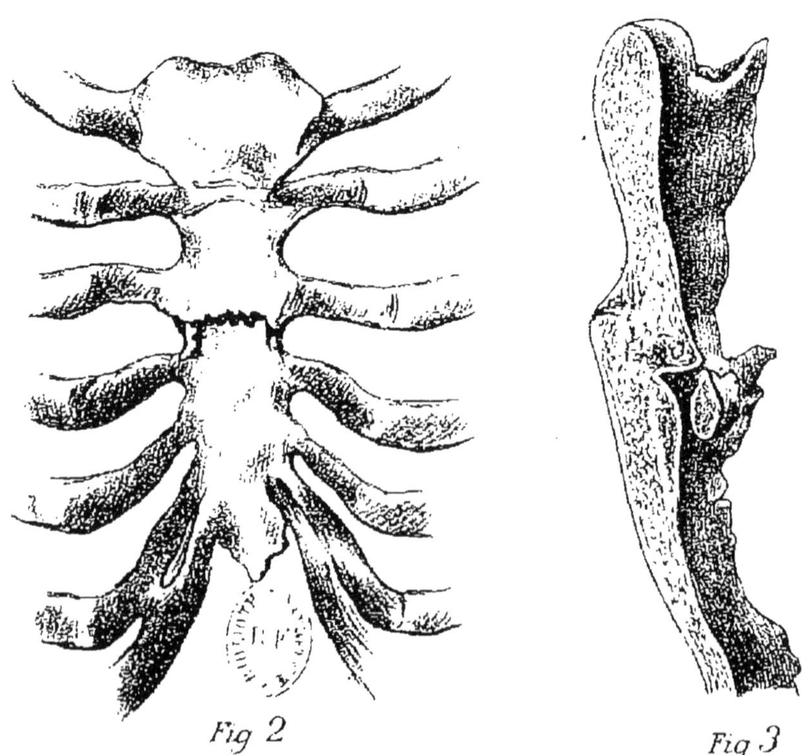

Fig 2

Fig 3

V. — FRACTURES DE LA COLONNE VERTÉBRALE.

Il y a lieu de distinguer les fractures du corps, de l'arc postérieur et de l'apophyse épineuse.

A. Fractures des corps vertébraux.

1. — Étiologie.

Elles sont consécutives à une cause directe ou à un coup de feu et siègent alors en un point quelconque.

A côté de ces fractures directes, il y a des fractures indirectes qu'on pourrait appeler *typiques* : elles siègent le plus souvent dans le territoire des cinquième et sixième vertèbres cervicales, des dernières thoraciques et des premières lombaires. Elles sont ordinairement consécutives à de grands traumatismes, chute d'un lieu élevé sur la tête ou le siège, éboulements.

La nécessité d'un traumatisme violent se comprend : la colonne vertébrale présente à un haut degré l'élasticité et la mobilité, jointes à une grande solidité. Elle est formée en outre, dans le quart de sa longueur, de disques intervétébraux possédant une grande élasticité et une mobilité étendue. La mobilité de la colonne vertébrale est d'ailleurs variable, car elle est susceptible de s'accroître par l'exercice : qu'on veuille bien se rappeler la fabuleuse élasticité de ces acrobates (*sogennante Kautschukmänner*), qui arrivent à plier leur colonne a l'union des régions thoracique et lombaire et même dans la région lombaire. C'est seulement quand le déplacement dépasse les limites de la mobilité possible, et qu'en même temps les muscles par leur contraction transforment la colonne vertébrale en une colonne rigide, que les fractures se produisent.

[Malgaigne, Chedevergne, Mollière, Menard ont montré que ces fractures se produisent suivant deux mécanismes :

1° Par flexion en avant ou en arrière, le sujet etant pour ainsi dire ployé en deux; le corps est alors divisé en deux par un plan horizontal, le fragment supérieur étant généralement le plus petit. D'après Mollière, dans la fracture par flexion en avant, il y aurait le plus souvent fracture simultanée des côtes ou du sternum.

2° Par pression, déterminant un tassement simple du corps avec traits verticaux et obliques multiples, ou un écrasement avec élargissement des corps par compression dans le sens du grand axe de la colonne.]

2. — Symptômes et complications.

Les symptômes principaux sont, indépendamment de l'état de shock inévitable : la *déformation* consistant en une cyphose traumatique, cyphose dont le siège correspond à celui de la fracture: elle est produite par le déplacement des fragments dans le sens de la longueur, par le raccourcissement causé par la force agissante et la contraction des muscles longs et puissants des gouttières vertébrales, enfin par des déplacements secondaires Dans ce cas, le fragment supérieur glisse sur l'inférieur, il en résulte une déviation angulaire de la colonne à sommet postérieur. Cette déviation est facile à reconnaître, grâce à la saillie des apophyses épineuses correspondantes Quand la vertèbre est fracturée, non pas horizontalement, mais obliquement, il peut se produire aussi un déplacement latéral, dans le sens du trait de fracture

La *douleur localisée*. Quand la cyphose est légère et difficile à reconnaître, la douleur devient un symptôme important, d'autant que la *mobilité anormale* et la *crépitation* ne peuvent être recherchées.

Des complications peuvent se montrer soit du côté de la moelle, soit du côté des nerfs sortant par les trous intervertébraux : surtout s'il y a déplacement des fragments, la moelle peut être plus ou moins contusionnée. Quand la moelle est complètement sectionnée, on voit apparaître des phénomènes de paralysie sensitive et motrice : paralysie du rectum et de la vessie, paraplégie des membres inférieurs, dans les cas de lésions de la colonne dorsale — paralysie sensitivo-motrice du tronc et des bras, troubles respiratoires ; parfois élévation énorme de la température dans les plaies de la partie inférieure de la colonne cervicale — mort rapide par lésion des centres respiratoires dans les lésions de la partie supérieure de la colonne cervicale.

[Il faut signaler encore parmi les complications, les escarres, la déchirure de la plèvre et du péritoine, des veines extra- et intra-rachidiennes, des méninges.]

3. — Pronostic.

Il dépend des lésions concomitantes et de leur évolution. La fracture même des corps vertébraux est susceptible de réparation osseuse et beaucoup de malades peuvent reprendre après la consolidation leur vie ordinaire, ils sont susceptibles même d'exécuter des travaux plus ou moins pénibles, mais il y a à cela une condition indispensable, c'est que la moelle reste intacte.

Quand, au contraire, il existe des symptômes de lésions médullaires, le pronostic est toujours très grave.

A supposer qu'il ne survienne aucun phénomène de myélite, d'autres dangers menacent le malade : la paralysie de la vessie nécessite ordinairement plusieurs cathétérismes par jour, et bien qu'ils soient exécutés d'une manière aseptique et avec douceur pour ne déterminer aucun traumatisme, ils finissent le plus souvent, par déterminer de l'infection et très facilement une cystite : de sorte qu'on assiste bientôt au développement d'une pyélonéphrite septique microbienne ascendante.

Un autre danger résulte de la perte de la sensibilité des parties paralysées ; car sous cette influence, des troubles trophiques graves, particulièrement fréquents dans les plaies de la moelle au niveau de la colonne cervicale, des accidents graves de *decubitus acutus*, peuvent éclater. Comme conséquence plus directe de la perte de sensibilité, il se produit de la gangrène par compression, dans les points où s'excerce une pression continue. Cette gangrène est facilitée par l'humidité de la peau, par exemple dans la région sacrée : il n'y a pas de malade exigeant des soins plus minutieux, un contrôle médical plus attentif, une surveillance plus continue, qu'un malade atteint de fracture de la colonne vertébrale avec paralysie étendue à une grande partie du corps.

4. — Traitement.

Il faut employer pour coucher le malade une literie douce, éviter les plis, c'est une garantie pour la région sacrée, les talons (matelas d'eau, coussin en balle d'avoine ou de millet) ; il faut changer fréquemment le malade de place en le tournant à droite, puis quelques heures après à gauche, vider souvent la vessie, entretenir la propreté et la sécheresse du siège, laver avec des solutions d'alcool, de sublimé, etc., la peau de la région sacrée que souillent les matières fécales que le malade laisse aller sous lui (éventualité fâcheuse).

De semblables blessés ne sont réellement bien soignés que dans les hôpitaux où l'on a pour tous ces soins des appareils spéciaux : par exemple, des cadres mobiles présentant au centre un orifice par lequel les matières peuvent être évacuées, des appareils qui permettent de soulever le malade (Bain d'eau permanent).

Localement, la fracture ne demande pas le plus souvent de traitement spécial. Dans les fractures de la portion cervicale, on peut, avec l'aide de l'anse de Glisson fixée à la tête et de poids opérant la traction continue, obtenir des résultats satisfaisants et immobiliser le point fracturé. Le corset plâtré de Sayre a été employé avec succès dans les fractures récentes, mais peut aussi devenir dangereux. Les interventions opératoires destinées à faire cesser une compression grave s'exerçant sur la moelle, ne doivent être exécutées qu'avec parcimonie et sont rarement indiquées.

B. Fracture des apophyses transverses.

Elle est généralement consécutive à un traumatisme direct : elle est le plus souvent sans gravité.

C. Fracture des apophyses épineuses.

[Comme la précédente, elle est sans gravité (planche XVIII, fig. 2). Elle peut être consécutive à un choc direct.

Terrier l'aurait vue se produire à la suite d'une violente contraction musculaire : cette fracture se caractérise par une douleur localisée, de la mobilité anormale ; parfois l'apophyse est déplacée, ce qui peut faire croire à un enfoncement de la vertèbre en totalité.

D. Fracture de l'arc postérieur.

Elle s'observe surtout au niveau des dernières cervicales (planche XVIII, fig. 1).

Le trait de fracture sépare l'arc postérieur, du corps, des apophyses articulaires et transverses ; il peut être unilatéral ; il peut être bilatéral, ce qui est le cas le plus fréquent, l'arc peut alors être enfoncé et aller comprimer la moelle. Le diagnostic est difficile, la crépitation et la mobilité peuvent en effet tenir à une fracture de l'apophyse épineuse et les phénomènes médullaires à la commotion.

La question de l'intervention dans les fractures du rachis est aujourd'hui à l'ordre du jour. Comme Helferich, Kirmisson [1] est peu favorable aux opérations. Mais le travail de Chipault [2] est de nature à modifier dans une certaine mesure l'opinion des chirurgiens. Voici comment on peut résumer l'état actuel de la question :

A la suite d'un traumatisme, le contenu du canal rachidien peut avoir subi une simple commotion, être complètement sectionné et écrasé, être seulement comprimé par des fragments osseux, ou par des épanchements sanguins intra- ou extra-duraux. Le diagnostic des différentes lésions médullaires est à l'heure actuelle à peu près impossible : cependant les accidents de commotion sont généralement moins nets, et en tout cas plus fugitifs que les accidents dus à la compression ou à la destruction de la moelle.

La compression détermine des lésions à marche progressive de la moelle. La destruction d'un segment transversal est incurable : la suture, le rapprochement des deux

1. KIRMISSON, *Traité de chir*[illegible] 18[illegible]1, t. III, p. 642.
2. CHIPAULT, *Étude de chir*[illegible] Paris 18[illegible].

tronçons n'ont jamais été suivis de la restauration de la continuité physiologique des deux segments.

De son côté, l'intervention est aujourd'hui beaucoup moins grave qu'autrefois, grâce à la disparition des accidents septiques, cause principale des insuccès opératoires ; elle est de plus mieux réglée. Une incision cutanée longitudinale médiane ou para-épineuse permet d'arriver sur les arcs postérieurs des vertèbres ; ceux-ci soigneusement dénudés sont coupés à la scie ou à la pince gouge ; le fourreau médullaire est mis à nu ; le chirurgien relève et résèque les arcs enfoncés, évacue le sang épanché autour de la dure-mère ; et il ne doit jamais oublier (Chipault) de récliner et soulever la moelle pour vérifier l'état de la paroi antérieure du canal rachidien. La persistance d'un éperon (planche XVII) suffirait pour empêcher toute amélioration. La moelle continuellement contusionnée par la saillie osseuse finirait par se scléroser. Aussi faut-il abraser la pointe saillante et refaire un canal rachidien parfaitement lisse. Bornée à ces manœuvres, l'intervention est sans danger; elle suffit dans la plupart des cas.

L'opération ne sera complétée par l'ouverture du canal dural que : 1° si on ne perçoit pas de battements au niveau du fourreau méningé, signe qui indique une compression sanguine ; 2° si on suppose que des esquilles ont pénétré et lésé la moelle : ici l'intervention devient plus sérieuse, mais elle s'impose.

La lésion peut porter, soit au niveau de la moelle proprement dite, soit au niveau de la queue de cheval.

Les nerfs de la queue de cheval se comportant après traumatisme comme les nerfs périphériques, c'est-à-dire pouvant se régénérer quand on les suture bout à bout, l'opération n'est pas urgente : on essayera donc d'abord de faire la réduction, on appliquera le corset plâtré. Si les accidents s'améliorent, on attendra ; on devra intervenir au contraire, s'ils s'aggravent ou restent stationnaires. L'intervention immédiate ne serait excusable que si le déplacement osseux était irréductible et considérable, au point de faire croire à un écrasement absolu et certain des nerfs.

Au niveau de la moelle, on doit risquer l'opération, car,

la moelle détruite ne se régénérant pas, l'individu est voué fatalement à une mort plus ou moins éloignée, si on n'intervient pas. On peut obtenir au contraire une amélioration en décomprimant la moelle, et on évite la myélite secondaire. L'intervention d'autre part est sans danger en elle-même, elle permet de supprimer les compressions et partant est toujours avantageuse. Dans la fracture de l'arc postérieur, on relevera l'arc et les esquilles; dans la fracture transversale totale, on restaurera le canal rachidien, on dégagera les racines. L'intervention doit être large et hâtive.]

VI. — LUXATIONS DE LA COLONNE VERTÉBRALE.

Ces luxations sont : exceptionnelles, au niveau des régions lombaire et thoracique, en raison des dispositions anatomiques; rares, au niveau de la région thoraco-lombaire; mais assez fréquentes dans la colonne cervicale.

La meilleure manière de reproduire schématiquement cette lésion consiste à prendre les vertèbres cervicales appartenant à un même squelette et à les placer dans leur ordre, en enfilant dans leur canal un tuyau de caoutchouc épais, légèrement tendu, de manière que ces vertèbres se tiennent en contact. Il est facile, en exerçant une certaine traction sur le tuyau, d'écarter deux vertebres l'une de l'autre, et en exerçant des pressions latérales convenables, de produire des luxations.

Les luxations se produisent dans la colonne vertébrale par deux mécanismes : par flexion ou par rotation (Hueter). Dans les luxations par flexion, la tête se porte fortement en avant; les vertèbres s'écartent en arrière; il y a tension, puis déchirure des ligaments, même des ligaments capsulaires des apophyses articulaires : si à ce moment les vertèbres supérieures glissent légèrement en avant, la luxation se produit (Planche XVI, fig. 2).

La luxation par rotation est, dans une certaine mesure, une luxation par flexion unilatérale; elle ne se produit pas dans la flexion; mais par un mouvement d'abduction vers le côté sain et par rotation de la vertèbre supérieure en avant (Pl. XVI, fig. 1).

Les symptômes sont tout à fait caractéristiques : dans la luxation par flexion, la ligne des apophyses épineuses présente une interruption manifeste; parfois le doigt introduit par la bouche sent la face antérieure des corps vertébraux déplacés. Le cou est fortement incliné en avant, la tête est droite : dans les luxations par rotation, la tête est inclinée du côté sain et en même temps un peu tournée ; le déplacement des corps vertébraux et de la ligne des apophyses épineuses est moindre. La *blessure de la moelle* est possible dans ces luxations et les conséquences de cette lésion sont les mêmes que dans les fractures (voir p. 88) : le nerf phrénique est intact quand la luxation siège au-dessous de la quatrième vertèbre cervicale. Le pronostic dépend des complications et du résultat des tentatives de réduction. Dans les luxations par rotation, les complications peuvent manquer.

La réduction se fait dans le sommeil chloroformique.

Dans les luxations par rotation, produire un mouvement d'abduction vers le côté sain pour dégager l'accrochement, puis imprimer à l'extrémité céphalique un mouvement de rotation en arrière vers le côté blessé.

Dans la luxation par flexion, même traitement, en réduisant successivement un côté, puis l'autre. Quand on a réussi à réduire, il faut fixer la tête pendant quelques jours par un bandage approprié.

Luxations de la tête

Il faut signaler la luxation de la tête (luxation entre l'atlas et l'occipital) à la suite de flexion exagérée ou d'extension de la tête, et la luxation de l'atlas sur l'axis.

Toutes deux sont généralement mortelles en raison des complications qui se produisent du côté du bulbe.

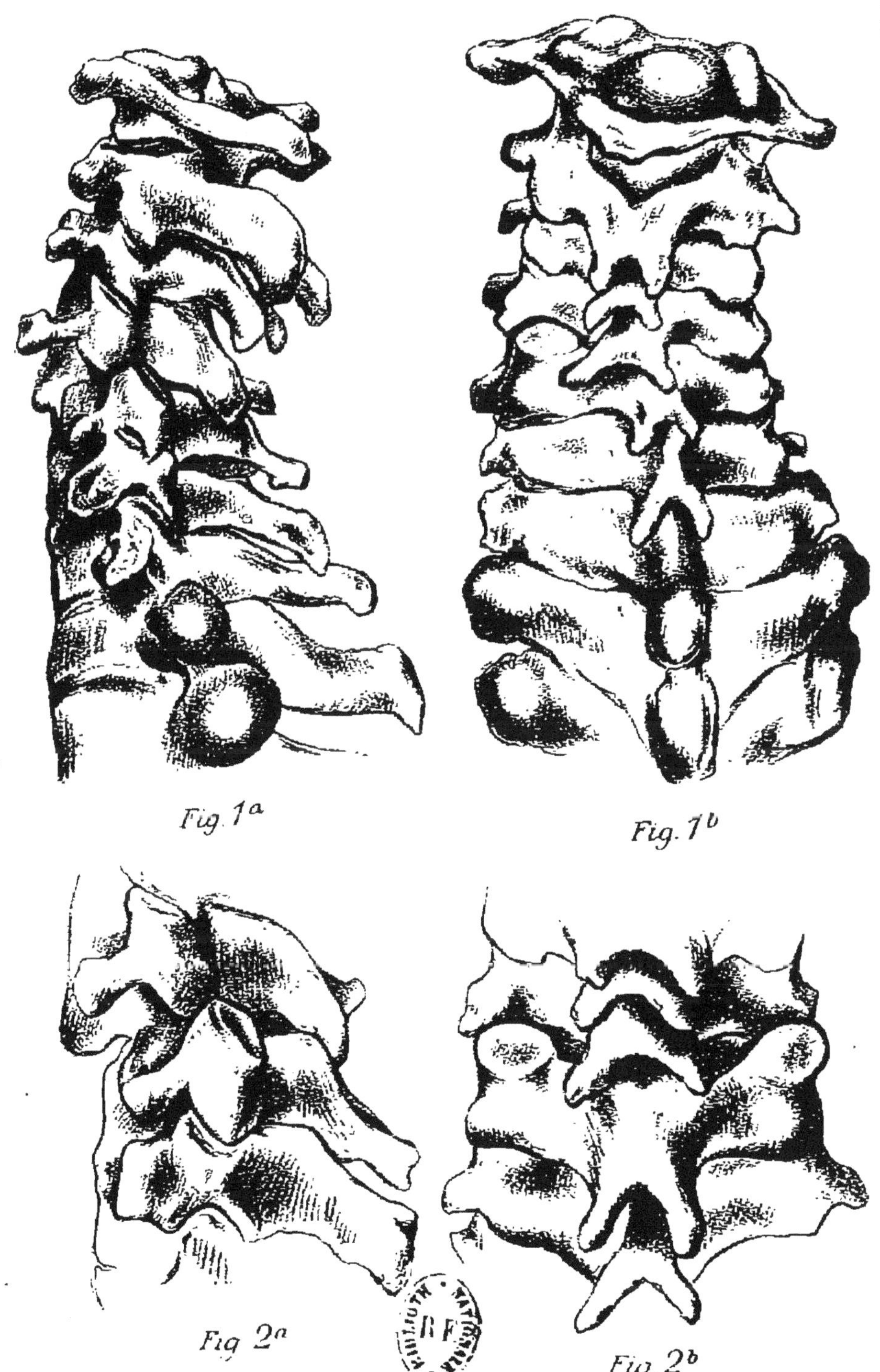

Fig. 1a

Fig. 1b

Fig 2a

Fig. 2b

PLANCHE XVI

LUXATIONS DES VERTÈBRES CERVICALES.

Les figures de cette planche ont été dessinées d'après nature : La colonne cervicale et la partie supérieure de la colonne dorsale ont d'abord été soigneusement préparées : on a reproduit alors expérimentalement une luxation unilatérale, puis bilatérale des vertèbres cervicales : chacun des dessins représente exactement, d'après nature, une de ces préparations.

FIG. 1 *a* et 1 *b*. — **Luxation unilatérale (luxation par rotation) de la colonne cervicale.** Vue de côté et en arrière.

On reconnaît de la manière la plus nette une luxation de la quatrième vertèbre cervicale sur la cinquième, telle que les surfaces ne se correspondent plus du côté gauche : Un mouvement d'abduction (flexion du côté droit) a déterminé un diastasis de l'articulation, puis la rotation en avant un déplacement complet, d'où un accrochement des deux apophyses articulaires (Processus obliqui).

Sur la vue latérale, on aperçoit de plus la saillie du corps vertébral, et sur la figure vue d'en arrière, l'inclinaison de la colonne vertébrale et par suite de la tête à droite.

FIG. 2 *a* et 2 *b*. — **Luxation bilatérale de la colonne cervicale (luxation par flexion).**

On reconnaît facilement ici, sur la vue de profil, la saillie considérable du quatrième corps sur le cinquième, et sur la vue de face le double accrochement des apophyses articulaires avec conservation de l'attitude verticale de la colonne, analogue à l'attitude normale (Préparation personnelle).

PLANCHE XVII

FRACTURE DE LA COLONNE CERVICALE.

Fracture de la colonne cervicale au niveau du sixième et du septième corps vertébral, observée le 28 juin 1889, à la clinique de Greifswald, chez une jeune fille de trente-trois ans (Augusta Ahrens), qui mourut le 5 juillet.

C'est d'après la préparation conservée à l'Institut anatomo-pathologique et d'après une photographie faite sur la pièce fraîche, qu'on a reproduit sur le cadavre la fracture dessinée sur cette planche.

On reconnaît très bien la fracture des sixième et septième corps vertébraux, le déplacement considérable du corps du septième en arrière et en haut, déplacement tel que le canal médullaire est très rétréci et que la moelle qui y est contenue se trouve fortement contusionnée.

Dans le cas de Ahrens, il y avait un écrasement transversal complet de la moelle au niveau de la lésion ; cette lésion s'était caractérisée pendant la vie par une paralysie sensitivo-motrice du tronc et des membres inférieurs et par des troubles dans les membres supérieurs. Sur le tronc, la sensibilité avait disparu dans toute la partie placée au-dessus d'une ligne passant en avant à la hauteur de la troisième côte de chaque côté. Il faut y joindre la rétention d'urine. Dans la région de la cinquième vertèbre cervicale, on pouvait constater en arrière une saillie manifeste.

Extension de la tête par des poids avec l'anse de Glisson et un appareil prenant point d'appui sur la tête ; décubitus sur un cadre élévatoire avec des coussins appropriés (matelas d'eau).

La mort a été la conséquence de la paralysie respiratoire (Observation personnelle).

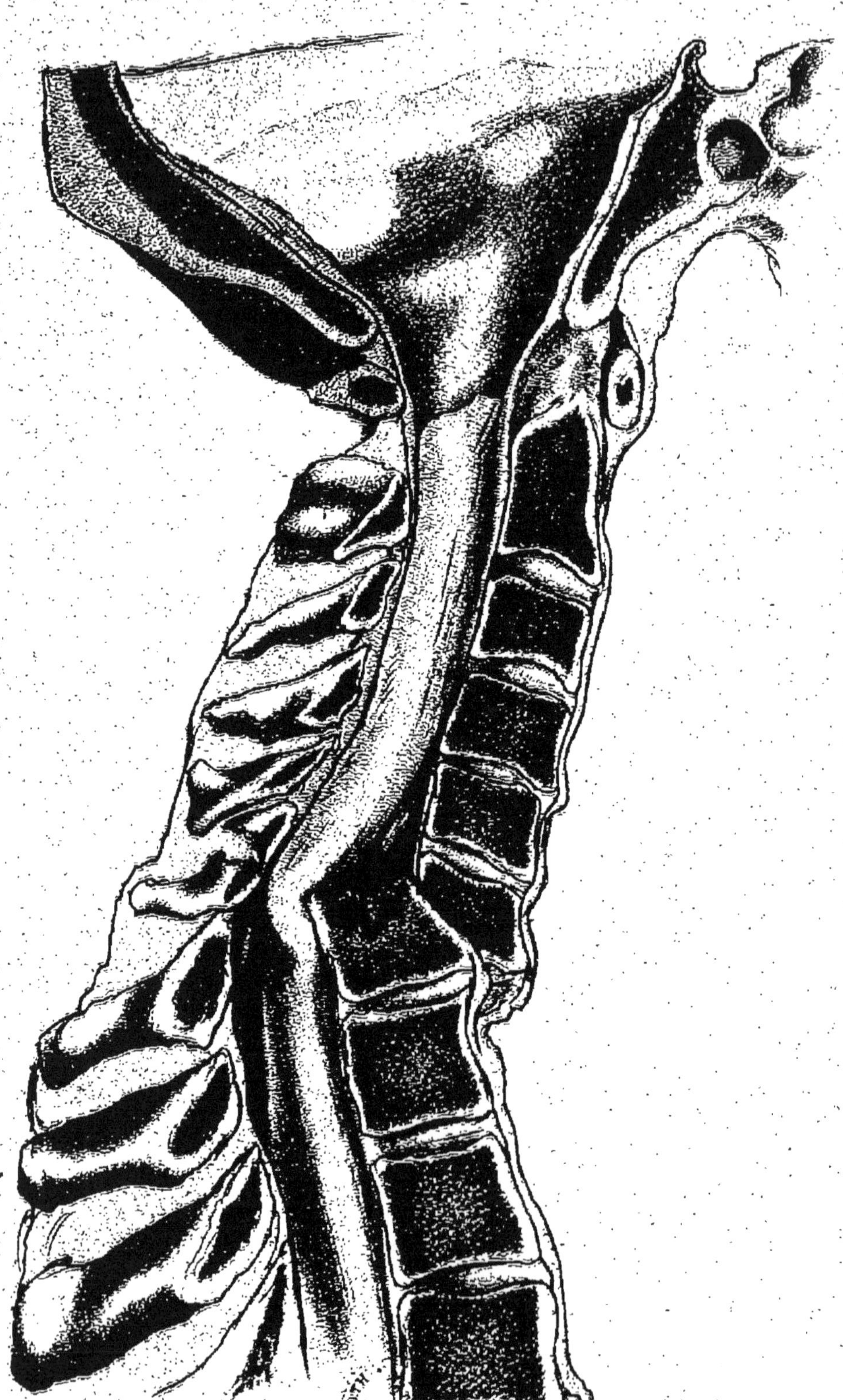

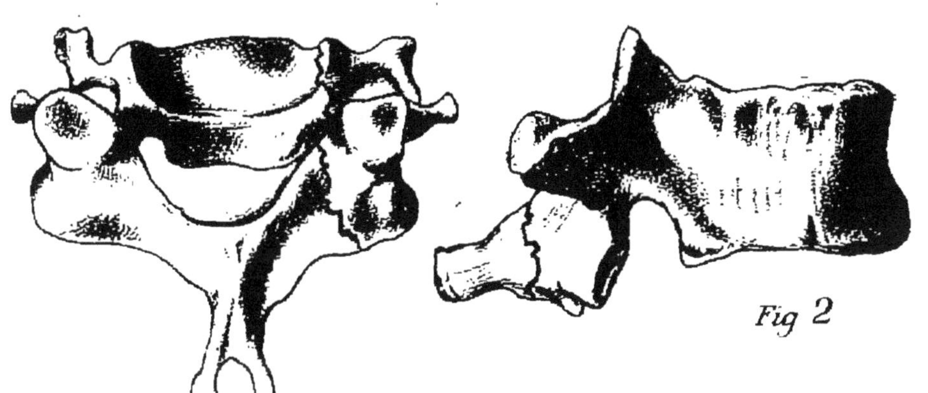

Fig. 1

Fig 2

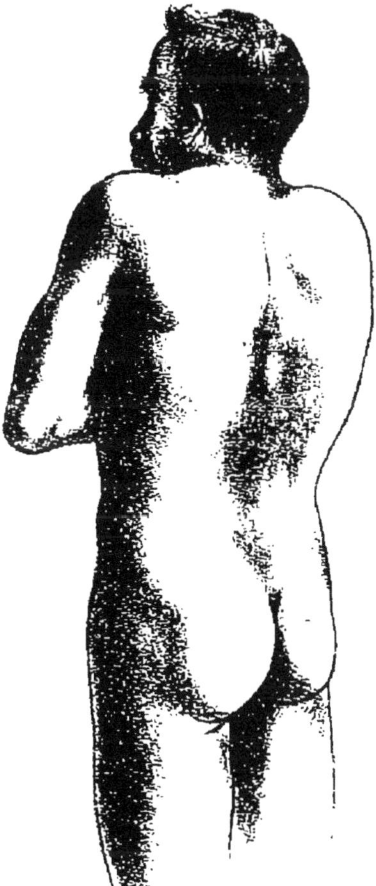

Fig 3

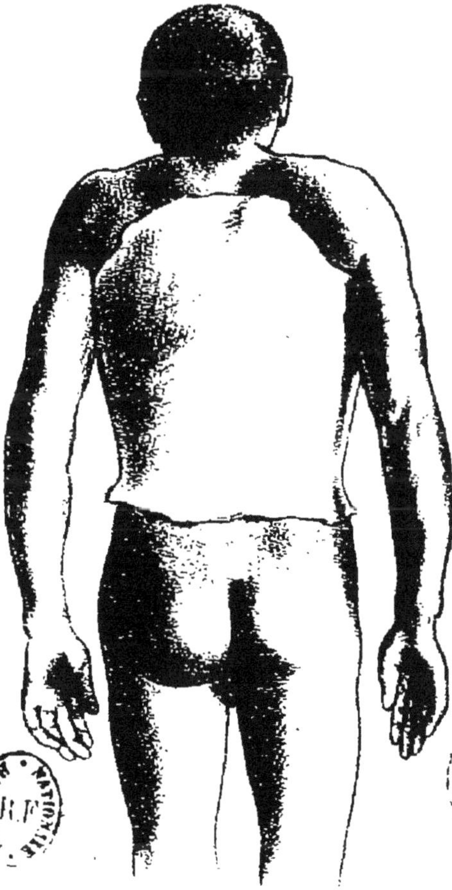

Fig. 4

PLANCHE XVIII

FRACTURES DES VERTEBRES. — CYPHOSE TRAUMATIQUE.

Fig. 1. — **Fracture de la cinquième cervicale**, consécutive au passage d'une roue de voiture.

Le corps de la vertèbre est resté intact (Institut anatomo-pathologique de Greifswald).

Fig. 2. — **Fracture d'une apophyse épineuse** (Observation personnelle).

Fig. 3. — **Cyphose angulaire, consécutive à une fracture de la colonne vertébrale.**

G. Wolk, âgé de trente-huit ans, tombe sur le dos le 24 mai 1894, du haut d'un échafaudage de cinq mètres. Le dos vient porter précisément sur des tuiles. Revenu de la perte de connaissance consécutive au choc, il put, soutenu par ses camarades, gagner sa demeure, éloignée seulement de quelques minutes.

Au moment de son entrée à la clinique, le 30 mai, je constatai la cyphose figurée dans la planche, cyphose siégeant au niveau de la huitième et de la neuvième vertèbre cervicale et s'accompagnant d'une douleur violente réveillée par l'exploration de la région.

Les symptômes nerveux faisaient totalement défaut.

Fig. 4 — **Le même malade, après application du corset plâtré.** La région de la fracture est ainsi soutenue et mise à l'abri de toute lésion directe ou indirecte (D'après une photographie).

VII. — FRACTURES ET LUXATIONS DU MEMBRE SUPERIEUR.

Les lésions du membre supérieur sont consécutives à des traumatismes directs ou indirects. Les lésions consécutives à des traumatismes directs se diagnostiquent facilement, souvent rien que par la connaissance de la cause qui leur a donné naissance. Les lésions de cause indirecte peuvent, quoique produites de la même manière, se présenter sous forme de manifestations très diverses : c'est ainsi qu'une chute sur la main peut déterminer une fracture typique de l'extrémité inférieure du radius, une lésion de l'articulation du coude, de l'extrémité supérieure de l'humérus ou de l'articulation de l'épaule, souvent même, mais seulement chez les enfants, une fracture de la clavicule

I. — Luxations de l'épaule.

De toutes les luxations, les luxations de l'épaule sont les plus fréquentes ; ce sont aussi les plus importantes.

Leur diagnostic est en général facile, cependant elles sont souvent méconnues : cela tient à ce qu'on ne s'exerce pas assez à la palpation de l'épaule Sur un sujet sain, le doigt sent successivement l'acromion, proéminence avancée de l'épine de l'omoplate ; puis l'articulation acromio-claviculaire ; à deux travers de doigt plus en dedans, au-dessous de la clavicule, l'apophyse coracoïde ; en dehors d'elle, la tête humérale, comme la précédente, cachée sous le deltoïde ; toutes ces saillies se sentent parfaitement, à ce point qu'en faisant tourner l'humerus autour de son axe longitudinal, on peut reconnaître les deux tubérosités et le sillon inter-tubérositaire : en enfonçant les doigts dans l'aisselle, on sent d'autre part la tête humérale et le rebord de la cavité glénoïde

Il faut se rappeler en outre que la tête humérale est maintenue au contact de la glène scapulaire, non par la capsule articulaire, mais par les muscles périarticulaires et la pression atmosphérique, ainsi que le prouve le phénomène qui accompagne certaines paralysies : Dans les cas de paralysie du deltoïde, l'humérus descend toujours un peu : dans certains cas de paralysie infantile essentielle, la minceur des muscles superficiels permet de se rendre compte directement de cette descente.

Suivant le sens du déplacement de la tête humérale, on distingue les luxations de l'épaule en :

Luxation en haut et en avant ou supra-glénoïdienne ;

Luxation en arrière, qui peut être, suivant l'étendue du déplacement, sous-acromiale et sous-épineuse ;

Luxation en avant et en dedans, avec plusieurs variétés ;

Luxation en bas ou sous-glénoïdienne.

Les deux premières variétés sont exceptionnelles, les autres sont plus fréquentes, particulièrement la luxation en avant et en dedans, qui est la plus fréquente de toutes.

A. Luxation de l'humérus en avant.

La tête se déplace en avant et en dedans. Selon qu'elle s'est portée plus ou moins loin dans cette direction, on distingue les variétés : préglénoïdale (1), sous-coracoïdienne, intra-coracoïdienne et sous-claviculaire.

Il est facile de reproduire expérimentalement ces luxations. Un cadavre étant couché sur le dos, on élève le bras de manière à le placer en abduction, on exerce par l'intermédiaire du membre une poussée qui chasse d'une manière croissante et énergique la tête contre la partie antéro-interne de la capsule : à un moment donné, celle-ci cède. La localisation de la déchirure au niveau de la partie antéro-interne de la capsule s'explique d'une part par la pression de la tête, d'autre part par la faiblesse de la capsule à cet endroit : la tête sort par la déchirure et se porte en avant sous la clavicule, la luxation est constituée : en replaçant le bras dans son attitude normale,

(1) C'est la luxation extra-coracoïdienne de Panas, Art. Epaule du *Dict. de médecine et de chirurgie pratiques* de Jaccoud, t XIII.

pendant le long du tronc, les signes objectifs apparaissent, excepté bien-entendu ceux qui sont liés à l'existence d'un épanchement sanguin.

1. — Étiologie.

Sur le vivant, la luxation est la conséquence d'un traumatisme direct atteignant l'humérus en arrière et latéralement, ou plus souvent d'un traumatisme indirect : chute sur le côté, le bras en abduction ; chute sur la main ou le coude, le bras en arrière. La luxation se produit encore par action musculaire dans les mouvements violents du bras (action de jeter une pierre).

Dans la luxation indirecte avec abduction exagérée du bras, la tête ne repose sur la glène que par une partie latérale ; la région des tubérosités et du col chirurgical de l'humérus prend point d'appui sur le rebord supérieur de la glène et l'acromion ; la force agit sur l'extrémité distale de l'humérus, par conséquent sur un long bras de levier, dont la tête humérale représente le petit bras : grâce à cette disposition, la capsule se déchire, la tête est chassée hors de sa place et ses connexions sont détruites.

La luxation qui se produit ainsi est plus ou moins inférieure (Luxation infra-glénoidale), mais à la suite d'un déplacement secondaire de l'humérus sous l'influence des muscles, la luxation sous-coracoidienne se produit (1).

2. — Symptômes.

Les symptômes de la luxation type en avant sont très caractéristiques. Ils sont la conséquence de ce fait ca-

(1) [Ce mécanisme admis par Hamilton est rejeté par les classiques français : Panas, Follin et Duplay, Bouilly, Nélaton, Farabeuf, qui admettent que la tête s'échappe en avant et très peu en bas : la déchirure capsulaire est moins étendue en bas et plus étendue en haut que dans la luxation sous-glénoidienne type. Dans le 1er degré, luxation extra-coracoidienne, la capsule n'est pas déchirée, mais décollée ainsi que le bourrelet glénoidien, et se continue avec le périoste de la fosse sous-scapulaire, lui aussi légèrement soulevé (Voy. Broca et Hartmann, *Bulletin de la Soc. anat.*, 1890).]

pital : absence de la tête humérale à sa place normale, présence de cette même tête dans une région qu'elle n'occupe pas d'ordinaire.

C'est par l'*inspection* qu'il convient de commencer l'examen du malade. Elle suffit souvent à elle seule à faire le diagnostic.

La *palpation* n'intervient que comme moyen de confirmation. La meilleure position à donner au patient est la situation assise sur une chaise, le corps libre et complètement découvert dans sa partie supérieure ; de cette manière, le médecin assis en face du malade peut inspecter et comparer facilement les deux côtés.

L'*épaule a perdu sa forme arrondie.* Aplatie dans sa partie inférieure, elle est surmontée par la saillie anguleuse de l'acromion. La convexité normale de l'épaule est, en effet, due à la tête humérale et au deltoïde; si ce dernier s'atrophie, l'acromion devient très proéminent; si la tête humérale n'occupe plus sa place habituelle, l'acromion devient également saillant, malgré le développement normal du deltoïde et l'épanchement sanguin. Il est facile de constater que c'est bien à l'acromion qu'appartient cette saillie, on la sent en effet nettement se continuer en arrière avec l'épine de l'omoplate.

Dans la région de l'apophyse coracoïde ou même audessus d'elle, se trouve, perceptible à la vue et au toucher, une saillie anormale, particulièrement sensible quand on imprime à l'humérus quelques mouvements de rotation sur son axe longitudinal. La saillie roulant sous le doigt, quand on fait tourner l'humérus, dépend nécessairement de l'os; à sa forme arrondie, on reconnaît la tête humérale.

Le bras est *dans une attitude spéciale qu'on peut appeler l'abduction élastique*, c'est-à-dire qu'avec un léger effort on peut amener le coude au contact du thorax: mais dès que l'effort cesse, l'humérus se remet en abduction comme mû par un ressort. Cette élasticité est due à la tension de certains ligaments (Ligament coraco-huméral) et des muscles qui se fixent aux tubérosités.

L'*axe longitudinal* du bras prolongé tombe sur l'apophyse coracoïde ou la clavicule, au lieu de tomber comme à l'état normal au-dessous de l'acromion: on se rend bien compte de cette direction en comparant le côté malade et le côté sain.

La ligne de *contour extérieur* du bras forme un angle ouvert en dehors, tandis qu'elle descend presque directement sur l'autre bras; la branche inférieure de l'angle est formée par la partie inférieure du bras en abduction: la partie supérieure par un faisceau du deltoïde tendu entre l'acromion et le V deltoïdien.

L'*humérus paraît allongé*, et en effet la distance qui sépare l'acromion d'une des éminences du coude (par exemple de l'épicondyle) est en réalité souvent augmentée, en tout cas jamais diminuée: cet allongement se voit fort bien aussi en regardant le malade de dos. L'explication de cet allongement se trouve immédiatement quand on reproduit expérimentalement sur le squelette la luxation : la tête est réellement placée plus bas que dans sa situation normale. Il est évident que les deux humérus, eux, sont restés égaux On s'en rend compte en les plaçant dans une situation symétrique et en les mesurant de la même manière.

En outre la tête humérale est plus ou moins facile à sentir dans l'aisselle, dans sa situation anormale. Les *mouvements* passifs sont douloureux et limités. surtout en avant et en dedans: les mouvements spontanés encore moins étendus. A ces signes, il faut joindre la *douleur*. le *gonflement*, l'*attitude du blessé*.

3. — Complications.

On peut observer des fractures partielles de la grosse tubérosité, rarement des lésions vasculaires, plus souvent des lésions nerveuses se traduisant par des paralysies. Elles sont dues soit à la tension des nerfs, qui existe toujours dans cette luxaàtion un haut degré : soit le plus souvent, quand la luxation est constituée, à la compression des nerfs contre le thorax ou simplement contre la tête : Le nerf circonflexe particulierement est souvent lésé : si l'on ne veut pas faire une erreur de pronostic, il faut diagnostiquer aussitôt cette lésion. Le nerf circonflexe donnant une branche cutanée sensible à la peau qui surmonte la partie postérieure du V deltoïdien, si cette sensibilité persiste, c'est que le nerf est intact.

4. — Diagnostic.

D'après ce que nous venons de dire, il est facile : dans les cas embarrassants, tous les doutes doivent disparaître par une exploration sous le chloroforme.

Il est toujours utile de discuter le diagnostic différentiel. On peut confondre avec :

Une *contusion* de l'épaule et une *entorse* de l'articulation : mais, dans l'un et l'autre cas, il n'y a pas de déplacement osseux.

La *luxation sus-acromiale de la clavicule* : la saillie anguleuse est formée par l'extrémité acromiale de la clavicule, non par l'acromion : Le bras n'est pas en abduction, et a conservé l'intégrité de ses mouvements.

La *fracture du col de l'omoplate* : l'acromion est proéminent, la tête humérale descendue et portée un peu en avant et en dedans : mais le simple soulèvement du bras en masse corrige le déplacement, en provoquant le plus souvent de la crépitation.

La *paralysie du deltoïde* s'accompagne d'une descente de l'humérus ; comme dans le cas précédent, le déplacement est corrigé par la simple élévation du bras en masse. Le bras n'est pas en abduction.

La *fracture de l'acromion* avec fort déplacement des fragments : mais les connexions de la coracoïde et de la tête humérale ne sont pas modifiées.

La *fracture du col huméral* : l'épaule conserve sa forme convexe, même quand l'extrémité supérieure du corps se porte en dedans : le bras n'est pas en abduction élastique ; il n'est pas allongé, il est au contraire le plus souvent raccourci.

[Quant au diagnostic de la *variété de luxation en avant*, il se fonde sur les considérations suivantes :

Dans la *variété sous-coracoïdienne*, la tête est placée au-dessous de l'apophyse coracoïde, le coude est notablement écarté du tronc, tout le membre est en rotation externe. Cette rotation est commandée par l'intégrité de la partie postérieure de la capsule, maintenant comme un frein en arrière et en dehors la grosse tubérosité de l'humérus. La *variété extra-coracoïdienne* est à peu près impossible à distinguer de la sous-coracoïdienne : les signes fournis par la palpation sont peut-être un peu moins nets, la dépression sous-acromiale moins accentuée, la rotation externe plus prononcée : mais ce ne sont que des nuances délicates à apprécier.

Dans la *variété intra-coracoïdienne*, la plus grande partie de la tête est placée en dedans de la coracoïde, la dépression sous-acromiale est très manifeste, le creux sous-claviculaire effacé, l'abduction moins prononcée, le bras est en rotation interne, attitude possible grâce à la déchirure de la partie postérieure de la capsule au niveau de la grosse tubérosité, déchirure accompagnée généralement de l'arrachement de la lamelle osseuse correspondante ; les mouvements de rotation provoquent une grosse crépitation due, pour Panas, au frottement de la tête sur la paroi costale. De plus, et c'est là un signe auquel Léon Le Fort attachait une importance capitale : le bras étant dans une légère abduction, la main introduite dans l'aisselle sent facilement dans la sous-coracoïdienne la tete, et apprécie une grande partie de la surface articulaire : tandis qu'elle n'arrive pas à l'atteindre dans l'intra-coracoïdienne. Au point de vue de la marche, la réduction est plus difficile ; les compressions nerveuses sont plus fréquentes dans l'intra-coracoïdienne.

Dans la *sous-claviculaire* type, la tête est sentie sous la clavicule, elle est inaccessible par l'aisselle, le bras est manifestement raccourci.]

5. — Traitement.

L'indication est de réduire le plus tôt possible Un chirurgien un peu exercé doit tenter la réduction sans sommeil chloroformique. En employant un procédé convenable, on arrive le plus souvent à replacer facilement la tête. Si ces tentatives échouent, il faut alors recourir à l'anesthésie (1).

Il existe de nombreuses méthodes de réduction, toutes n'ont pas la même valeur, celles qui méritent d'être recommandées sont :

1° L'*extension*. — Le patient est préalablement couché, un aide exerce des tractions sur le bras maintenu dans une certaine abduction; un drap passé autour du thorax sert à faire la contre-extension. Pendant ce temps, le médecin exerce des manipulations, particulièrement des pressions directes, en cherchant à refouler la tête dans la direction de la glène. A cette classe appartient la méthode bien connue de Cooper : traction sur le bras parallèlement à l'axe longitudinal du corps et engagement du pied (sans sa botte), dans la cavité axillaire de manière à exercer une pression directe sur la tête.

2° *Procédé de rotation de Kocher*. — Ce procédé se compose de plusieurs temps ou positions qu'il faut exécuter exactement dans leur ordre (Voy. planche XXII). Dans le premier temps, le bras est amené en adduction jusqu'à ce que le coude soit au contact du tronc ; dans un deuxième temps, rotation en dehors de l'avant-bras fléchi, jusqu'à ce que son grand axe soit parallèle au plan frontal (mais agir très prudemment pour ne pas déterminer de fracture) ; dans un troisième temps, on porte le coude en avant en l'élevant ; enfin on termine en faisant de la rotation en dedans. Quand on suit ponctuellement la méthode de Kocher, on réussit le plus souvent à réduire sans narcose et de la manière la plus brillante. L'adduction produit la tension de la partie supérieure de la capsule et la fixation de la tête sur le bord de la glène ; grâce à ce point d'appui, au moment

[(1) C'est pendant les tentatives de réduction de luxations de l'épaule que l'on observe le plus d'accidents chloroformiques. Le fait est attribué au tiraillement de la moelle et du bulbe par l'intermédiaire des nerfs du plexus brachial. Le meilleur moyen d'éviter ces accidents est de pousser la chloroformisation à fond.]

où on pratique la rotation externe, la tête se meut par rotation sur la glène et non sur elle-même. L'élévation a pour but de tendre le ligament coraco-huméral.

On reconnaît que la tête est en place à un ressaut brusque qui se produit au moment où elle rentre, à la récupération de la forme normale et au retour de la mobilité normale.

Le *traitement consécutif* consiste à fixer le bras le mieux possible, la main du côté blessé reposant sur l'épaule saine ; et à maintenir le membre avec des écharpes, des bandes ou du diachylon. Le huitième jour, commencer des mouvements passifs : plus tard on permettra quelques mouvements actifs ; ce n'est que quatre à cinq semaines après la réduction qu'on autorisera la reprise du travail (1).

Quand les manœuvres de réduction ne réussissent pas, il faut les prolonger en augmentant l'intensité du sommeil chloroformique et essayer d'agrandir la déchirure capsulaire par des mouvements imprimés au membre. Qnand, malgré tout, on n'arrive pas à réduire et que d'autres médecins ne sont pas plus heureux, il faut de toute nécessité recourir à la méthode sanglante, afin d'obtenir une réduction complète le plus tôt possible : ce procédé réussit le plus souvent et ne présente pas grande difficulté. On utilise l'incision de résection de l'apophyse coracoïde en la prolongeant en bas.

Quand on renonce à réduire, il se produit une *luxation ancienne*, dont le pronostic est très mauvais. Ce n'est que rarement qu'il se produit une néarthrose jouissant de quelque mobilité ; le plus souvent la région de l'épaule reste douloureuse et la mobilité est presque nulle. Même dans ces cas anciens, on peut obtenir une amélioration par l'arthrotomie, suivie de la réduction ou de la résection.

Dans certains cas rares, la tête réduite, la déchirure de la capsule ne se répare pas ; un mouvement un peu exagéré suffit à faire ressortir la tête : on a alors ce qu'on appelle la *luxation récidivante*.

[(1) Le procédé de Kocher ne réussit bien que dans l'extra- et la sous-coracoïdienne. Dans les autres variétés, il faut d'abord ramener par des tractions la tête sous la coracoïde.]

Quand la tête humérale sort de la cavité glénoïde en se portant directement en avant, elle se place souvent entre l'omoplate et le sous-scapulaire; elle reste exactement contre la glène, de telle sorte que la surface articulaire de la tête repose encore sur le bord de la cavité glénoïde. Dans ces cas, qui sont généralement consécutifs à un traumatisme direct, si la luxation n'est pas réduite, il se forme rien qu'en quelques semaines une usure latérale des os au niveau du point où ils entrent en contact. Dans les cas anciens, l'usure est très prononcée. On constate sur la tête humérale une profonde gouttière et sur la cavité glénoïde la disparition de sa moitié antérieure ; simultanément, il se fait des productions périostiques périphériques, de sorte qu'il se constitue une véritable cavité glénoïde nouvelle qui loge la tête dans sa nouvelle situation (Voy. planche XXIII). La réduction est dans ce cas généralement très difficile ; souvent on ne l'obtient que par l'arthrotomie.

[La question de la réduction des luxations par la méthode sanglante a été agitée récemment devant la Société de chirurgie de Paris, à propos d'un rapport de M. Picqué sur trois cas de luxations irréductibles opérés par M. Civel de Brest.

MM. Ricard et Quenu ont d'abord fait remarquer qu'il ne fallait pas tirer de l'ancienneté de la luxation une indication thérapeutique. Que la luxation soit ancienne ou récente, « si après sept ou huit jours la luxation n'a pu être réduite par les méthodes de douceur, il n'y a pas de raison pour différer l'intervention » (Quenu).

Quant à la nature de l'opération, Lucas Championnière estime que la luxation récente seule justiciable de l'arthrotomie mise à part, les résultats fonctionnels obtenus par la résection sont meilleurs que ceux donnés par l'arthrotomie, au moins pour les luxations de l'épaule et du coude et pour les luxations anciennes. Felizet regarde également la résection comme supérieure à l'arthrotomie.

MM. Ricard et Kirmisson seraient au contraire disposés à faire une place plus large à l'arthrotomie qui devrait ne pas être tout à fait laissée de côté, au moins pour les luxations récentes.

M. Picqué adopte l'opinion de M. Ricard et de M. Felizet, surtout en ce qui concerne l'épaule (1).]

La luxation *avec fracture concomitante du col huméral* est une lésion très grave. Quand on ne réussit pas à réduire par la traction combinée au refoulement manuel de la tête, il faut faire l'arthrotomie et réduire par la méthode sanglante. Autrefois on conseillait de chercher la pseudarthrose en laissant la tête à la place qu'elle avait prise.

B. Luxation de l'humérus en haut.

La luxation de l'humérus en haut, ou *luxation supracoracoïdienne*, est excessivement rare et ne s'observe que combinée à la fracture de l'apophyse coracoïde.

C. Luxation de l'humérus en bas.

La luxation de l'humérus en bas est encore appelée : *luxation sous-glenoïdienne* ou *axillaire*.

Cette luxation est consécutive à un mouvement forcé du membre supérieur portant le coude en abduction exagérée et refoulant un peu la tête en dedans.

La tête déchire la partie inférieure de la capsule et passe au-dessous de la cavité glénoïde en descendant plus ou moins bas.

[Suivant la position de la tête, on distingue : une variété *scapulaire*, le bord supérieur du col anatomique s'accroche contre le bord inférieur de la glène ; une variété *costale*, la tête répondant au bord inférieur de la glène par sa grosse tubérosité et par sa surface articulaire au troisième espace intercostal ; une variété *erecta*, le bras est dirigé verticalement le coude en l'air ; enfin une variété *sous-tricipitale*, qui n'est qu'une luxation en bas qui tend à se transformer en postérieure en passant sous le long triceps.]

(1) *Société de chirurgie*, 6 et 13 mars 1895

Cette luxation d'une manière générale se révèle par du gonflement, de l'impotence fonctionnelle, de la douleur. L'attitude du bras est caractéristique. Dans les formes habituelles, il est placé horizontalement, de sorte que son axe prolongé traverserait le thorax : l'acromion est fortement saillant, le deltoïde tombe presque verticalement de ce point vers l'humérus, l'ensemble du contour prend l'aspect d'une baïonnette. Dans la luxation erecta, le bras est vertical. La palpation permet de constater que la glène est vide et la tête dans l'aisselle.

La réduction se fait en exerçant sur les bras des tractions aidées de pressions directes sur la tête dans la cavité axillaire. Au besoin on embrasse le bras avec la main, le pouce sur l'acromion, les doigts dans l'aisselle.

D. Luxation de l'humérus en arrière.

C'est la luxation rétro-glénoïdale ; elle comporte deux degrés : *sous-acromiale* et *sous-épineuse*.

Elle est très rare et généralement consécutive à un traumatisme direct.

On voit et on sent facilement la tête dans sa situation anormale. L'apophyse coracoïde est fortement saillante.

La réduction s'obtient par des manœuvres de traction sur le bras avec adduction, et des pressions directes sur la tête.

PLANCHE XIX

LUXATION SOUS-CORACOÏDIENNE DE L'HUMÉRUS.

Homme de soixante-quatre ans, atteint de luxation (luxation sous-coracoïdienne traumatique) remontant à trois semaines.

Pendant ces trois semaines, le gonflement qui se manifeste toujours en pareil cas pendant les premiers jours a eu le temps de disparaître, de sorte qu'on reconnaît sans peine les contours typiques de l'épaule blessée.

En s'asseyant bien en face du patient, on constate une déformation, d'autant plus manifeste que l'on peut comparer, grâce à la position symétrique donnée aux membres et à l'attitude de face, le côté gauche sain avec le côté droit malade.

On retrouvera facilement dans la pratique les caractères de cette déformation même masquée par un certain degré de gonflement. Voici en quoi elle consiste :

L'acromion fait une saillie presque anguleuse : la forme arrondie du moignon de l'épaule n'existe plus : le bras est en abduction légère, le coude écarté du tronc. L'axe longitudinal du bras prolongé tomberait en haut sur l'apophyse coracoïde et non sur l'acromion comme du côté sain. Le contour de l'épaule décrit un angle ouvert en dehors. Le bras malade paraît plus long que le bras sain, enfin, au-dessous de l'apophyse coracoïde, il existe une saillie anormale qui répond approximativement à l'extrémité supérieure de l'humérus déplacé.

Tab. 19.

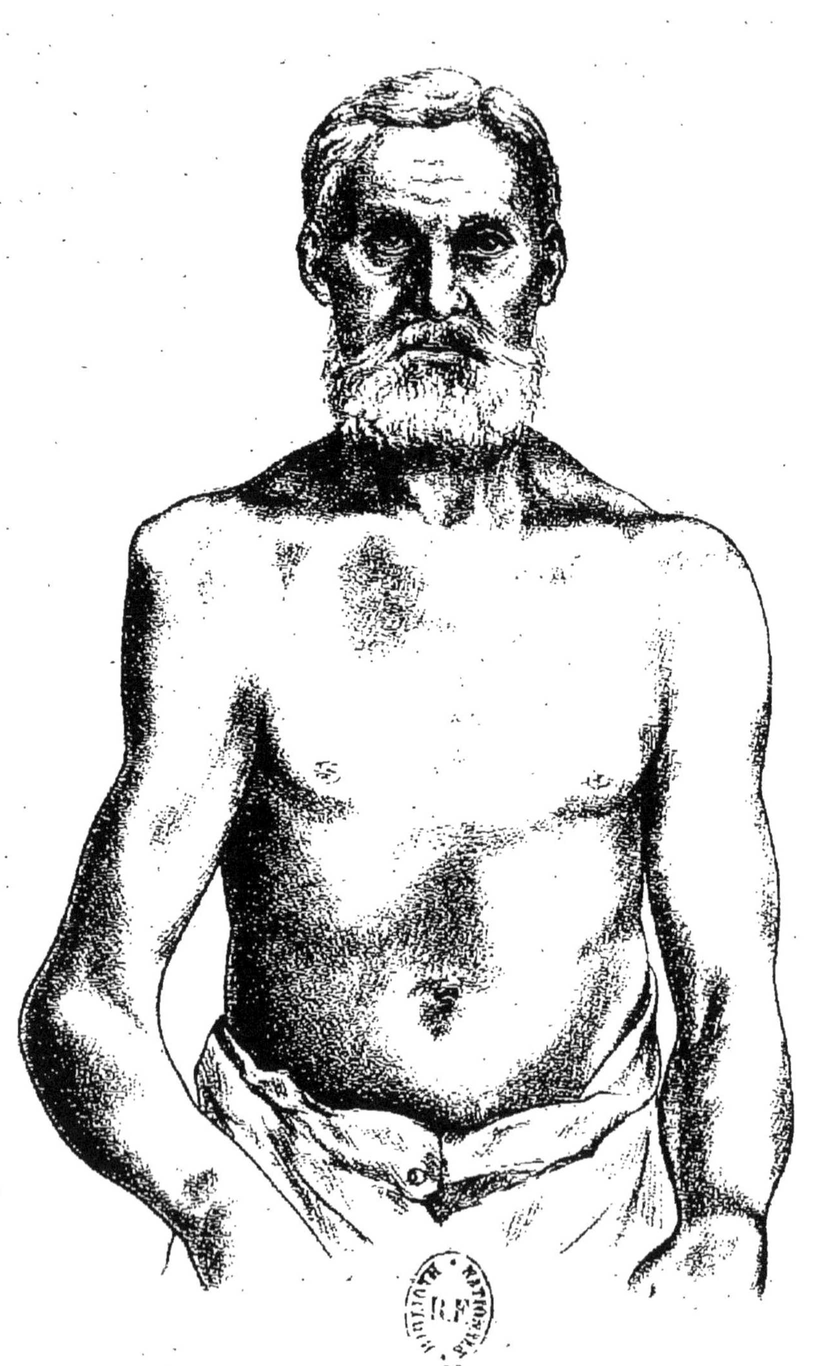

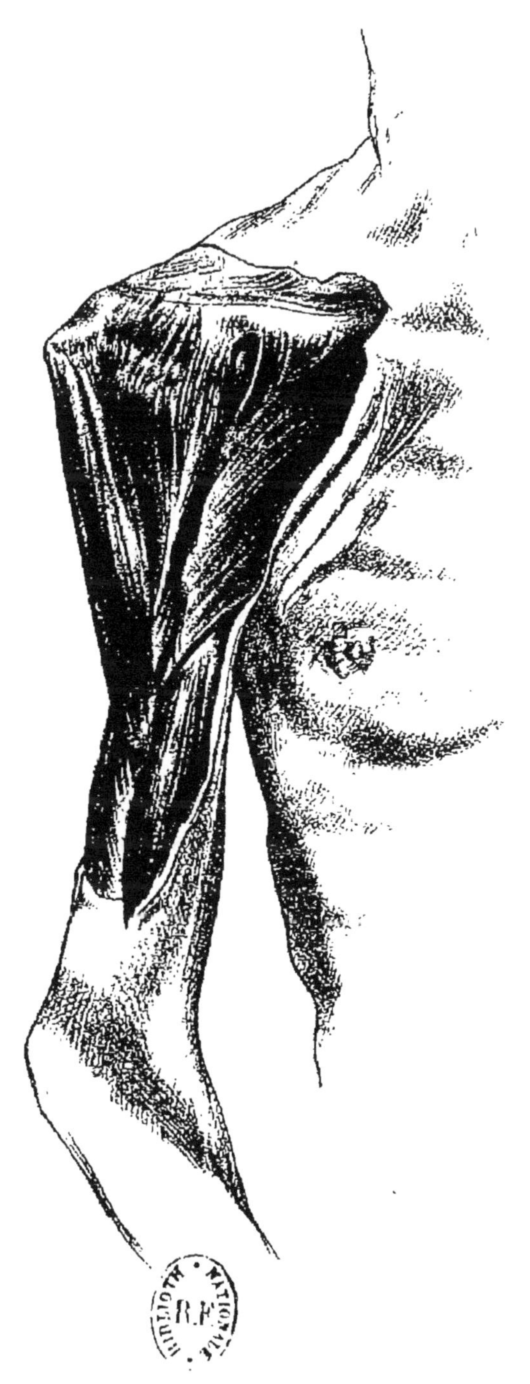

PLANCHE XX

LUXATION SOUS-CORACOÏDIENNE DE L'HUMERUS.

Le cas représenté dans la planche XIX pouvait être diagnostiqué exactement rien qu'à l'inspection, ainsi que le montre la légende annexée à la planche. La palpation vint confirmer et établir avec certitude le diagnostic de luxation sous-coracoïdienne.

La planche XX représente une préparation anatomique d'une luxation reproduite expérimentalement sur le cadavre et absolument calquée sur la précédente. On a imprimé au bras un mouvement d'abduction exagéré, d'où une luxation axillaire qui s'est transformée par déplacement secondaire en luxation sous-coracoïdienne. La préparation a été faite, le bras luxé.

Ici encore on reconnaît l'abduction, le changement de direction de l'axe longitudinal de l'humérus, qui prolongé atteindrait l'apophyse coracoïde, une saillie légère au niveau de cette apophyse. On distingue admirablement la saillie angulaire de l'acromion qui n'est pas comme à l'état normal masquée par la saillie arrondie de la tête humérale placée au-dessous d'elle. On voit en outre pourquoi le contour extérieur du bras est modifié : c'est que le muscle deltoïde descend brusquement de l'acromion, ses faisceaux acromiaux étant tendus entre cette apophyse et leur insertion au V deltoïdien de l'humérus placé en abduction. Sur le dessin, on reconnaît facilement le deltoïde, une partie du grand pectoral et au-dessous de l'insertion de ce muscle à l'humérus le biceps brachial, plus en dehors une partie du brachial antérieur et enfin un faisceau du triceps.

PLANCHE XXI

LUXATION SOUS-CORACOIDIENNE.

Ce dessin représente une dissection plus avancée de la préparation représentée sur la planche XX.

Le deltoïde a été détaché au niveau de ses insertions antérieures et récliné de telle sorte qu'on n'aperçoit plus que la face interne tendue de la portion qui descend de l'acromion. Le grand pectoral est de même sectionné au niveau de ses insertions supérieures et récliné en avant; la face profonde du grand pectoral est doublée du petit pectoral également relevé. L'apophyse coracoïde se reconnaît facilement; le ligament acromio-coracoïdien se détache de sa partie externe; on a respecté les insertions coracoïdiennes du court biceps et du coraco-brachial Sur le bras, on aperçoit le corps charnu du coraco-brachial coupé, le biceps et à côté de lui des faisceaux du brachial antérieur. On aperçoit encore l'extrémité supérieure de l'humerus avec la longue portion du biceps et le cartilage de revêtement de la tête. La tête de l'humérus est cachée en partie par les muscles qui se fixent à la grosse et à la petite tubérosité : en dedans et en haut, le muscle sous-scapulaire; en dehors et en haut, le sus- et le sous-épineux; enfin on distingue les nerfs du creux de l'aisselle, ainsi que le nerf circonflexe pénétrant de dedans en dehors et d'arrière en avant dans la face profonde du deltoïde · On voit que la luxation sous-coracoïdienne met ces nerfs en tension et que la tête peut venir les comprimer

Mais pour bien faire saisir ces faits, on a dû recourir à un artifice de préparation Car normalement la situation des nerfs est un peu différente. Je puis affirmer et j'y insiste, que les préparations représentées ici ont été exécutées sur le cadavre même et ont été décrites dans chaque stade de leur exécution.

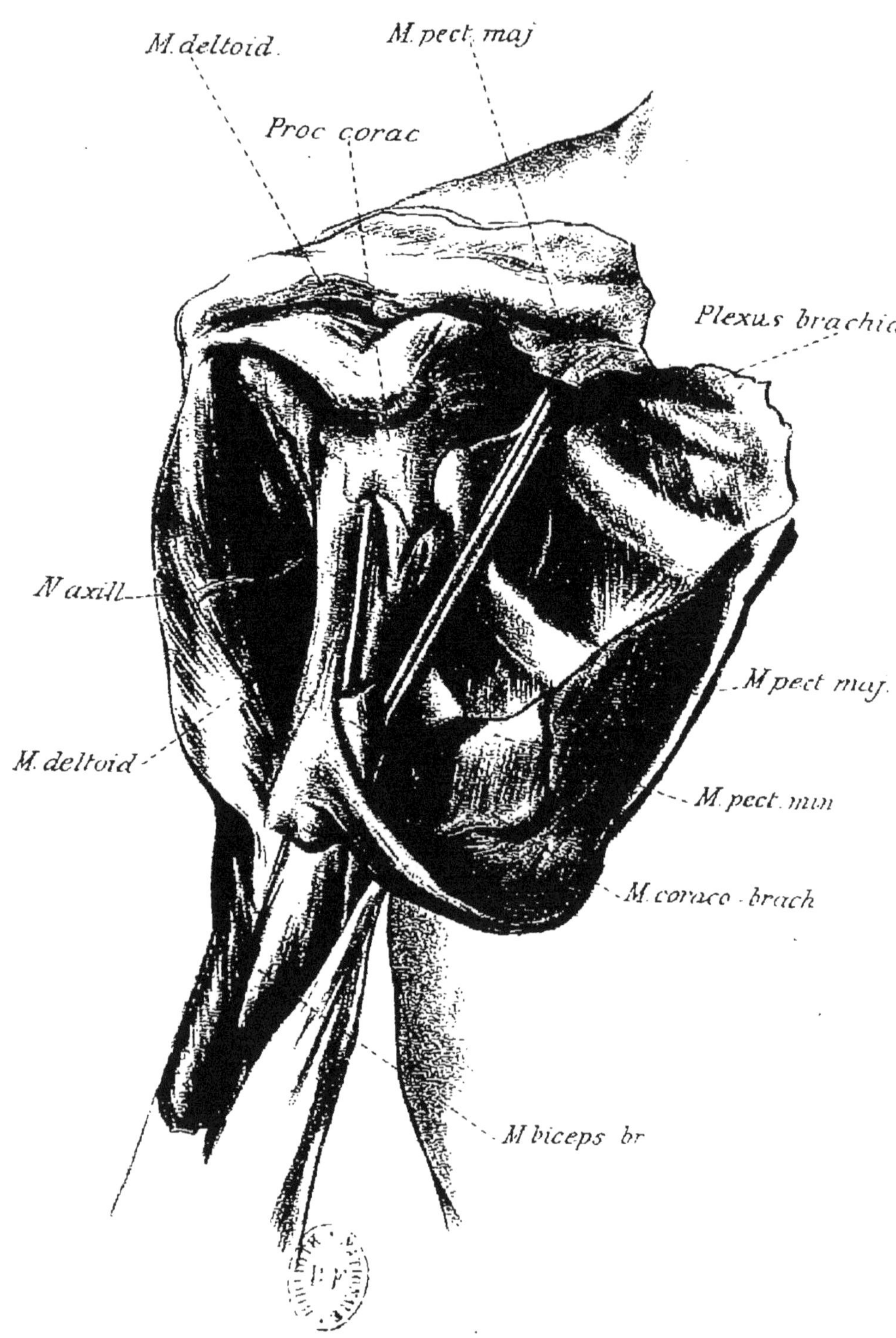
M. deltoid.
M. pect. maj
Proc corac
Plexus brachia
N axill
M pect maj.
M. deltoid
M. pect. min
M. coraco - brach
M biceps br

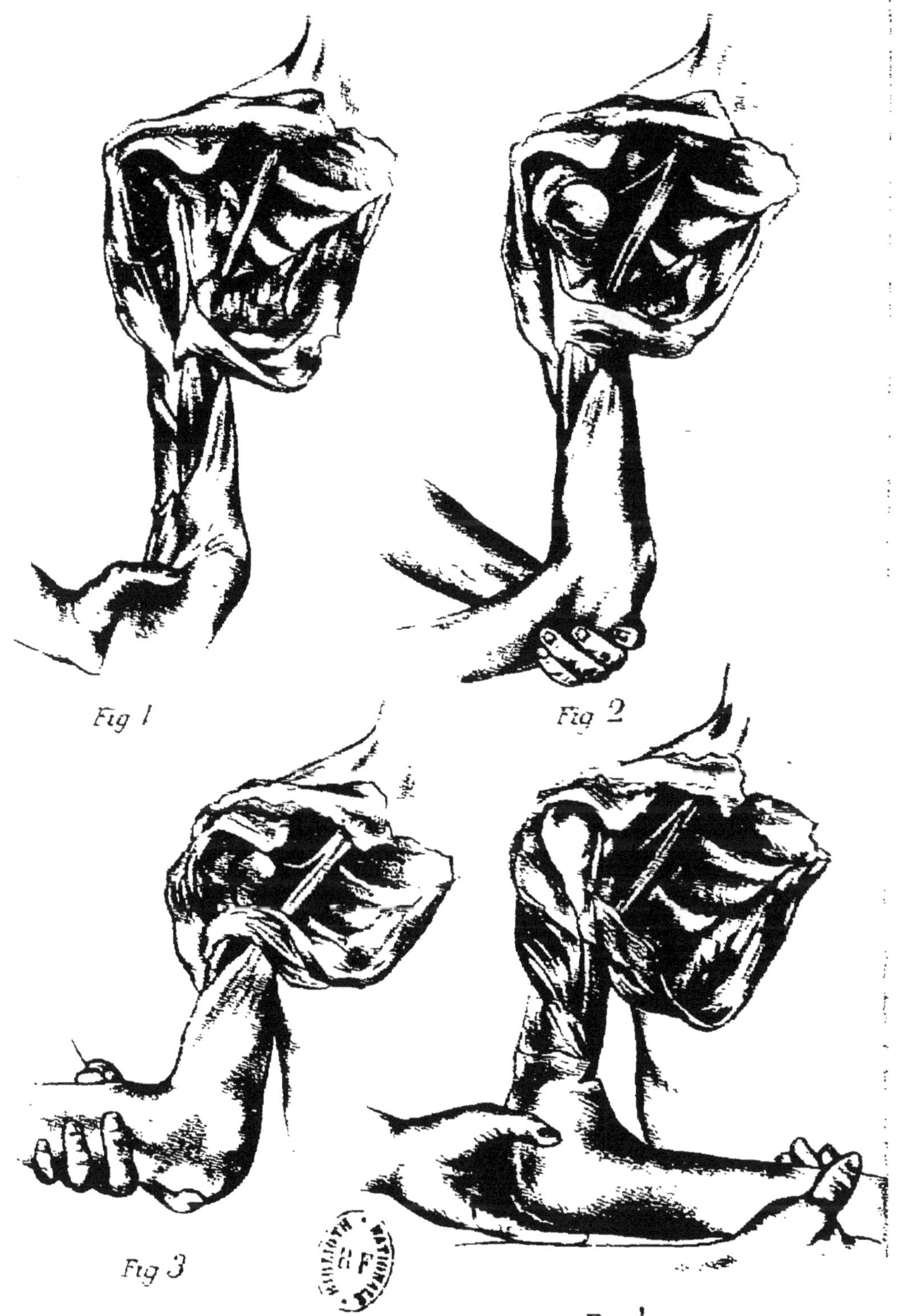
Fig 1
Fig 2
Fig 3
Fig 4

PLANCHE XXII

LUXATION SOUS-CORACOÏDIENNE DE L'HUMÉRUS. MÉTHODE DE RÉDUCTION.

On a représenté ici une série de préparations destinées à montrer les temps d'une **réduction d'après le procédé de Kocher**. On a exécuté la manœuvre sur la préparation de la planche XXI et photographié aussitôt les différents temps. Les dessins ont été exécutés d'après nature, en s'aidant de la photographie.

Fig. 1. — Le bras est amené en adduction jusqu'à ce que le coude soit appliqué contre le tronc maintenu droit (1er temps). Cette manœuvre ne détermine encore aucun changement apparent dans la situation de la tête humérale.

Fig. 2. — Le bras restant dans l'adduction, on lui imprime à l'aide de l'avant-bras fléchi à angle droit un mouvement de rotation en dehors (2e temps), jusqu'à ce que l'avant-bras soit dans une direction à peu près parallèle à la face antérieure du tronc, on sent alors un obstacle ; on ne doit pas user de violence. La tête de l'humérus se déplace en se portant en dehors de l'apophyse coracoïde jusqu'à l'acromion, comme on peut s'en rendre compte sur le dessin à la distance qui sépare la tête des nerfs du plexus brachial.

Fig. 3. — Le bras tenu en adduction et en rotation externe est alors élevé, le coude en avant (3e temps). La tête de l'humérus commence déjà à passer à travers la déchirure capsulaire et à revenir à sa place.

Fig. 4. — Par un mouvement de rotation en dedans (4e temps) en sens inverse du précédent, la tête reprend complètement sa place et sans ce claquement qui indique toujours que la réduction a été obtenue par la force et non d'une manière physiologique.

PLANCHE XXIII

LUXATION SOUS-CORACOIDIENNE ANCIENNE. — FORMATION D'UNE NOUVELLE GLENE SUR LE SCAPULUM. — USURE DE LA TÊTE HUMERALE.

Fig. 1. — Les deux os sont dans la position de la luxation et vus de face. La tête de l'humérus cache la région de la cavité glénoide et repose sur la face antérieure du col de l'omoplate au-dessous de l'apophyse coracoide; on aperçoit la face antérieure de la tête humérale libre et recouverte de cartilage et le bord de l'hyperostose du col de l'omoplate qui circonscrit la nouvelle cavité articulaire. L'humérus est en légère abduction. La mobilité de cette articulation anormale est d'ailleurs faible. On s'en rend compte en considerant les surfaces de la nouvelle articulation.

Fig. 2. — Les os sont figurés de manière que l'omoplate est vue de face, comme dans la figure 1, mais on a fait subir une torsion d'environ 180° à l'extrémité supérieure de l'humérus, de maniere à montrer sa face postérieure et interne, celle qui regardait l'omoplate On voit sur l'omoplate la partie laterale de la cavité glénoide, fortement raccourcie par l'usure en avant, et adossée à celle-ci la nouvelle glène entourée d'un bourrelet osseux quelque peu irrégulier. Sur l'humérus, on voit aussi la depression creee par usure contre le bord de la fosse glenoide et, repondant au col anatomique, quelques exostoses telles que celles qui caractérisent l'arthrite deformante. L'eburnation qui s'est produite au niveau des points de contact ne peut malheureusement pas être representee. (Préparation personnelle.)

Tab. 23.

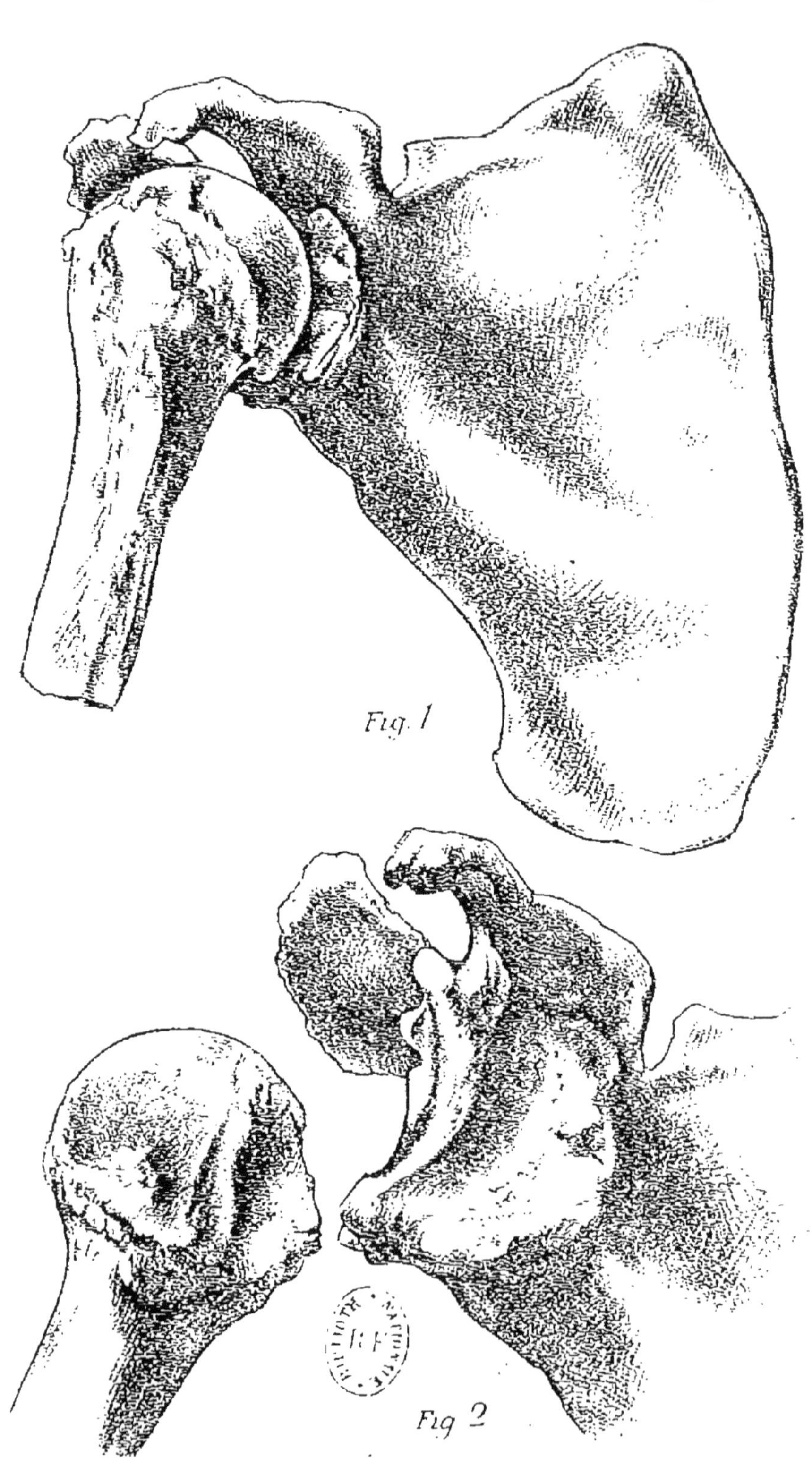

Fig. 1

Fig 2

II. — Fractures de l'omoplate.

Les fractures de l'omoplate présentent un certain nombre de variétés. On distingue les *fractures du corps et de l'épine de l'omoplate*, les *fractures du col de l'omoplate*, les *fractures de la cavité glénoide*, les *fractures isolées de l'apophyse coracoide*, enfin les *fractures de l'acromion*.

A. Fractures du corps et de l'épine de l'omoplate.

Les fractures du corps et de l'épine de l'omoplate sont directes.

1. — Anatomie pathologique.

Elles comportent souvent plusieurs traits de fracture et des fissures; mais ne s'accompagnent que d'un faible déplacement des fragments.

2. — Symptomes.

La crépitation et la mobilité anormale peuvent ordinairement être senties, particulièrement quand le bras est dans une position appropriée.

La douleur est vive, l'impotence fonctionnelle considérable, l'ecchymose rare.

3. — Traitement.

Maintenir le bras en écharpe et le laisser au repos.

B. Fractures du col de l'omoplate.

Les fractures du col de l'omoplate sont rares.

1. — Anatomie pathologique

Elles siègent surtout au niveau du col chirurgical, c'est-à-dire que le trait de fracture est tel que l'apophyse coracoïde reste adhérente à la cavité articulaire : autrement dit, le trait de fracture part de l'échancrure coracoïdienne et se porte en bas. (Voyez planche XXIV.

2. — Diagnostic.

Il est important de faire le diagnostic différentiel de la fracture du col de l'omoplate, car elle peut être confondue avec la luxation sous-coracoïdienne de l'humérus.

3. — Symptomes.

Les symptômes de cette fracture sont : La chute du bras qui s'accompagne souvent d'une légère abduction du coude, la saillie de l'acromion : la déformation s'efface en même temps qu'éclate la crépitation, quand on refoule le bras en haut, mais elle se reproduit dès qu'on cesse le refoulement : parfois le bord de la surface fracturée peut être senti dans la cavité axillaire.

4. — Traitement.

La guérison se produit ordinairement bien sous un appareil qui immobilise le bras et l'omoplate, et fixe le bras dans sa situation normale à l'aide d'un coussin axillaire analogue à celui de l'appareil au diachylon de Sayre pour les fractures de la clavicule : Le bras doit être élevé et maintenu un peu en haut et en arrière.

C. Fractures de la cavité glénoïde.

1. — Siège.

Elles atteignent particulièrement son extrémité inférieure.

Elles sont fréquentes.

2. — Anatomie pathologique.

La lésion est intra-articulaire et ne peut être reconnue que dans certaines positions du bras dans l'articulation huméro-scapulaire.

3. — Symptomes.

Descente légère de la tête humérale, quand le bras est maintenu horizontal.

Parfois crépitation, quand on déplace la tête humérale d'avant en arrière.

L'articulation perd souvent une grande partie de sa mobilité.

D. Fractures isolées de l'apophyse coracoïde.

Elles sont produites par traumatisme direct et sont extrêmement rares.

E. Fractures de l'acromion.

Elles sont plus fréquentes.

1. — Diagnostic.

Elles se reconnaissent par la palpation directe, à la mobilité anormale, la crépitation et la douleur.

Parfois on peut sentir le trait de fracture, en tirant vigoureusement le bras en bas.

2. — Traitement.

La guérison s'obtient en immobilisant le bras légèrement élevé.

Mais la consolidation se fait presque toujours par cal fibreux.

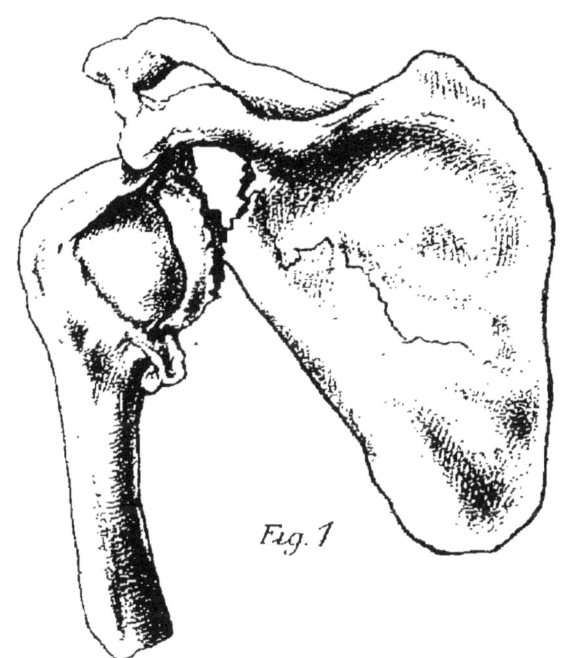

Fig. 1

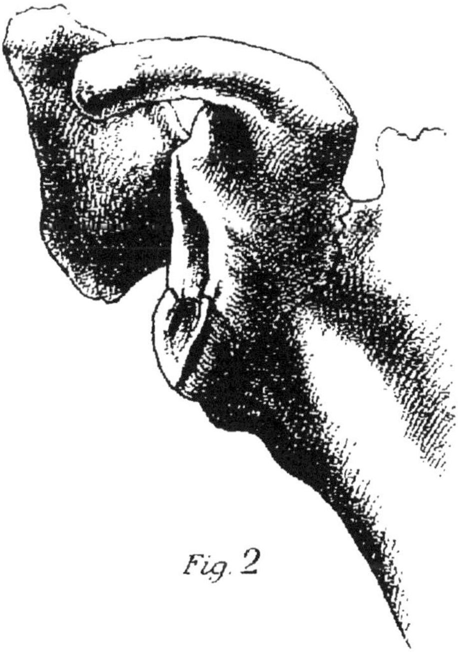

Fig. 2

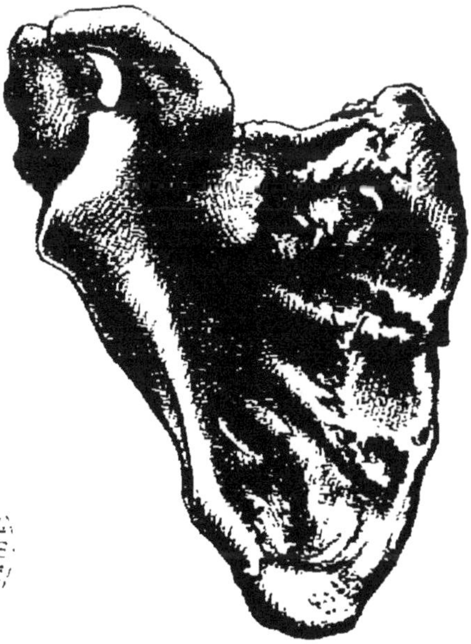

Fig 3

PLANCHE XXIV

FRACTURE DE L'OMOPLATE.

Fig. 1. — **Fracture du col.** — On aperçoit le trait de fracture passant sur le col, le déplacement du petit fragment portant la cavité articulaire et le déplacement consécutif du fragment et de tout le squelette du bras en bas. Il suffit de soulever le bras pour reconnaître la mobilité des fragments à la crépitation. Dans cette figure, la fracture du col, reproduite expérimentalement, a été dessinée d'après nature; normalement, le col de l'omoplate se brise, mais le trait de fracture est dirigé de telle sorte que l'apophyse coracoïde fait partie du fragment externe, disposition représentée dans la figure 2, où l'on voit un trait de fracture allant du bord inférieur de l'apophyse articulaire à l'échancrure coracoïdienne.

La figure 1 est importante à étudier. Elle fait comprendre les points difficiles du diagnostic différentiel des lésions produites par les traumatismes atteignant la région de l'épaule.

Fig. 2. — Le trait de fracture a une disposition différente et coupe obliquement le bord inférieur de la glène. La partie inférieure de la cavité glénoïde forme un fragment distinct. (Observation personnelle.)

Fig. 3. — **Fracture ancienne de l'omoplate**, guérie par un cal: Sur la face dorsale on voyait très nettement la direction du trait à travers la crête de l'omoplate. (Institut anatomo-pathologique de Greifswald.)

III. — Luxations de la clavicule.

A. Luxation de l'extrémité sternale ou sterno-claviculaire.

Elle peut se faire suivant différents sens :

En avant : Luxation pré-sternale.

En haut : Luxation sus-sternale.

Toutes deux se produisent d'une manière indirecte par le mécanisme du levier, la première côte servant de point d'appui : la force, une violence agissant sur la partie externe, fait basculer en arrière et en bas à l'extrémité acromiale ; et l'extrémité sternale se luxe en sens inverse. La luxation peut succéder également à une simple pression exercée sur l'extrémité externe.

[Dans la *luxation pré-sternale*, la tête luxée descend en avant de la partie supérieure du sternum en se portant en dedans, et refoule le faisceau sternal du sterno-mastoïdien en avant. Il y a une forme incomplète, dans laquelle le ligament antérieur est simplement désinséré, et une forme complete, dans laquelle les ligaments périphériques sont rompus.

Dans la *luxation sus-sternale*, l'axe de la clavicule s'incline en arrière et en bas, l'extrémité sternale se trouve sur un plan plus élevé que l'extrémité symétrique : outre le ligament périphérique, le ligament inter-claviculaire est déchiré. Cette luxation, comme la précédente, peut être complète ou incomplète. Dans les deux variétés, le ménisque accompagne la clavicule. Le diagnostic se fonde sur la gêne des mouvements, la douleur, la déformation.]

En arrière : Luxation rétro-sternale.

Elle est rare, et est consécutive à un traumatisme direct qui chasse l'extrémité sternale en arrière. Ici encore la caractéristique de la luxation est la déformation. On peut observer des compressions de la trachée, de l'œsophage, du tronc brachio-céphalique, de la sous-clavière ; d'où des troubles de la respiration, de la déglutition, de la circulation.

1. — Diagnostic.

Le diagnostic de ces luxations est toujours facile, parce que toutes les parties sont superficielles et par suite aisées à palper. On les distingue des fractures de l'extrémité interne, en cherchant à reconnaître par la palpation la saillie arrondie de la tête et en mesurant comparativement les deux clavicules. Dans la luxation, la clavicule déplacée conserve sa longueur.

2. — Traitement.

La réduction est en général facile : la contention de l'os remis en place est difficile. Dans ces cas, des appareils appliqués bien exactement, exerçant une pression directe, parfois une traction élastique sur l'extrémité articulaire replacée, sont indiqués (Voyez *Traitement des fractures de la clavicule*, p. 128). Parfois il faut fixer les os à l'aide d'une suture transcutanée.

[Les appareils les plus couramment employés dans les luxations sternales de la clavicule sont ceux de Velpeau, Desault, Nélaton, Demarquay. Aucun ne donne de résultats bien satisfaisants. Hamilton (1) sur onze cas n'a pas vu une réduction parfaite. Legrain (2) propose un appareil composé d'un corset plâtré sur lequel prennent point d'appui des anses en cuir tirant les epaules fortement en arrière. Il a dû à cet appareil un succès. Mais l'attitude imposée au malade est pénible.

On peut donc employer les appareils, mais il faut savoir qu'ils donnent rarement de bons résultats; au contraire la suture directe a été pratiquée plusieurs fois et avec succès ; elle peut être employée avec avantage. Elle a été exécutée suivant un procédé spécial par Wolf (3) avec un plein succès.]

(1) Hamilton, *Traité des fractures et des luxations*. Paris, 1884.
(2) Legrain, *Gazette des Hôpitaux*, 1891, p. 1161.
(3) Wolf, *Berliner klinische Wochenschrift*, 1894, p. 221 et 833

B. Luxation de l'extrémité acromiale ou acromio-claviculaire.

Elle peut se faire :

En haut : Luxation sus-acromiale.

En bas : Luxation sous-acromiale (1).

La *luxation sus-acromiale* est le plus souvent consécutive à un traumatisme direct qui tend à refouler l'acromion en bas pendant que la clavicule est fixée : en somme c'est une luxation de l'omoplate en bas.

Cette luxation comprend deux degrés : *Luxation incomplète*, le déplacement est peu considérable, les ligaments coraco-claviculaires sont intacts. *Luxation complète*, le déplacement est plus étendu, et les ligaments coraco-claviculaires sont déchirés (2).

1. — Symptômes.

Le symptôme caractéristique est le symptôme dit *de la touche de clavier;* le doigt refoule la clavicule en bas, mais celle-ci remonte dès que la pression cesse.

[La *luxation sous-acromiale* est rare : elle ne peut se produire que si l'apophyse coracoïde est abaissée, autrement cette apophyse s'opposerait au déplacement, car elle est généralement intacte. Les ligaments acromio-claviculaires et les ligaments coraco-claviculaires sont rompus.]

Le diagnostic est facile par la palpation. Cependant cette luxation est souvent confondue avec une luxation de l'humérus (Voyez l'explication de la planche XXV).

2. — Traitement.

Ici encore la réduction est facile, la contention difficile. On peut placer une bande passant circulairement

(1) La luxation sous-coracoïdienne décrite par Godemer et Pinjon, bien que signalée par les classiques, est regardée par tous les auteurs comme très douteuse.

(2) Boudaille, *Un cas de luxation de l'extrémité externe de la clavicule. Variété sus-acromiale complète* (*Arch. provin. de chirurgie*, III, 9).

sur la clavicule et sous l'avant-bras du même côté, fléchi à angle droit : ces tours élèvent le bras et en même temps dépriment la clavicule. Quelquefois il est nécessaire d'exercer une traction élastique : ou de faire une suture transcutanée des ligaments (Baum).

[Les appareils n'ont donné qu'exceptionnellement des résultats satisfaisants. Malgaigne déclare n'avoir jamais vu de luxation sus-acromiale guérie. Hamilton sur quarante et un cas ne connaît que deux guérisons complètes. Cependant Defranceschi (1), se basant sur ce fait que la luxation non réduite est rarement suivie d'une impotence persistante, pense que le traitement chirurgical n'est indiqué qu'exceptionnellement. C'est dans l'impotence en effet que réside l'indication. Toute luxation non réduite qui laisse après elle des douleurs et de l'impotence (2) commande une intervention.

La suture transcutanée de Baum est une méthode aveugle, insuffisante, quand l'irréductibilité tient, comme l'a vu Broca, à l'embrochement des fibres du trapèze par l'extrémité sternale de la clavicule.

Le meilleur procédé est celui qui a été inauguré par Cooper. Il consiste à mettre à nu les extrémités, à les affronter et à les suturer en enlevant ou non le ménisque. La suture doit être faite au fil d'argent perdu. La méthode a été défendue par Chapuis (3) et Albert (4).]

On peut observer encore la luxation simultanée des deux extrémités de la clavicule ou luxation de la clavicule dans sa totalité.

(1) Defranceschi, *Berliner klinische Wochenschrift*, 1892, p. 575.
(2) Voy. cas de Leber, *France médicale*, 4, p. 52, 1893.
(3) Chapuis, Thèse de Bordeaux, 1894.
(4) Albert, *Deutsche medicinische Wochenschrift*, 29 déc. 1894.

PLANCHE XXV

LUXATIONS DE LA CLAVICULE.

Fig. 1. — **Luxations de l'extrémité acromiale de la clavicule en haut.**

La figure facilitera le diagnostic, sur le vivant, de cette lésion souvent confondue avec une luxation sous-coracoïdienne de l'humérus. Dans notre figure, le bras droit est représenté légèrement refoulé en haut, d'après la reproduction expérimentale sur le cadavre, d'un cas observé sur le vivant et photographié d'après nature. Or, précisément sur le malade, le déplacement acquérait dans cette attitude sa plus grande étendue : Un regard sur la figure montre le déplacement considérable de l'extrémité acromiale de la clavicule d'ailleurs intacte. L'acromion conserve ses rapports normaux avec le bras, et le moignon de l'épaule sa forme arrondie; la portion de la ceinture scapulaire que la clavicule tient, à l'état normal, écartée comme une sorte d'arc-boutant, est rapprochée du tronc; la dépression axillaire est presque comblée. On reconnaît ce rapprochement du bras droit, en particulier au peu de distance qui le sépare du mamelon. La comparaison des deux côtés en rend l'appréciation facile.

Comment peut-on, quand il existe un gonflement considérable et que le déplacement est peu étendu, reconnaître avec certitude cette luxation?

Un regard jeté par le médecin sur le sujet placé en face de lui, suffit. Le médecin suit de chaque côté avec la main, d'arrière en avant, l'épine de chacune des omoplates et arrive ainsi sûrement au sommet de l'acromion (fig. 2). La distance qui sépare celui-ci de l'extrémité de la clavicule juge aussitôt la question.

Fig. 3. — **Luxations de l'extrémité sternale de la clavicule en avant.**

La figure n'a pas besoin d'explication; elle a été dessinée avec une scrupuleuse exactitude d'après une préparation cadavérique.

Clavicula.
Acromion.

Fig. 1

Clavicula.
Acromion.

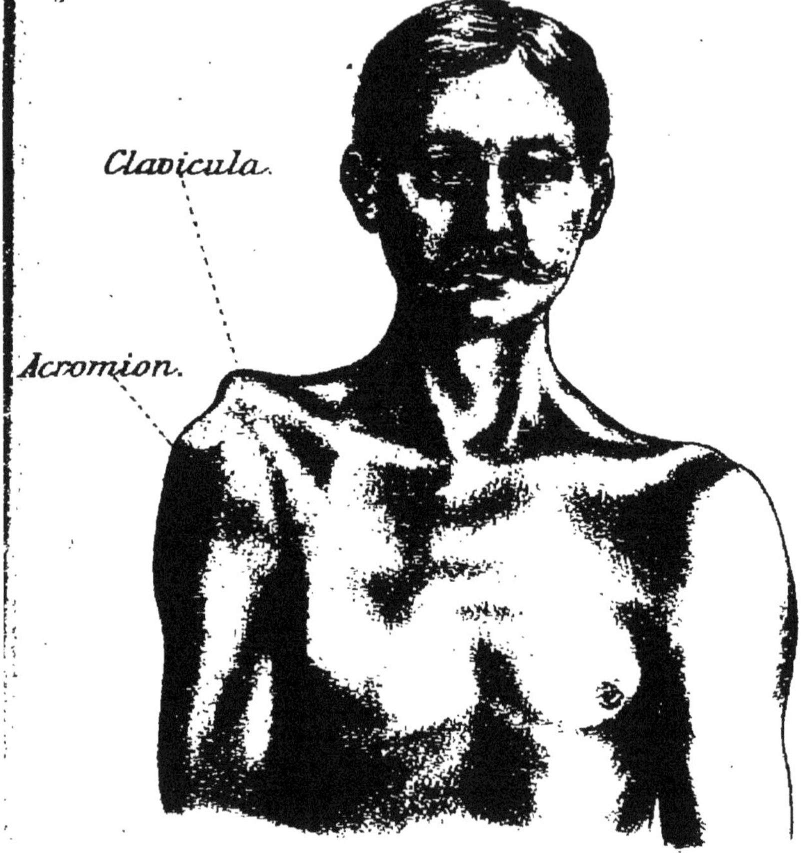

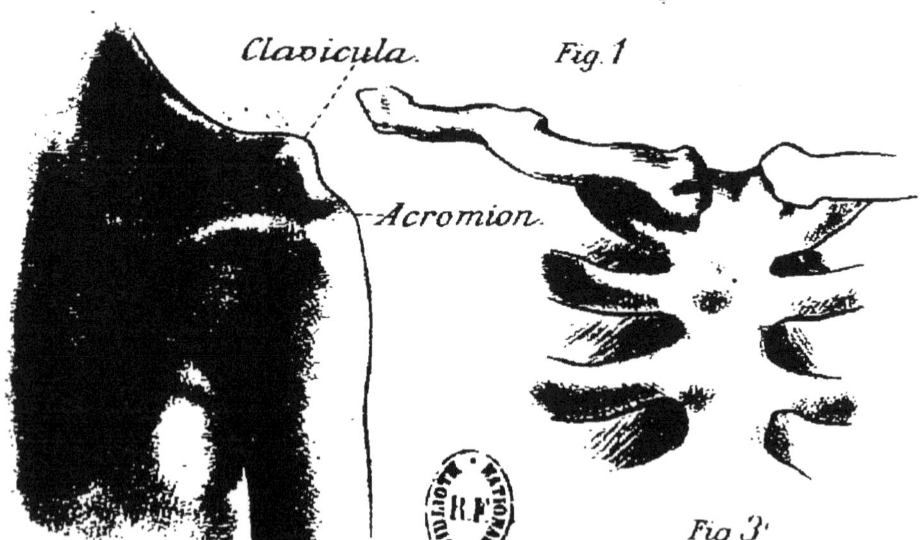

Fig 3

IV. — Fractures de la clavicule.

Les fractures de la clavicule sont très fréquentes. Elles s'observent surtout avant vingt ans. Elles peuvent siéger sur un point quelconque de l'os. On les divise en *fractures du corps* et *fractures des extrémités.*

A. Fractures du corps de la clavicule.

Elles occupent le plus souvent la partie moyenne. Elles sont généralement produites par une cause indirecte (chute sur la main, le coude, l'épaule), ou par contraction musculaire. Le trait de fracture est legèrement dentelé et oblique en bas, en arrière et en dedans. Chez les enfants, la fracture est souvent incomplète et sous-périostée.

1. — Symptômes.

Ils sont ordinairement caractéristiques. La déformation est manifeste et résulte du déplacement des fragments, déplacement commandé par les muscles et le poids du membre. Le fragment interne est attiré en haut par le sterno-cléido-mastoïdien, le fragment externe s'abaisse sous la traction exercee par le bras (Voy. planche XXVI). Les muscles puissants qui vont du thorax au bras continuant à agir par leur tonicité, et la clavicule, qui normalement constitue l'arc boutant qui tient le bras écarté du tronc, étant interrompue dans sa continuité, le moignon de l'épaule se porte en dedans en refoulant le segment externe de l'os dans le même sens. En même temps, épaule, fragment externe et bras s'abaissent, se plaçant sur un plan inférieur au côté sain, et se tournent légèrement en dedans. Le bras est en totalité rapproché du thorax, le creux axillaire est effacé.

2. — Diagnostic.

Il repose sur l'aspect de la région. Il est d'autant plus acile que l'os est superficiel et facile à palper, ce qui permet de sentir et de délimiter les fragments à travers les téguments, et que la douleur et l'impotence fonctionnelle attirent l'attention du côté de l'épaule.

3. — Complications.

Bien que généralement simples et d'un pronostic favorable, les fractures de la clavicule peuvent présenter un certain nombre de complications, lésions pulmonaires, vasculaires ou nerveuses.

[Les lésions du poumon et de la plèvre, bien que certaines, sont exceptionnelles. On en connaît huit cas (1).

La blessure des vaisseaux de la base du cou et de la région claviculaire, également très rare, est cependant un peu plus fréquente.

Mais ce sont surtout les lésions nerveuses qui sont fréquentes, puisque Busson a pu en réunir vingt et un cas (2). Ce sont, du côté des filets superficiels du plexus cervical, la compression et l'englobement par le cal, suivis de douleurs persistantes (Tillaux, Ricard); du côté des nerfs du plexus brachial, la contusion simple, par le corps contondant ou un fragment de la clavicule refoulé, la compression par un épanchement séro-sanguin, enfin la compression par un fragment déplacé ou par le cal exubérant. Les accidents nerveux dus à l'epanchement séro-sanguin peuvent être passagers et cesser avec la résorption de l'épanchement. Mais ce dernier peut aussi devenir le point de depart de la formation de tissu cicatriciel, qui englobe les nerfs et donne lieu à des paralysies secondaires à marche rapide.

La compression par les fragments et le cal détermine l'apparition de phénomènes paralytiques du côté du membre supérieur.

Il peut en outre se développer des phénomènes de névrite grave. Ainsi dans un cas de Poirier et Ricard (3),

(1) Voy. Ricard, *Traité de Chirurgie*. T. II, p. 424.

(2) Busson, These de Paris, 1893-94 — Mauclaire. *Congrès français de chirurgie*, in *Semaine médicale*, 1894, p 407.

(3) Poirier, *Semaine médicale*, 1891, 362-364.

le malade présentait des accidents de compression par cal volumineux embrassant la clavicule et la coracoïde simultanément fracturées. L'intervention fut refusée par le malade, puis acceptée. Une opération, faite par M. Ricard et consistant dans l'abrasion du cal et le dégagement du nerf, ne fut suivie d'aucune amélioration ; le malade rentra dans le service de M. Terrillon, qui dut pratiquer la désarticulation de l'épaule.

Il faut de même regarder comme des complications sérieuses, l'existence d'esquilles, d'un fragment intermédiaire libre et déprimé vers la profondeur, de fracture simultanée de la coracoïde ou de la première côte ; car c'est principalement dans ces cas que l'on voit survenir ce cal volumineux accompagné de compression nerveuse.

L'existence d'une plaie cutanée au niveau du foyer de fracture n'a plus, à notre époque, une grande importance.

La pseudarthrose n'est pas fréquente ; elle ne suffit pas ordinairement à provoquer une intervention, cependant le chevauchement peut, lui aussi, amener des lésions nerveuses (cas de Tillaux et cas de Barker) (1).

Hurel (2) attache une grande importance au raccourcissement. Le raccourcissement plus que la douleur retarderait le retour des mouvements, et il suffirait qu'il atteignît un centimètre pour amener une gêne fonctionnelle. Le rôle de ce raccourcissement dans l'impotence n'est généralement pas admis. Dans le cas de Mauclaire, un raccourcissement de 1 cent. 1/2 ne fut suivi d'aucun trouble.]

B. Fractures des extrémités de la clavicule.

Elles occupent le tiers externe ou le tiers interne de l'os. Ce sont en général des fractures sans déplacement. Il faut faire exception pour les fractures siégeant tout près de l'extrémité acromiale. Dans ce cas, le fragment externe est souvent notablement relevé.

(1) RICHARD, Thèse de Paris, 1892-1893.
(2) HUREL, Thèse de Paris, 1867.

1. — Symptômes.

Les symptômes sont ceux des fractures en général. Le diagnostic se fait par la palpation. Les fractures se distinguent des luxations correspondantes en ce que l'extrémité de la saillie ne possède pas la forme d'une extrémité articulaire. La mensuration permet de constater en outre que le fragment est moins long que la clavicule opposée qui est intacte.

2. — Traitement.

Le traitement, dans les fractures typiques, consiste à réduire aussi exactement que possible les fragments déplacés et à appliquer un appareil luttant contre la tendance à la reproduction du déplacement. On sait qu'on regardait autrefois comme une véritable curiosité une fracture de la clavicule guérie sans déformation. La contention des fragments paraissait impossible à réaliser. Les moyens de traitement dont nous disposons, nous permettent aujourd'hui de guérir d'une manière pour ainsi dire parfaite cette lésion.

Pour réduire la fracture (fig. 2), un aide se place derrière le patient préalablement assis, et tire fortement en arrière, des deux mains, les epaules du blessé. L'aide maintient ensuite la traction pendant toute la duree d'application du bandage. Comme appareil, l'appareil au diachylon inventé par Sayre est particulièrement indique. Il exige trois bandes d'emplâtre, dont deux servent à corriger le déplacement décrit plus haut (fig. 3). La première bande corrige la rotation du bras et par suite de l'epaule en dedans. Il tire sur l'extremite superieure de l'humérus et se porte de dedans en dehors, puis en arrière sur l'épaule et vers le dos. La seconde bande soutient le bras fracture et passe du coude sur l'epaule saine. La troisième bande sert d'attelle courte, elle soulève la main et se porte sur l'epaule blessée pour exercer d'avant en arrière et de haut en bas une pression sur les fragments.

L'indication que cet appareil ne remplit pas complètement est la reconstitution du creux axillaire. Pour remplir ce desideratum, il faut employer un coussin fait avec une substance molle (ouate, charpie de bois enveloppée dans la toile, etc.), placé dans l'aisselle et fixé de la manière la plus simple. Sur cet appareil, on peut placer

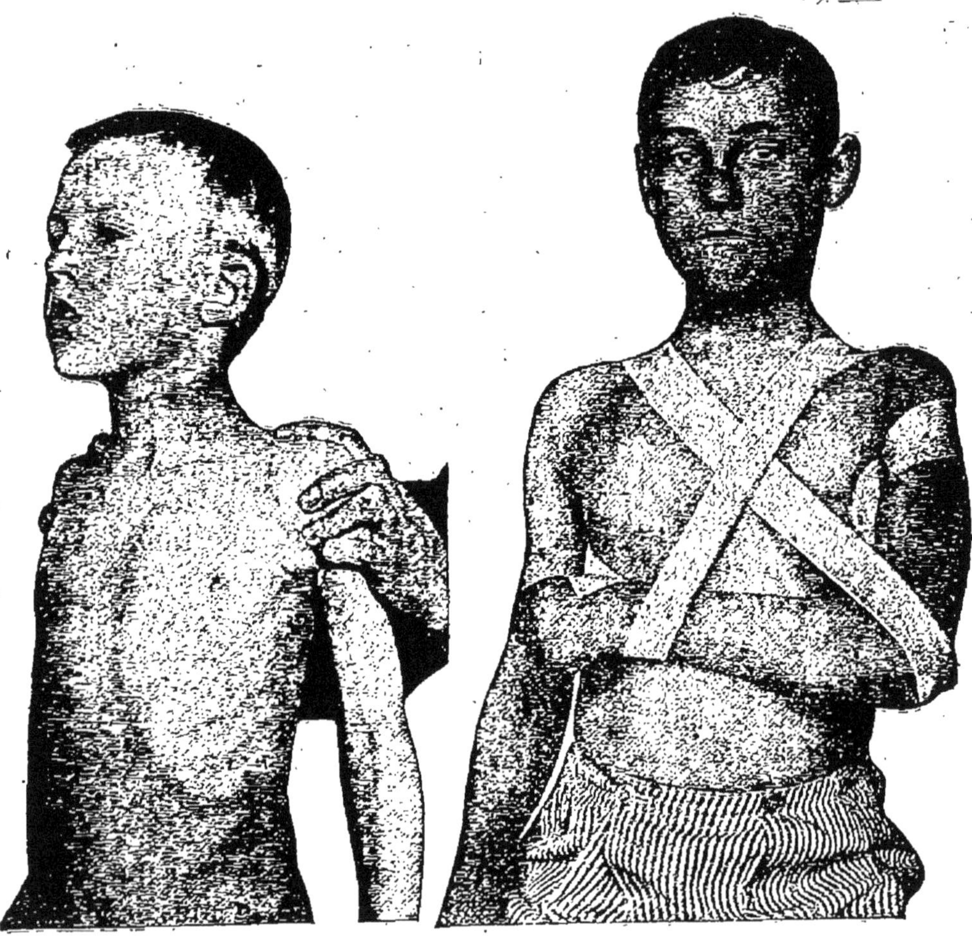

Fig. 2. — Réduction d'une fracture des extrémités de la clavicule.

Fig. 3. — Application de l'appareil de Sayre.

encore quelques tours de bande qui augmentent son action, et si cela est nécessaire mettre au niveau de la fracture une petite compresse destinée à exercer une légère pression de haut en bas sur le fragment sternal. En été, il est très utile de saupoudrer le corps dans tous les points qui entrent en contact avec l'appareil, et particulièrement le creux axillaire, d'une poudre absorbante pour la sueur.

Si on veut augmenter l'action de cet appareil, on peut interposer dans les bandes des lanières elastiques que l'on tend légèrement au moment de l'application, de manière à exercer une traction élastique qui s'oppose à la reproduction du déplacement. Le même effet s'obtient en remplaçant les lanières par des tubes de caoutchouc. A l'aide de ces moyens et en contrôlant de temps à autre l'appareil, un médecin d'une habileté technique suffisante peut obtenir de bons résultats.

[En France, on emploie beaucoup l'appareil à claire-voie du professeur Le Dentu. Il remplit exactement toutes les indications et est plus solide que le précédent. On place d'abord dans l'aisselle un coussin soutenu par deux rubans qu'on noue par-dessus l'épaule saine, puis une couche d'ouate au niveau des points où va passer l'appareil. L'appareil proprement dit se compose d'une bande faite de huit épaisseurs de tarlatane, large de 10 centimètres, longue de 6 m. 50. La bande ayant été imbibée de plâtre et roulée, on place une de ses extrémités au niveau du bord postérieur de l'aisselle saine ; on passe transversalement sur le dos du sujet, de manière à atteindre le bras malade un peu au-dessus du coude; le bras étant amené en adduction forcée, l'avant-bras fléchi à angle droit, la bande passe en arrière, en dehors, puis en avant du bras pour l'appliquer contre le thorax. Continuant son trajet, elle suit l'avant bras, lui constituant une sorte de demi-gouttière, passe sur le bord cubital de la main dont les doigts restent libres, puis sous l'aisselle saine pour rejoindre le chef de la bande; on la conduit alors obliquement à travers le dos du sujet jusqu'au-dessus de l'épaule malade : elle passe sur les fragments qu'elle refoule en arrière et en bas, descend verticalement devant le bras, passe sous la partie de l'avant-bras la plus voisine du coude sans couvrir le coude lui-même, remonte parallèlement à sa direction en suivant la face postérieure du bras, repasse sur l'epaule malade pour traverser en diagonale la poitrine et arriver sous l'épaule saine. On refait alors une seconde fois les mêmes manœuvres ; le deuxième tour assujettit les tours de bande déjà fixés et rend toutes les parties de l'appareil complètement solidaires.

Les nouveaux appareils de Stevens (1) et de Hawes (2) ne présentent pas d'avantages sérieux sur les précédents.

Langenbuch le premier a proposé d'appliquer et a exécuté la suture osseuse des fragments dans la fracture de la clavicule. C'est là, dit M Ricard (3), « un moyen trop périlleux malgré l'antisepsie pour pouvoir être accepté, sauf quelques cas spéciaux ».

A la Société de chirurgie, Nélaton, se basant sur ce fait que la consolidation est la règle et les accidents l'exception, se déclare contre l'emploi habituel de la suture. Schwartz suture les fractures de l'extrémité externe dans lesquelles le fragment interne s'élève et s'abaisse en touche de piano. Routier (4), après s'être montré peu favorable à la suture, est revenu dans une certaine mesure sur sa première opinion à propos d'un cas personnel (5).

L'opération en elle-même est peu dangereuse (6). Cependant elle a causé une mort, dans un cas il est vrai un peu spécial (7), mais qu'il est bon d'avoir présent à l'esprit. D'autre part, si la grande majorité des fractures guérissent très simplement et sans laisser de trop

(1) STEVENS, *Med. News*, 1892, 407.

(2) HAWES, *Journ. of the American Medical Associat.* 24 déc. 1892.

(3) RICARD, *Traité de chirurgie*, T. II, p. 429.

(4) ROUTIER, *Bulletin de la Societé de chirurgie*, XX, 513, 1894.

(5) ROUTIER, *Revue d'orthopédie*, 1er nov. 1894.

(6) RICHARD (Thèse de Paris, 1892-93) a réuni 12 cas dont 1 de Schwartz, 1 de Poirier et 2 de Reynier. — BUSSON (Thèse de Paris, 1893-1894) a publié 15 cas nouveaux. Il convient d'y ajouter 1 cas de Roux de Brignolles, 1 de Routier, 1 de Begouin (*Jour. de méd. de Bordeaux*, mars 1892, p. 144), 1 de Mauclaire (*Congrès français de chirurgie*, In *Bullet. méd.*, 24 oct. 1894). Total, 31 cas sans décès et avec succès complet, sauf le cas de Poirier-Ricard (voir plus haut) opéré trop tard et où on dut ulterieurement faire la désarticulation de l'épaule.

(7) Le cas de mort est celui de MAUNOURY (*Bulletin de la Societé anat.*, juillet 1881). Maunoury operait pour une lésion vasculaire. Au moment ou il mit à nu les fragments, le sang s'échappa à flots et l'air pénétra dans les veines. Le malade mourut en quelques secondes.

grandes difformités, nous avons vu que les fractures exposaient à des complications parfois sérieuses et exceptionnellement graves. C'est pour ces cas qu'il faut réserver la suture et on s'est attaché à en préciser les indications.

L'intervention, suivie ou non de suture, est admise par tous les auteurs dans les fractures compliquées. L'intervention ne peut en effet qu'améliorer le pronostic en désinfectant le foyer, et en prévenant, par l'ablation des esquilles et la juxtaposition des fragments, la production d'un cal exubérant. Dans les fractures fermées, voici les indications telles que les formule Poirier (1) :

1° Lésions vasculaires sous-cutanées.

2° Lésions nerveuses avérées.

3° Fractures comminutives avec une ou plusieurs esquilles déplacées, pouvant amener des troubles du plexus brachial ou devant occasionner plus ou moins un cal difforme susceptible de comprimer un nerf sous-jacent.

4° Fracture avec déplacement ou un déplacement notable de l'un ou des deux fragments, que ces fragments soient impossibles à réduire ou à maintenir réduits; ces cas se rapportent parfois à certaines fractures de l'extrémité interne.

5° Fracture de deux clavicules.

En somme, l'intervention s'impose dans les lésions vasculaires et elle doit être hâtive; elle s'impose également dans les lésions nerveuses où elle doit être précoce, en attendant seulement le temps nécessaire à la disparition des accidents dus à la contusion simple : elle est indiquée dans certains cas de pseudarthroses, particulièrement ceux où le chevauchement menace les vaisseaux et les nerfs, et dans certains cals douloureux (cas de Tillaux). C'est une opération de complaisance dans les cals difformes. Dans ce dernier cas, on fera à la peau (Routier), la suture intra-dermique de Pozzi, afin d'obtenir une cicatrice aussi peu disgracieuse que possible.]

(1) Poirier, *Semaine médicale*, 2 sept. 1891.

Tab. 26.

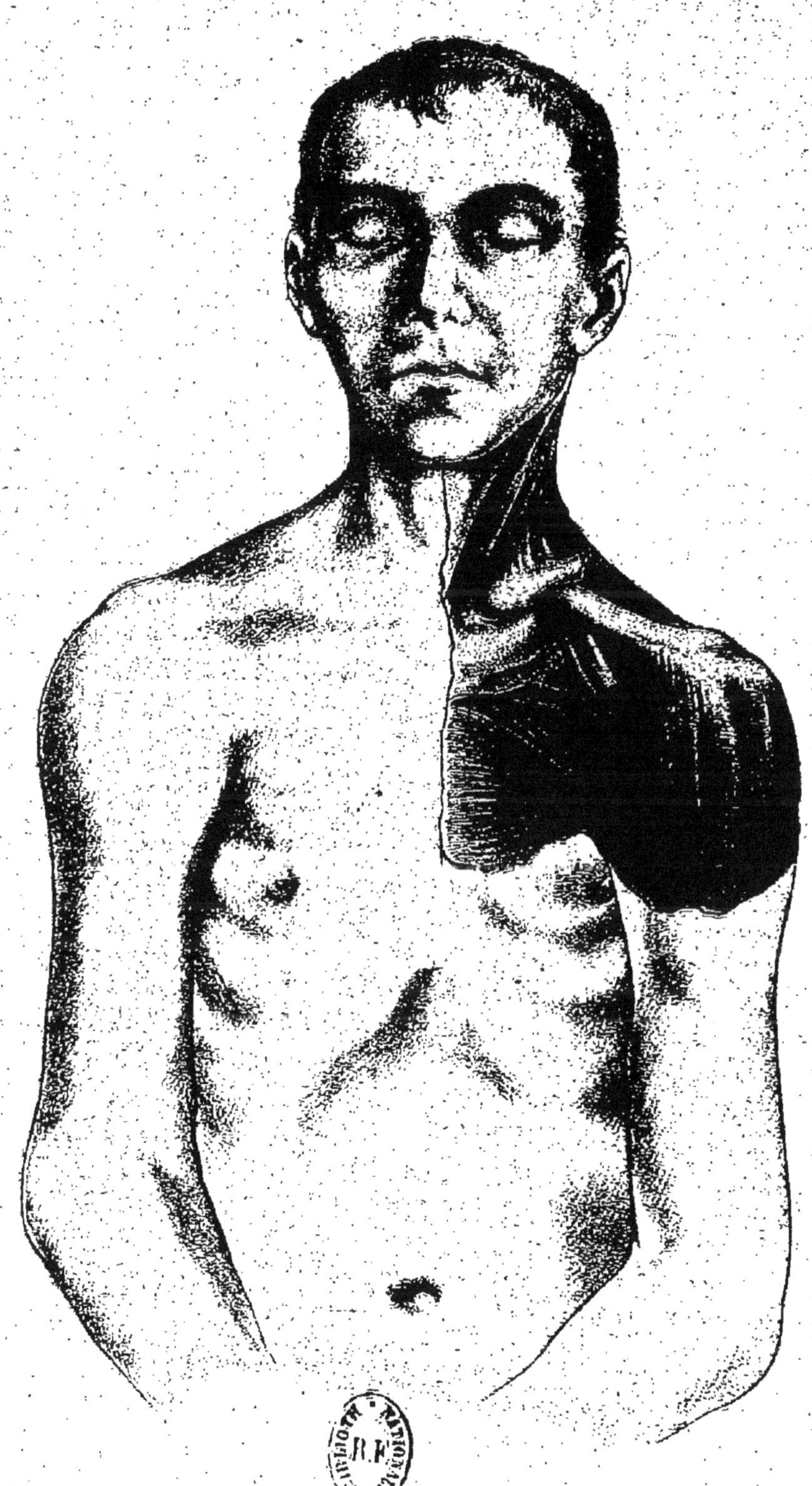

PLANCHE XXVI

FRACTURE DE LA CLAVICULE. — DÉPLACEMENT TYPIQUE DES FRAGMENTS. — ATTITUDE CARACTÉRISTIQUE DU BRAS.

Le trait de fracture est placé à l'union du tiers externe et du tiers moyen de la clavicule gauche : les fragments chevauchent. La clavicule est par suite raccourcie. Le fragment sternal est déplacé en haut par la traction du sterno-mastoïdien; le fragment externe est entraîné au-dessous de l'interne par le poids de l'épaule et du bras.

Sur la figure, on reconnaît facilement le sterno-cléido-mastoïdien; en dehors et en arrière, le trapèze marque la limite externe de la nuque. Le deltoïde est facile à reconnaître; le grand pectoral est détaché de ses insertions claviculaires et écarté. La fenêtre, ainsi créée, permet de bien voir la situation exacte des fragments : Au-dessous du fragment interne, on aperçoit la première côte, et au-dessous du fragment externe, le muscle sous-clavier, les gros vaisseaux et les nerfs. Entre le plexus brachial jaune et la veine sous-clavière bleue, on aperçoit une mince bande de l'artère sous-clavière rouge.

La fracture de la clavicule provoque un changement d'attitude du bras. Le bras est rapproché du tronc et la cavité de l'aisselle s'efface : il est légèrement pendant; ces deux déformations se voient manifestement dans le dessin; le déplacement du moignon de l'épaule en avant et en dedans est difficile à figurer.

Particulièrement importante est l'étude des connexions qui existent entre la fracture, les gros vaisseaux et les nerfs. Il est facile de comprendre comment la pression exercée par les fragments peut amener de graves lésions des vaisseaux et des nerfs.

V. — Fractures de l'humérus (1).

A. Fractures de l'extrémité supérieure de l'humérus.

Les fractures peuvent occuper sur l'extrémité supérieure différents points, ce qui permet de les diviser en :

a. Fracture du col anatomique (pl. XXVIII, fig. 3).

C'est une lésion très rare, surtout dans sa forme pure. Dans cette dernière, le trait de fracture peut être entièrement intra-capsulaire : la tête est alors complètement détachée, sa vitalité est en question et elle se comporte comme un fragment de cartilage détaché, par exemple comme ces cartilages libres qu'on observe parfois au genou. Mais le plus souvent, le trait n'est pas purement intra-capsulaire et la tête reste adhérente à des portions de capsule qui la vascularisent.

1. — Étiologie.

La fracture est ordinairement causée par un traumatisme direct. Les relations de la tête avec le fragment huméral sont très différentes, c'est ainsi que la tête peut s'enfoncer entre les deux tubérosités, ou au contraire l'extrémité supérieure de la diaphyse s'enfoncer dans la tête. Le déplacement est variable : ordinairement faible, mais parfois considérable : l'extrémité supérieure du corps se porte en avant, en dedans et en haut. La tête peut subir des changements de direction ; on l'a vue se retourner complètement et regarder le corps de l'os par sa face cartilagineuse : elle peut se luxer (2).

[(1) On consultera pour la fracture de l'extrémité supérieure de l'humérus Poirier et Mauclaire, *Revue de chirurgie*, p. 818, 1892.

(2) C'est à ces cas que Poirier, après Hennequin, réserve le nom de *fracture du col anatomique avec déplacement extra-capsulaire de la tête*. Il fait remarquer que le nom de *luxation* ne convient pas, car le reste de l'humérus est en place. On fait le diagnostic grâce à la présence de la tête dans l'aisselle coïncidant avec l'absence de vide sous-acromial. Le traitement consiste à essayer de réduire la

2. — SYMPTÔMES ET DIAGNOSTIC.

Les symptômes sont ceux de toute lésion intra-articulaire. La douleur à la pression est exactement localisée au-dessous de l'acromion. Le diagnostic n'est possible que par une exploration pendant le sommeil chloroformique et par une palpation profonde permettant de faire éclater un signe positif de la solution de continuité de l'extrémité osseuse : mobilité anormale ou crépitation.

3. — TRAITEMENT.

C'est le repos au lit et l'extension continue, tirant le bras en bas et en dehors : on met un coussin axillaire, et on dispose un deuxième appareil tirant l'extrémité supérieure en dehors. Faire jouer de bonne heure l'articulation, en imprimant des mouvements passifs à l'humérus.

b. Fracture du col chirurgical (planche XXVIII, fig. 3).

C'est une lésion fréquente. Le trait de fracture siège au-dessous des tubérosités ou intéresse seulement leur partie inférieure. Le segment supérieur conserve ses connexions avec les muscles périarticulaires par l'intermédiaire des tubérosités et subit leur influence.

1. — ÉTIOLOGIE.

La fracture est le plus souvent de cause directe : elle résulte d'une chute sur l'épaule, et s'observe surtout chez des gens âgés. Parfois indirecte, elle est consécutive à une chute sur la main ou le coude. Les fragments peuvent rester unis, grâce à la pénétration du fragment inférieur dans le supérieur (voyez la préparation représentant une fracture par pression, planche III, fig. 2); il peut y avoir aussi un fort déplacement, l'extrémité supérieure du corps de l'humérus étant souvent portée en avant, en dedans et en haut (1).

tête ou bien, si ces tentatives échouent, à l'extirper (*Semaine médicale*, 1892, 381).]

[(1) Le trait de fracture est *oblique* en bas, en arrière et en dehors,

2. — Symptômes.

En palpant la région suivant le contour extérieur de l'épaule, on reconnaît au-dessous de l'acromion, à sa forme arrondie, la tête humérale qui a conservé sa situation normale. Le bras est appliqué contre le thorax (au lieu d'être en abduction elastique comme dans la luxation), il est souvent raccourci (ce qui le distingue de la luxation sous-coracoïdienne, où il est allongé). Souvent on constate aussi de la mobilité anormale et de la crépitation (particulièrement dans les mouvements de rotation du bras), parfois on peut apprécier le déplacement du corps en haut, en avant et en dedans. Dans ce dernier cas, la lésion presente une certaine ressemblance avec la luxation sous-coracoïdienne ; mais le raccourcissement et les autres symptômes signalés plus haut permettent de faire le diagnostic. Dans les cas où la fracture s'accompagne de penétration des fragments, le diagnostic est plus délicat; mais il est toujours possible d'eliminer la luxation. La palpation réveille la douleur en un point situé plus bas que dans le cas précedent. Dans tous les cas, la fracture s'accompagne d'une ecchymose considérable caractéristique.

Pour les fractures compliquant une luxation, voyez plus haut : *Luxations de l'épaule*, p. 102.

3. — Traitement.

Quand il y a déplacement, il faut d'abord réduire, et réduire aussi exactement que possible.

ou transversal. Dans cette dernière variété, les deux fragments peuvent s'abandonner. L'extrémité supérieure du corps se porte en haut, en dedans et plus ou moins en avant, de manière à se placer en luxation sous coracoïdienne ou intra coracoïdienne (HENNEQUIN LEJARS, *Revue de chirurgie*, 1894, 632.) Ils peuvent, au contraire, rester unis, le fragment inférieur pénétrant dans le supérieur. On a alors soit la fracture par penetration simple de Malgaigne, soit et cela plus fréquemment, la fracture par pénétration avec rotation en arrière et abaissement de la tête humérale de Poirier et Mauclaire (*loco citato* et ALRIGOS, Thèse de Paris, 1893-1894.)

Comme traitement ultérieur, s'il n'y a pas de tendance au déplacement, on emploiera les appareils à attelle fixant le bras en totalité et l'épaule jusqu'au cou. On aura soin de placer un coussin dans l'aisselle. S'il y a tendance au déplacement, il faut mieux renoncer au traitement ambulatoire de cette lésion grave, qui peut laisser après elle une impotence marquée. Le décubitus au lit, l'extension permanente pratiquée avec des poids tirant sur le bras suivant l'axe longitudinal, puis un coussin axillaire ou mieux un deuxième appareil à extension, tirant sur l'extrémité supérieure, constituent alors le meilleur traitement. On peut exercer ainsi un contrôle permanent sur l'épaule découverte, employer le massage, et en soulevant de temps à autre les poids, commencer à imprimer prudemment des mouvements passifs au bras. Au reste, tout ce qui a été dit pour le traitement des fractures en général est applicable ici.

[Pour les fractures de l'extrémité supérieure de l'humérus, quelles qu'elles soient, comme pour les fractures en général, on est à peu près d'accord pour rejeter les appareils immobilisateurs compliqués et pesants. Ils laissent trop souvent des mouvements limités et des muscles atrophiés. Heussner (1) regarde l'extension continue, employée pour la première fois par Hennequin en France, comme le traitement de choix et l'applique en fixant au coude des poids par une attelle plâtrée, et en soutenant simplement la main dans une écharpe. C'est en somme l'indication que remplit l'appareil de Hennequin, que Helferich semble, au reste, ne pas connaître. L'inutilité des appareils avait d'ailleurs été notée et il était classique d'appliquer aux fractures s'accompagnant d'un faible déplacement, la simple écharpe de Mayor. Lucas Championnière a obtenu d'excellents résultats de l'emploi du massage (Voyez *Généralités*, p. 45).

Dans le cas où la fracture se sera consolidée avec déplacement et où les mouvements seront limités, on devra aller libérer les fragments et les fixer, à l'aide

(1) HEUSSNER, *Archiv für klinische Chirurgie*, t. XLIII, 3, 91.

d'une suture osseuse, ou, à l'exemple de Lejars (1), d'une suture périostique.]

c. *Fractures des tubérosités.*

La fracture des tubérosités, en particulier celle de la grosse tubérosité, survient comme épiphénomène dans la luxation sous-coracoïdienne qu'elle accompagne toujours (fracture par arrachement). La fracture peut encore avoir lieu par choc direct (écrasement) ou par pénétration de la diaphyse, dans la fracture du col chirurgical. La fracture de la grosse tubérosité est rare, celle de la petite tubérosité encore plus rare.

Les symptômes des fractures isolées de ces apophyses sont vagues. On constate les apparences d'une contusion de l'épaule et on peut parfois sentir la mobilité du fragment détaché. Cette fracture peut se produire aussi dans la réduction de luxations anciennes de l'épaule.

Sous le nom de *fractures transtubérositaires*, on décrit une fracture transversale de l'humérus à la hauteur des tubérosités (Voyez *Fractures du col chirurgical*, p. 135).

d. *Fractures de la tête.*

[Ces fractures, que Ricard (2) a décrites à part, ne sont le plus souvent que des complications des fractures du col anatomique, la diaphyse ayant pénétré dans la tête et l'ayant fait éclater. On observe cependant des fractures isolées de la tête. Ainsi Gérard-Marchant et Lenoir (3) ont vu une fracture de la moitié postérieure de la tête; cette moitié s'était détachée, constituant une sorte de lambeau ostéo-cartilagineux qui avait pénétré dans la petite tubérosité et l'avait fait éclater.]

e. *Décollement traumatique de l'épiphyse supérieure de l'humérus* (planches XXVII et XXVIII).

Cette lésion présente un grand intérêt pratique, en

(1) Lejars, *Les cals vicieux de l'extrémité supérieure de l'humérus et leur traitement opératoire* (*Revue de chirurgie*, 1894, 632).
(2) Ricard, *Traité de chirurgie.*
(3) Gérard-Marchant et Lenoir, *Revue d'orthopédie*, 1894, 255.

raison de sa fréquence; elle n'est naturellement possible que chez les sujets dont le cartilage interdiaphyso-épiphysaire (ou mieux cartilage intermédiaire) n'est pas encore ossifié; par conséquent chez les sujets jeunes. Elle se produit à l'occasion d'une chute sur l'épaule ou le bras. Pour comprendre cette lésion, il faut connaître les détails anatomiques de la ligne d'ossification (Voy. planche XXVIII, fig. 1).

Les symptômes sont souvent caractéristiques; ce sont ceux de la fracture du col chirurgical. Quand le déplacement est moyen, la chloroformisation permet parfois de reconnaître la mobilité anormale et la crépitation; mais cette dernière a un caractère plus mou que d'ordinaire, c'est la crépitation cartilagineuse. Il n'est pas rare d'ailleurs de trouver une déformation notable : l'extrémité diaphysaire est attirée en haut et en dedans, et souvent forme une saillie circonscrite, presque angulaire, surtout visible quand on regarde le patient latéralement ou bien d'en haut (en se plaçant derrière lui). Dans certains cas, le déplacement est tel que l'extrémité supérieure du corps est véritablement luxée en haut.

La réduction est alors difficile, même sous le chloroforme; elle peut être impossible. Si on réussit à l'obtenir, la lésion doit être traitée ensuite comme une fracture du col chirurgical; si on ne l'obtient pas, il faut faire une incision conduisant sur le décollement, et enlever les parties molles interposées. J'ai à mon actif plusieurs cas de ce genre, et, dans un de ces cas, la fixation des fragments réduits, à l'aide d'une longue aiguille d'acier (enfoncée dans l'os) m'a donné les meilleurs résultats.

La réduction exacte est nécessaire pour éviter à ces jeunes sujets, pendant toute leur vie, une déformation accentuée et des troubles fonctionnels. Car à la suite de cette lésion, il se produit, si la réduction est incomplète, de graves troubles de développement, l'humérus ne croît pas régulièrement et reste plus court que son congénère du côté opposé (planche XXVII, fig 2).

PLANCHE XXVII

SÉPARATION TRAUMATIQUE DE L'ÉPIPHYSE SUPÉRIEURE DE L'HUMÉRUS.

Fig. 1. — Os jeune, dont la ligne interdiaphyso-épiphysaire n'a pas encore disparu : l'apophyse coracoïde n'est pas, elle non plus, soudée au reste de l'omoplate par du tissu osseux. La figure est très instructive, elle montre comment l'épiphyse reste fixée à l'omoplate par les faisceaux ligamenteux de la capsule articulaire de l'épaule et par les muscles qui s'insèrent aux tubérosités. Quelques débris de périoste adhèrent encore à l'épiphyse.

L'extrémité diaphysaire est dessinée un peu plus bas avec sa forme caractéristique. Assez souvent la séparation de cette extrémité cartilagineuse s'accompagne d'un déplacement de l'humérus en avant et en dedans, suffisamment prononcé pour que seule l'intervention sanglante permette la réduction.

Un coup d'œil sur la figure 1 de la planche XXVIII montre le trajet de la ligne interdiaphyso-épiphysaire.

Fig. 2.— Dessin d'après un malade (Bertram, 1878). Le raccourcissement notable de l'humérus est consécutif à des troubles de croissance, résultat d'un traumatisme de l'extrémité supérieure de l'humérus, survenu dans l'enfance. La lésion du cartilage épiphysaire a, on le sait, assez souvent pour conséquence un trouble de son développement physiologique, c'est-à-dire un trouble de la croissance de l'os blessé : ce trouble est au maximum quand la guérison se fait avec déplacement considérable des fragments. (Observation personnelle.

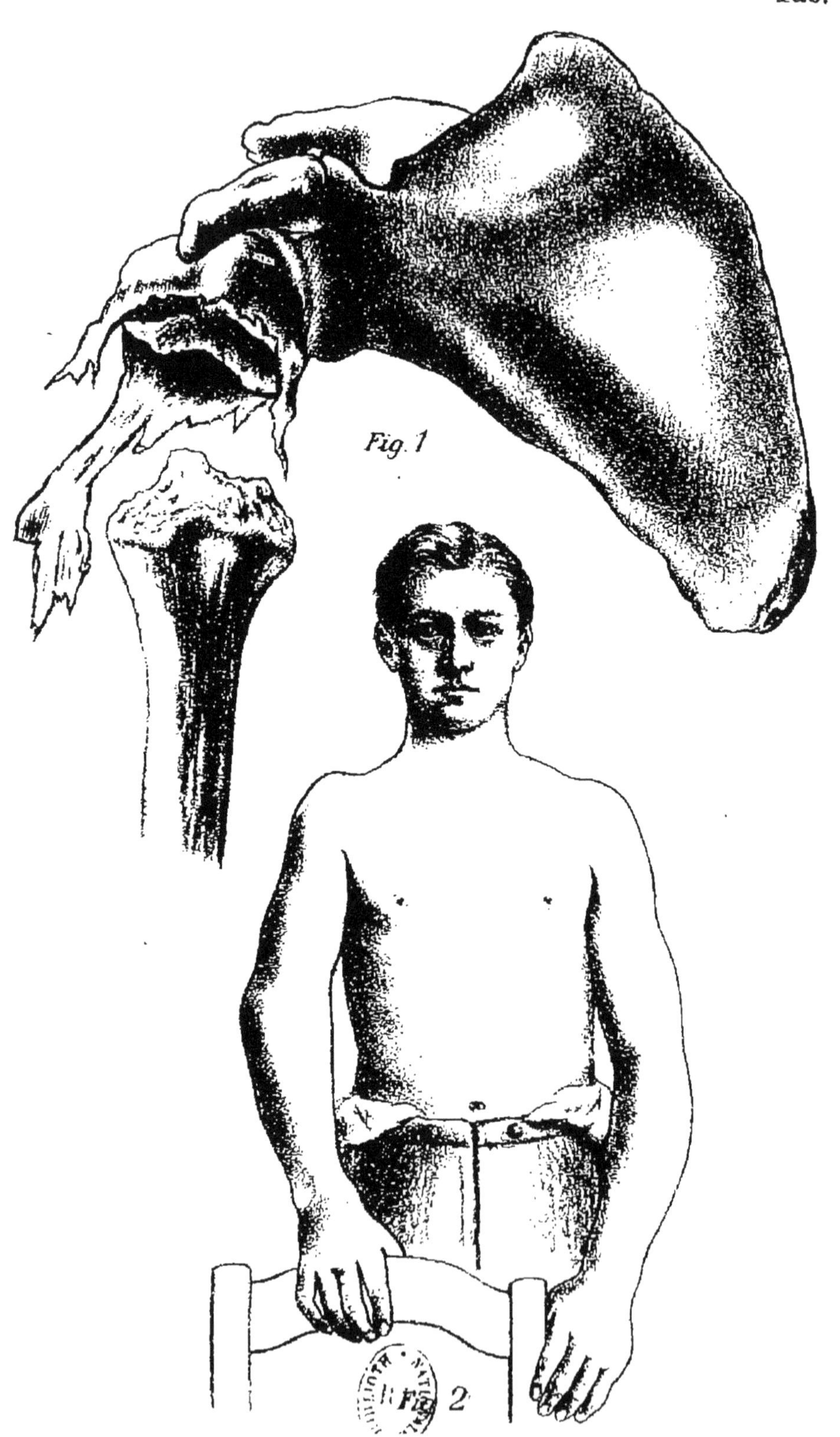
Fig. 1
Fig. 2

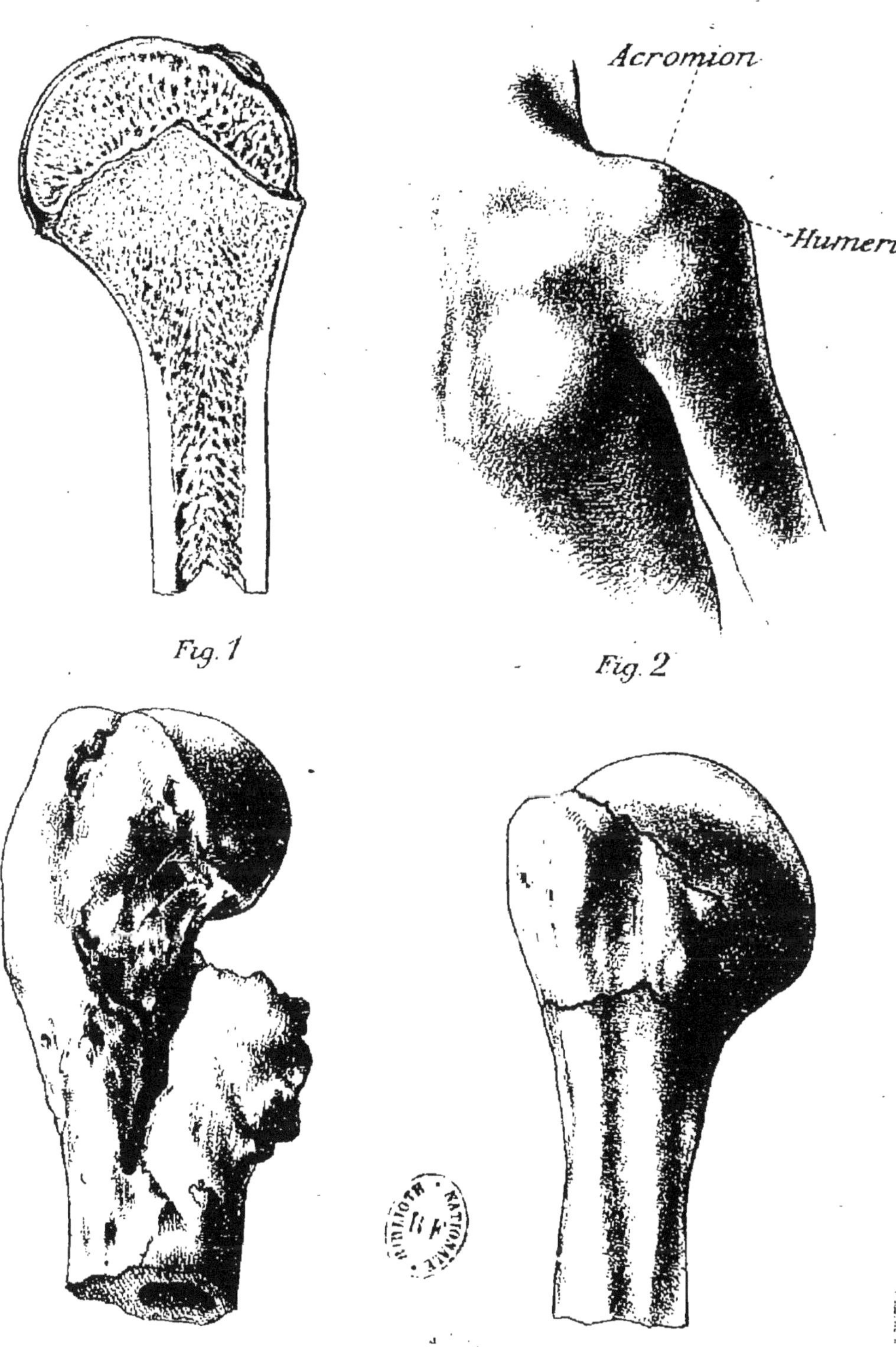

Fig. 1

Fig. 2

Fig. 4

Fig. 3

PLANCHE XXVIII

FRACTURES DE L'EXTREMITE SUPERIEURE DE L'HUMERUS.

FIG. 1. — **Trajet de la ligne diaphyso-épiphysaire,** vu sur une coupe de l'extrémité d'un os normal.

L'épiphyse supérieure de l'humérus comprend trois points d'ossification : un pour la tête, un pour chacune des tubérosités. Mais ces points s'unissent rapidement pour former un seul bloc, de sorte qu'au point de vue pratique on peut considérer l'épiphyse comme formant un segment unique.

L'angle à sommet supérieur que forme la ligne épiphysaire et que l'on voit sur le dessin, résulte de la fusion des divers points d'ossification. Il est important, pratiquement, de connaître cette disposition, parce que souvent l'extrémité diaphysaire avec sa pointe et ses deux versants lateraux,. est accessible à la palpation directe. (Collection personnelle.)

FIG. 2. — On a figuré ici l'épaule d'un garçon de quatorze ans (Klinke, 1894), qui, à la suite d'une disjonction traumatique de son épiphyse, présentait le déplacement de l'extrémité supérieure de l'humérus que montre le dessin. La figure a pour but de faire souvenir que ce déplacement se reconnaît, non pas en avant, mais mieux dans l'attitude représentée ici, latéralement et en arrière, et particulièrement quand l'observateur se place derrière le blessé et examine l'épaule malade un peu à vol d'oiseau, c'est-à-dire d'en haut, en comparant les côtés droit et gauche. On voit alors la saillie caractéristique souvent presque pointue de l'extrémité diaphysaire de l'humérus décollée.

FIG. 3. — Traits des **fractures du col anatomique et du col chirurgical** de l'humérus.

FIG. 4. — **Fracture ancienne guérie avec déplacement** notable de l'extrémité supérieure du corps de l'humérus. Le corps est déplacé en avant et en dedans. (Collection personnelle.)

B. Fractures de la diaphyse humérale (Pl. XXIX).

Ces fractures sont directes, indirectes ou par contraction musculaire.

1. — Symptômes.

Elles présentent, en général très nettement, tous les signes ordinaires des fractures : mobilité anormale, crépitation, déformation plus ou moins accentuée.

Quand la fracture siège au-dessous de l'insertion du deltoïde, le fragment supérieur est ordinairement attiré par le muscle, en haut et en dehors (déplacement suivant l'axe).

Quand la fracture siège à l'union du tiers moyen et du tiers inférieur de l'humérus, le nerf radial peut être et est souvent intéressé, soit primitivement par la cause qui a produit la fracture, soit secondairement par la pression du cal dans lequel il est parfois couché comme dans une profonde gouttière. Il faut se méfier, quand on est appelé près d'un malade, de cette complication (paralysie des extenseurs de la main, impossibilité d'exécuter des mouvements de flexion dorsale), afin de ne pas faire de grossières erreurs de pronostic (1). Les lésions des vaisseaux sont rares.

2. — Traitement.

La guérison s'obtient d'une manière normale quand le traitement est correct; cependant le développement d'une

(1) [On se rendra compte de la fréquence de cette complication d'après les chiffres suivants empruntés à de Bruns (*Deutsche Chirurgie* Lief. 27, II Heft) : Sur 189 cas de lésions nerveuses au cours de fractures, rassemblées par lui, le membre supérieur était intéressé 135 fois et sur ces 135 cas, 77 concernaient le radial. La compression existe surtout dans les fractures du tiers moyen, puis du tiers inférieur Le traitement consiste à mettre à nu le nerf et à le dégager, l'intervention doit être aussi hâtive que possible. — Murray, *New-York Medical Journal*, 25 juin 1892.]

pseudarthrose est un fait relativement plus fréquent dans les fractures de l'humérus que dans les fractures des autres os du membre supérieur, ce qui tient à la difficulté d'obtenir une bonne immobilisation et au déplacement souvent notable des fragments, compliqué d'ailleurs parfois de l'interposition de parties molles entre les extrémités fracturées.

On peut appliquer autour du bras un bandage circulaire comprenant l'épaule et le coude, mais il faut avoir soin d'éviter une compression dangereuse de l'aisselle (fig. 4, p. 145).

Des attelles plâtrées, des attelles de fil de fer, des attelles de métal laminé matelassées (ces dernières disposées de telle sorte que le côté long soit appliqué sur toute la face externe et que le côté court recouvre le côté interne du bras) remplissent bien les indications. On peut faire aisément, avec une attelle en fil de fer, une traction continue s'exerçant suivant l'axe du bras. On plie l'attelle et on la fixe sur l'avant-bras maintenu à angle droit, on recourbe ensuite l'extrémité supérieure légèrement et assez haut pour que la partie recourbée ne vienne pas prendre point d'appui sur l'epaule. On place alors dans l'aisselle l'anse bien garnie de ouate, d'un lien tracteur dont les extrémités légèrement tendues vont se fixer a la partie saillante de l'attelle. Ainsi on exerce une traction permanente qui, en surveillant le lien axillaire, peut être facilement régularisée.

Ce même appareil peut être occasionnellement employé pour les fractures de l'extrémité supérieure et de l'extrémité inférieure.

Dans le cas de pseudarthrose, on est autorisé à recourir a l'intervention sanglante (1).

(1) [Voyez au sujet du traitement de ces pseudarthroses une clinique de M. Quenu, *Semaine médicale*, 1894, 237].

PLANCHE XXIX

FRACTURES DU CORPS DE L'HUMERUS A LA PARTIE MOYENNE.

Fig. 1. — Préparation anatomique de la région du bras destinée à montrer les **connexions du nerf radial et de l'humérus**. On voit que le nerf radial jaune, repose directement sur l'os : en avant, on aperçoit le brachial antérieur ; en dedans, le triceps légèrement récliné; en bas on reconnaît le coude : le bras est vu directement par le côté externe. C'est évidemment à la partie externe du tiers moyen et du tiers inférieur du bras que le nerf radial affecte les rapports les plus intimes avec le squelette. C'est là aussi qu'on peut le sentir le plus facilement. La disposition est la même sur le vivant. Il est facile de comprendre que le nerf, en raison de cette situation, puisse être facilement blessé quand un traumatisme produit une fracture de l'humérus. Dans tous les traumatismes de la partie moyenne et inférieure de l'humérus, il faut toujours songer à la possibilité d'une lésion du nerf. Il est absolument désagréable de constater plus tard que le malade est hors d'état d'étendre la main (par paralysie des extenseurs).

Fig. 2 et 3. — **Fracture du corps de l'humérus**, guérie avec déplacement des fragments.

La figure 3 est la vue extérieure de l'os, qui est représenté vu en coupe, pl. VI, fig. 2. (Collection personnelle.)

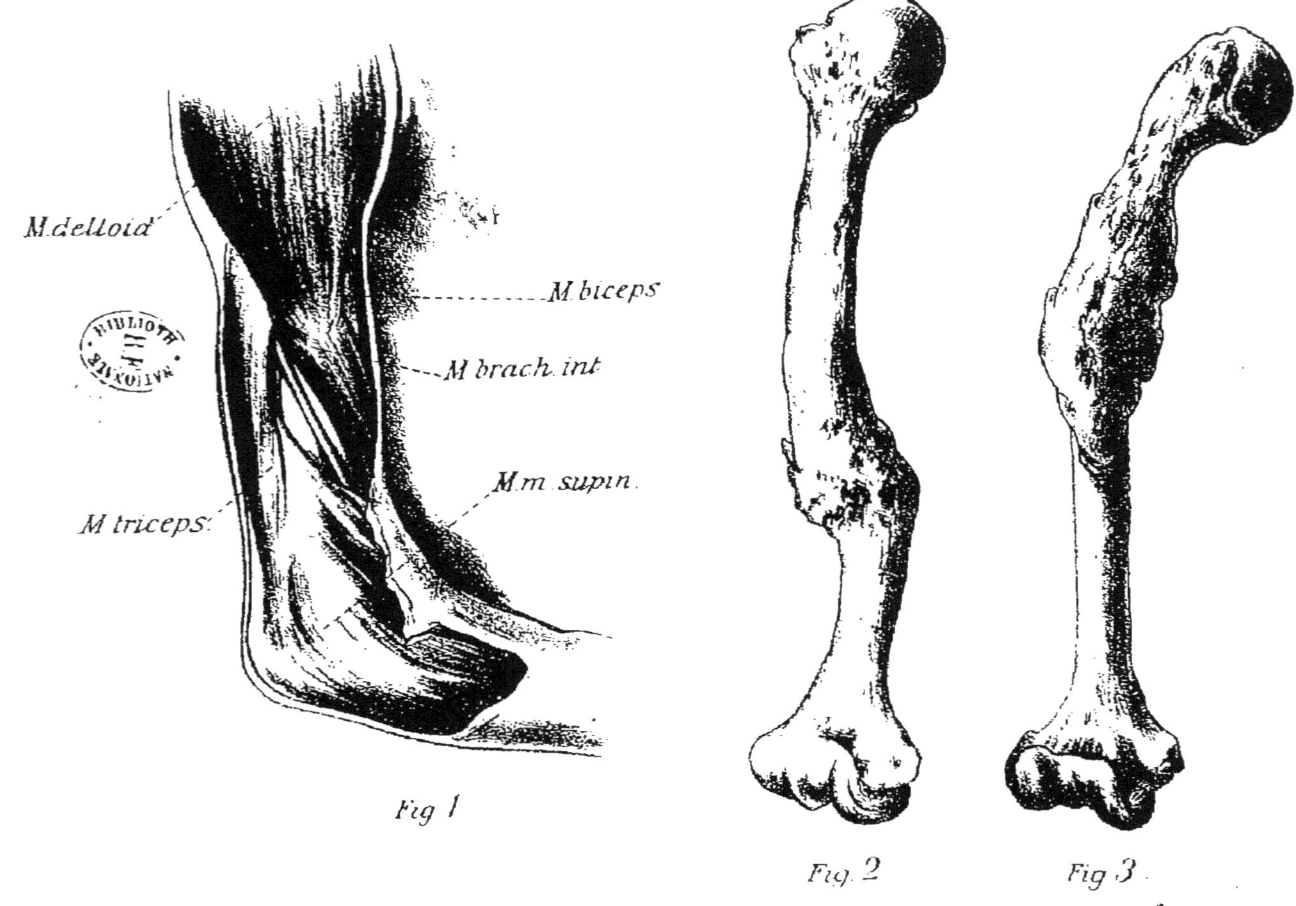

Fig 1

Fig. 2

Fig 3

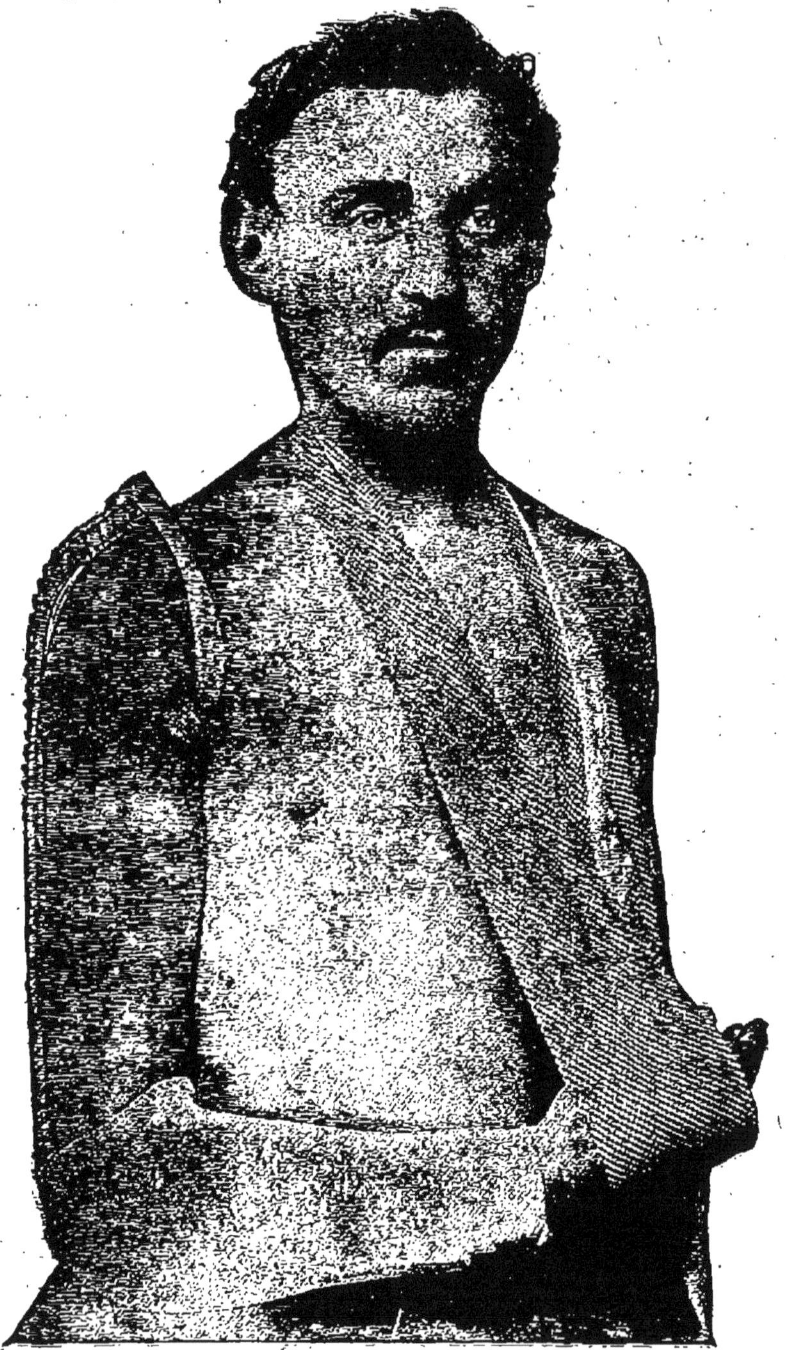

Fig. 4. — Bandage pour le traitement de la fracture de la diaphyse humérale.

C. Fractures de l'extrémité inférieure de l'humérus (Pl. XXX, XXXI, XXXII).

Les fractures de l'extrémité inférieure de l'humérus sont très fréquentes. Leur importance pratique est considérable. C'est qu'elles méritent, même quand cela n'est pas toujours exact au sens propre du terme, le nom de *fractures articulaires*.

Ces fractures présentent un grand nombre de variétés ; ce sont : la fracture sus-condylienne, la fracture sus-condylienne avec trait vertical séparant les deux condyles ou fracture en T, le décollement épiphysaire de l'extrémité inférieure, la fracture de la portion articulaire, la fracture isolée de chacun des condyles.

Dans toutes ces lésions, le principal élément de diagnostic se tire des renseignements fournis par la palpation attentive de la région, en particulier des rapports qu'affectent entre elles les saillies périarticulaires : épicondyle, épitrochlée et olécrâne. Aussi faut-il s'habituer à les chercher sur un coude sain ; cette éducation faite, on les retrouve facilement sur un malade dans leur situation pathologique ; on peut d'ailleurs s'aider de la comparaison du côté blessé avec le côté sain.

a. Fracture sus-condylienne et fracture en T.

1. — Étiologie.

Cette fracture est le plus souvent consécutive à une chute sur le coude ou sur la main. Elle est particulièrement fréquente chez les enfants. La fracture en T, c'est-à-dire l'adjonction au trait horizontal, d'un trait vertical séparant en deux parties le fragment inférieur, est consécutive à la pression sur l'extrémité inférieure de l'humérus de la crête verticale qui sépare en deux versants la grande cavité sigmoïde, pression s'exerçant soit d'arrière en avant de l'olécrâne vers l'humérus, soit de haut en bas de l'humérus vers l'olécrâne.

2. — Symptômes.

Il y a déformation. Elle résulte de la direction du plan de fracture, oblique en bas et en avant, et de la traction du triceps. Elle est variable : le fragment inférieur peut remonter simplement derrière le supérieur, en lui restant plus ou moins parallèle (déplacement parallèle) ; il peut remonter derrière le supérieur, son extrémité supérieure regardant un peu en avant, cas plus fréquent (déplacement perpendiculaire). Ce déplacement est figuré planche XXXI. La déformation rappelle beaucoup celle de la luxation du coude en arrière. Le déplacement est souvent nul chez les enfants (fracture sous-périostée).

Pour rechercher la fracture, la manœuvre consiste à saisir transversalement le segment inférieur de l'humérus, au niveau des condyles, saillants et par suite faciles à reconnaître, et à lui imprimer des mouvements en immobilisant le coude; on apprécie ainsi la mobilité anormale.

On l'apprécie également en fixant l'humérus et en refoulant l'avant-bras en arrière. Cette manœuvre fait éclater la crépitation. Quand le corps de l'humérus pénètre entre les deux fragments inférieurs (fracture en T et surtout en Y), il y a élargissement de l'extrémité inférieure en masse.

3. — Complications.

Cette fracture est grave, en raison des phénomènes d'arthrite qui peuvent se produire, principalement dans la fracture en T qui ne guérit jamais bien; et aussi en raison de la gêne fonctionnelle persistante qui en résulte. Les rapports anatomiques de l'extrémité inférieure expliquent les distensions, les élongations et même des ruptures du nerf cubital et du nerf médian et la compression de l'artère humérale que l'on a parfois observées.

A la suite de cette dernière lésion on a pu voir de la gangrène du membre. Toutefois ces complications sont très rares.

4. — Traitement.

Il faut réduire la fracture exactement, au besoin sous le chloroforme, puis maintenir la réduction au moyen d'attelles (attelles de métal battu, bien matelassées en dedans et en dehors); le coude peut être fléchi ou etendu; on choisira la position dans laquelle la réduction se fait le mieux.

Chez les adultes, il peut être nécessaire d'employer un appareil à traction continue au diachylon, en plaçant les anses de manière à exercer une traction latérale, ou en chargeant directement les fragments (sac de sable). Chez les enfants, les attelles suffisent généralement.

On ne saurait trop insister sur l'importance d'une réduction soignée et d'un contrôle fréquent. Aussi ai-je soin d'endormir les enfants atteints de cette fracture, pour appliquer le premier appareil et parfois même pour faire les pansements ultérieurs.

Il est bien évident que les lesions des nerfs exigent des soins spéciaux.

b. Fractures de l'épicondyle et de l'épitrochlée.

Les fractures de l'epicondyle et de l'epitrochlée s'observent surtout chez les enfants; elles peuvent exister isolément ou se montrer seulement à titre de complications, en particulier des luxations. Le diagnostic est facile grâce à la mobilité des fragments et à la déformation. [La déformation consiste en un abaissement considérable du fragment, lequel peut se trouver à deux travers de doigt au-dessous de sa situation normale. C'est là qu'il faut le chercher; en le réduisant, on peut percevoir la crépitation.]

Le traitement est simple : immobiliser par un bandage pendant quelques jours; après quoi, on se hâtera d'imprimer des mouvements au coude.

c. *Fractures transversales du corps articulaire et décollement épiphysaire.*

Ce sont des fractures articulaires au sens propre du mot : elles s'accompagnent assez souvent d'un déplacement étendu de l'avant-bras au niveau du coude.

Une palpation exacte de chaque saillie osseuse et un essai de mobilisation conduisent facilement au diagnostic, que l'on confirmera s'il est rendu difficile par un fort gonflement et par une douleur intense, à l'aide d'un examen sous le chloroforme.

Souvent on peut sentir la surface de fracture et même l'extrémité articulaire séparée.

Avec des connaissances suffisantes de la forme normale, et en s'aidant de la comparaison avec le côté sain, on réussira toujours à se faire une idée exacte de la fracture.

d. *Fractures isolées du condyle externe et du condyle interne.*

Ce sont des fractures en Y dont une des branches fait défaut. Pour le condyle externe, le trait de fractures part soit du sillon intertrochléo-condylien, soit de la gorge de la trochlée, se porte en haut et en dehors, et atteint le bord externe de l'humérus au-dessus de l'épicondyle.

Pour le condyle interne, le trait de fracture part le plus souvent de la gorge de la trochlée, mais parfois aussi de la dépression intertrochléo-condylienne et remonte en haut et en dedans pour atteindre le bord de l'humérus au-dessus de l'épitrochlée.

Ces fractures s'accompagnent d'un déplacement du fragment, en haut et en arrière. Le fragment entraîne avec lui l'os avec lequel il s'articule. Aussi est-ce dans ces fractures qu'on voit l'avant-bras s'incliner en dehors ou en dedans suivant le côté.

1. — Pronostic.

Le pronostic de ces fractures est malheureusement, en général, encore moins bon que celui des fractures sus-condyliennes ; car il ne persiste que trop facilement de la déformation, déformation qui, à ce niveau, conduit à une diminution de l'étendue des mouvements, en déterminant la production de saillies osseuses (crochet osseux) ; chez les enfants et les individus jeunes, avec le temps, avec des exercices appropriés et en utilisant des appareils convenables (par exemple, l'appareil à pendule de Kruckenberg pour l'articulation du coude, dont j'ordonne l'usage aux malades chez eux), l'obstacle peut être en partie vaincu et la mobilité s'améliorer ; mais on n'observe jamais une restauration complète. Les fragments peuvent en outre se dévier latéralement ; ainsi se produisent des positions en varus ou en valgus du coude ; cubitus varus et valgus.

On trouvera deux exemples typiques de valgus figurés planche XXXII.

2. — Traitement.

Ce qui a été dit des fractures sus-condyliennes et en T est applicable à ces fractures : réduction exacte en s'aidant de mouvements imprimés à l'avant-bras et de pression directe pendant le sommeil chloroformique; puis appareil à attelles, l'avant-bras en situation convenable : extension moyenne, extension complète ou flexion suivant les cas (1).

Les attelles métalliques malléables, matelassées, se comportent bien parce qu'à chaque changement d'appareil (et ce changement doit se faire dans les quatorze

(1) [STIMSON (*Med. News*, 3 oct. 1891) a insisté sur ce fait que les raideurs consécutives aux fractures de l'extrémite inferieure de l'humérus pouvaient tenir : à un defaut de coaptation des surfaces modifiées, à la saillie d'un cal, à la production de masses osseuses par le périoste souleve et decolle au-dessus du trait de fracture, enfin à des rétractions ligamenteuses ou musculaires. Ces dernières, justiciables du massage, mises à part, le meilleur moyen d'éviter les raideurs consiste à réduire le mieux possible le déplacement. Dans un cas de fracture en Y, Stimson fixa les deux fragments et le corps en les embrochant avec une longue aiguille d'acier.

Les appareils employes sont extrêmement nombreux. Tous sont bons à condition de ne pas embrasser circulairement le coude. Hamilton a montré que tout appareil comprimant le médian ou l'artère humerale exposait à des paralysies. A côte des appareils, il faut signaler l'extension continue. Elle a donne de bons résultats entre les mains de STIMSON (*loco citato*), BARDENHEUER et HEUSNER (*Arch. fur klinische Chirurgie*, t. XLIII, 3, 91)

Un fait actuellement discuté est de savoir s'il faut traiter ces fractures, l'avant-bras en flexion ou en extension. La flexion était et est la position classique. On fait valoir en sa faveur qu'elle est plus commode à supporter et qu'en cas d'ankylose le membre est plus utile. Cette considération est secondaire, car il est toujours facile de transformer une ankylose avec extension en ankylose angulaire.

L'extension de son côté présente de grands avantages. ALLIS (*Journ. Amer. Med. Associat.*, 1894, 53) a insisté sur ce point. C'est dans cette attitude que la circulation se fait le mieux. La masse musculaire periarticulaire n'est pas refoulée en avant comme dans l'attitude fléchie, ce qui permet de mieux palper et de mieux surveiller la fracture; elle permet de bien juger la position du coude par la comparaison du côté malade au côté sain. Quand le coude en effet est fléchi, un des condyles peut remonter sans qu'on s'en aperçoive, car cela ne produit du côté de l'avant-bras qu'une rotation autour de l'axe, tandis que dans la position étendue l'ascension produit un cubitus varus ou valgus. C'est la position dans laquelle le pansement peut être appliqué aisément et le plus simplement. Si un seul condyle est fracturé, elle permet de prendre point d'appui sur

premiers jours, tous les trois ou quatre jours; plus tard tous les deux jours) elles peuvent être modifiées pour donner au bras une attitude plus convenable.

le condyle sain. Enfin, c'est l'attitude qu'on donne sans inconvénient au membre dans la fracture du condyle fémoral. Personnellement j'ai vu deux fois appliquer l'extension dans le service de M. Le Dentu avec plein succès.

PLANCHE XXX

FRACTURES DE L'EXTREMITE INFERIEURE DE L'HUMERUS.

FIG. 1, *a* et *b*. — Squelette d'enfant. Fracture du bras par machine. On aperçoit figure 1 *a* **une fracture transversale avec fissure du corps de l'humérus**, et un décollement partiel de l'épiphyse inférieure de l'humérus à sa partie interne et moyenne.

Les os de l'avant-bras du même sujet sont représentés figure 1 *b*. Le radius est normal, le cubitus présente un **trait de fracture longitudinal** qui a détache l'olécrâne.

Le bras dut être amputé.

FIG. 2. — **Fracture longitudinale de l'humérus atteignant l'articulation du coude.** — La fracture était consécutive à une blessure par arme à feu chargée de chevrotines tirées très près. L'humérus était complètement broyé dans sa partie moyenne; le fragment inférieur était parcouru par le trait de fracture longitudinal représenté ici.

Le patient guérit en perdant le bras. (Collection personnelle.)

FIG. 3. — **Fracture oblique du condyle et de l'épicondyle.** — Des traits de fracture obliques du même genre peuvent se produire avec toutes les variantes possibles. (Collection personnelle.)

FIG. 4. — **Fracture transversale typique** de l'humerus au-dessus des condyles, avec trait vertical pénétrant dans l'articulation Fracture en T. (Collection personnelle.)

PLANCHE XXXI

FRACTURES DE L'EXTREMITE INFERIEURE DE L'HUMERUS ET DE LA TÊTE DU RADIUS.

Fig. 1 et 2. — Elles montrent la **ligne diaphyso-épiphysaire** et l'épiphyse de l'extrémité inférieure de l'humérus en coupe et dans son ensemble. La séparation épiphysaire typique est beaucoup plus rare ici qu'au niveau de l'extrémité supérieure de l'humérus. Dans le décollement, l'épitrochlée reste adhérente à la diaphyse, ce qui le différencie de la fracture sus-condylienne.

Fig. 3. — **Fracture sus-condylienne de l'extrémité inférieure de l'humérus** avec déplacement typique. — Un observateur attentif reconnaît aussitôt la ressemblance de l'attitude et du contour postérieur du bras avec ceux de la luxation du coude en arrière (planche XXXIV). Le contour des os est indiqué en pointillé. Un médecin explorant prudemment le coude par la palpation reconnaît les particularités qui sautent aux yeux dans le dessin. Il ne trouve pas l'olécrâne aussi saillant, l'épicondyle, facile à sentir, a conservé ses connexions avec les os de l'avant-bras ; par des mouvements de latéralité imprimés à l'extrémité inférieure de l'humérus, on reconnaît facilement le lieu de la fracture à la crépitation. Le traitement doit chercher à placer les fragments dans une position convenable, et à les maintenir par un bandage approprié ; en mettant le bras dans l'extension, on obtiendra souvent les meilleurs résultats. (Observation personnelle.)

Fig. 4, *a* et *b*. — **Fracture ancienne de la tête du radius, guérie**. — Le rebord cartilagineux a la forme d'un bourrelet ; le fragment fracturé détaché s'est consolidé dans une situation vicieuse, facile à reconnaître particulièrement sur la coupe (4, *b*). La préparation provient d'une résection (Friederike Lemcke, 28 ans, 1889). 4 mois avant l'opération, chute sur le bras dans l'extension

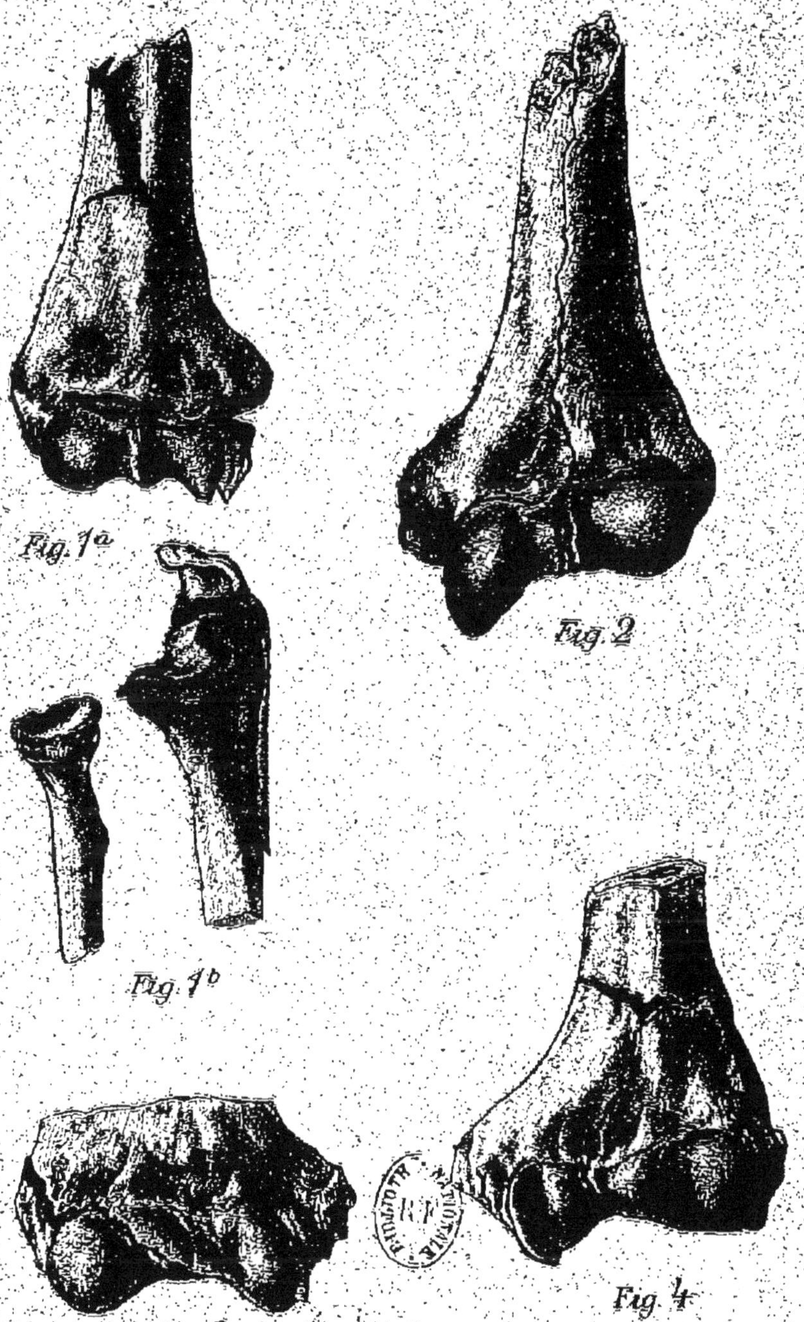
Fig. 1a
Fig. 2
Fig. 1b
Fig. 3
Fig. 4

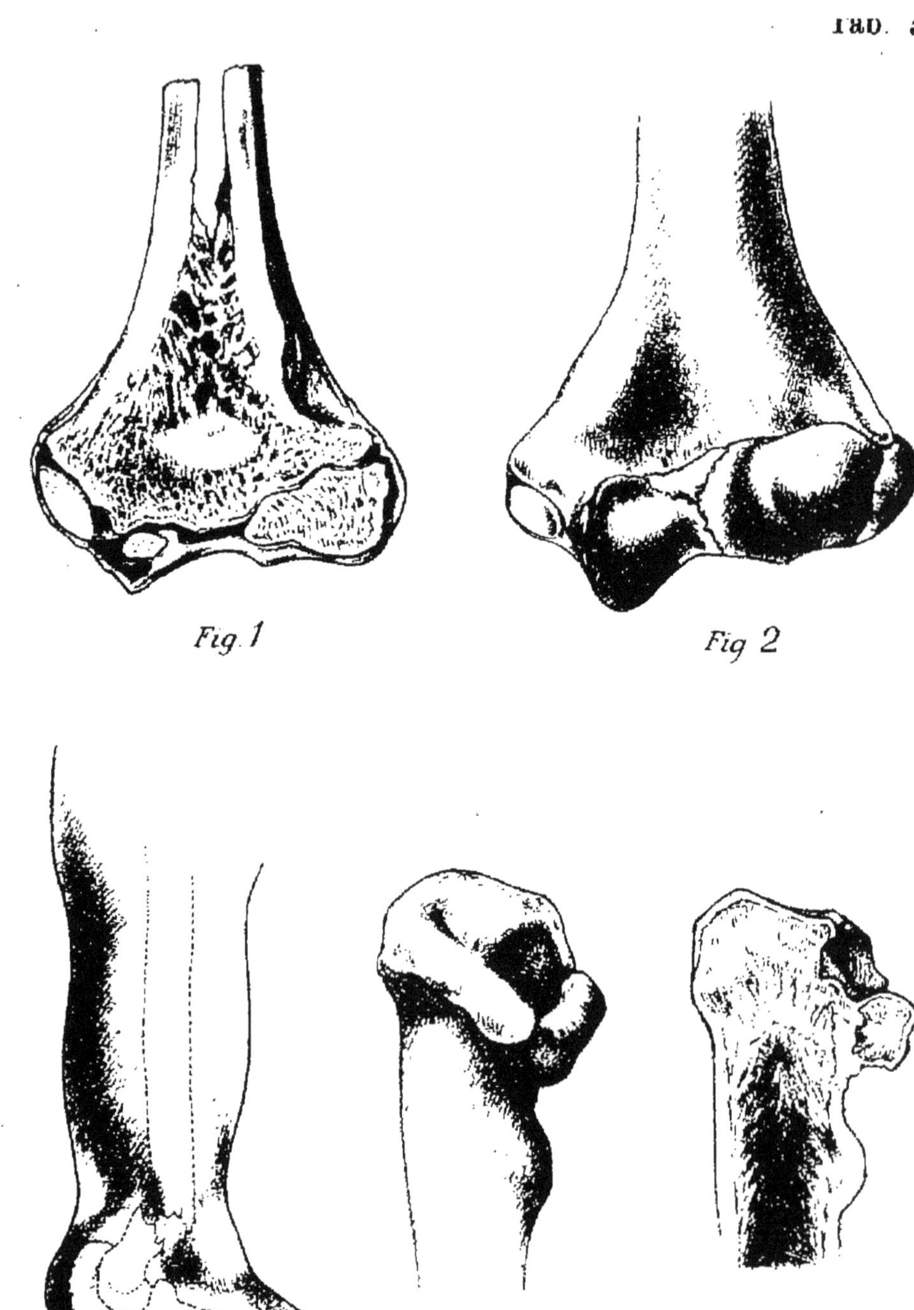

Fig. 1

Fig 2

Fig. 3

Fig. 4ª

Fig 4ᵇ

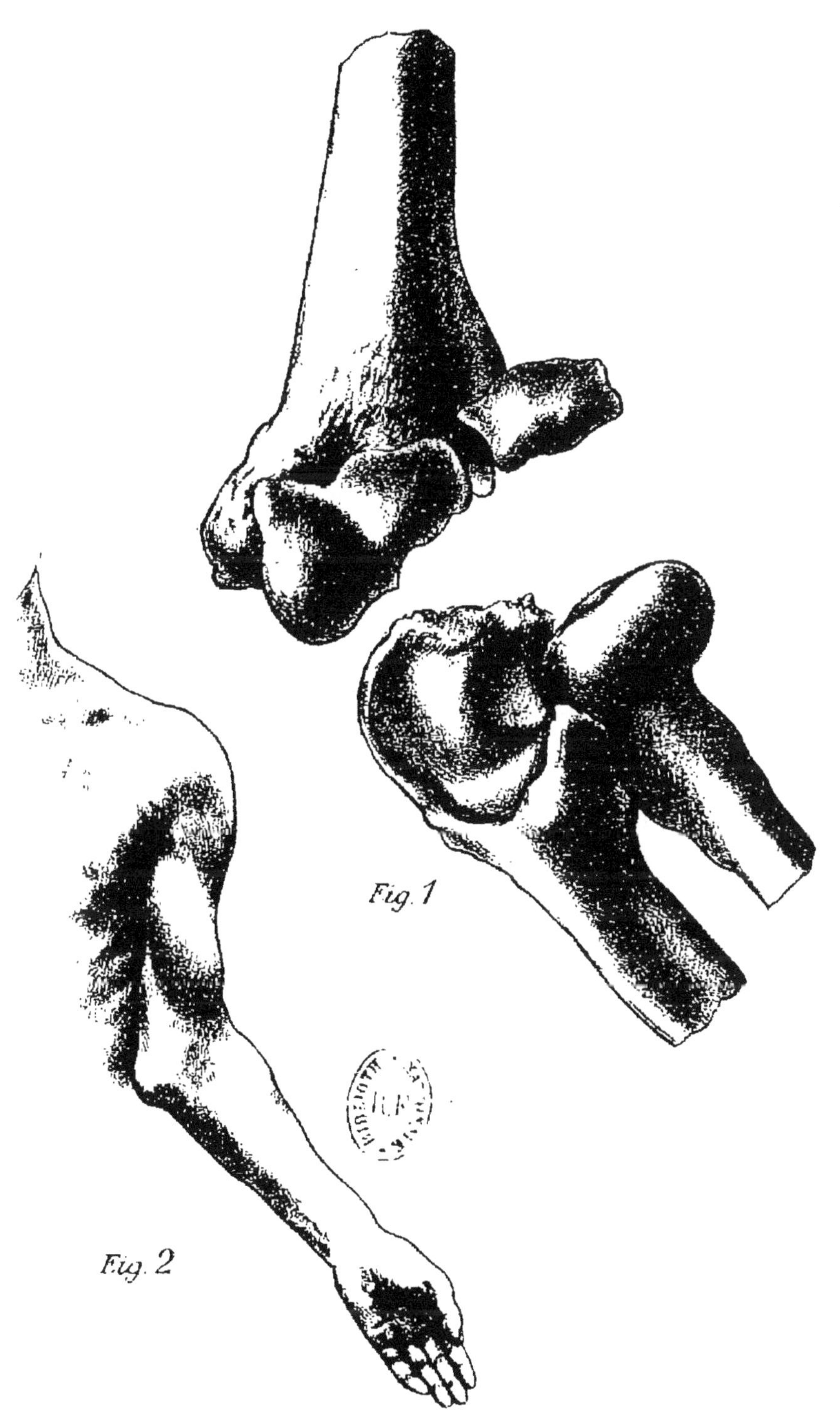
Fig. 1
Fig. 2

PLANCHE XXXII

DEFORMATION DU BRAS APRÈS FRACTURE ARTICULAIRE DE L'EXTREMITE INFERIEURE DE L'HUMERUS.

Fig. 1. — **Fracture ancienne transversale de l'extrémité inférieure de l'humérus avec formation d'un cubitus valgus.** — La préparation osseuse représentée, a été une trouvaille d'autopsie. On voit dans cette fracture ancienne, des modifications des surfaces articulaires qui rappellent celles d'une arthrite déformante légère : hypertrophie en bourrelet de la tête du radius, atrophie des extrémités articulaires cartilagineuses, léger épaississement des os dans leur voisinage. (Collection personnelle.)

Fig. 2. — Même lésion sur le vivant : le sujet porteur de cette lésion était un homme de trente-quatre ans, Johann Janker, 1884 (Policlinique chirurgicale de Munich, n° 1140), qui, à la suite d'une fracture, guérie deux années auparavant dans une situation vicieuse, présentait cet aspect. La figure a été exécutée d'après une photographie.

De même qu'il y a un genu valgum et un genu varum survenant accidentellement après un traumatisme et une fracture articulaire, de même on peut observer un cubitus varus ou valgus, après une fracture de l'extrémité inférieure de l'humérus vicieusement consolidée. Dans toutes les articulations en trochlée, après une fracture transversale guérie avec déplacement cette éventualité est possible. Le moyen d'éviter de semblables mécomptes réside dans une réduction exacte des fragments et leur contention en bonne situation, tantôt par des appareils à attelle, tantôt par des appareils à extension continue le bras fléchi ou étendu, et éventuellement par des appareils exerçant une pression latérale sur les fragments, soit en les chargeant (sac de sable), soit en les tirant latéralement (appareil à traction); ces derniers appareils exigent un contrôle fréquent.

VI. — Luxations du coude.

Pour faire le diagnostic de ces lésions, il est indispensable de posséder une connaissance exacte des contours de l'articulation normale.

La main promenée sur l'articulation sent, de chaque côté, l'épicondyle, l'épitrochlée ; en arrière et un peu latéralement, l'olécrâne avec sa situation un peu variable dans les diverses positions de l'articulation ; au-dessous de l'épicondyle, la cupule radiale, roulant sous le doigt quand on imprime des mouvements de pronation et de supination à l'avant-bras. Dans les luxations, la palpation permet souvent de délimiter très nettement le contour des extrémités : la tête du radius avec sa dépression centrale, le condyle huméral, la trochlée, l'extrémité supérieure du cubitus ; l'exploration attentive doit reconnaître non seulement chaque saillie osseuse, mais déterminer exactement les connexions d'une des saillies avec les autres ; cette détermination doit être faite même si la palpation ne peut les atteindre toutes.

Dans l'étude de cette lésion, il est bon de suivre la description sur un squelette.

On distingue : 1° les luxations simultanées des deux os ; 2° les luxations isolées de chaque os.

A. **Luxation du coude en arrière** (Planches XXXIV et XXXV).

Il n'y a pas de lésion plus facile à reproduire sur le cadavre que la luxation du coude en arrière ; c'est d'ailleurs, cliniquement, la plus fréquente. Un mouvement d'extension forcée produit la rupture de la partie antérieure de la capsule, l'olécrâne vient s'encastrer dans la fosse olécrânienne, il se fait alors un mouvement de levier qui a pour effet d'écarter les surfaces. Quand ce mouvement est suffisant, s'il se produit simultanément un choc qui refoule l'avant-bras en arrière et un mouvement de flexion du coude, la luxation se produit. La luxation une fois constituée, l'avant-bras se fléchit sur le bras en formant un angle obtus. (On a figuré planche XXXIV la flexion à angle droit pour ménager l'espace.) Ce qui empêche la flexion d'être plus complète, c'est la butée de l'apophyse coronoïde contre la surface articulaire de l'humérus.

Sur le vivant, ce mécanisme est certainement le plus fréquent. [C'est celui qui a été exposé par Desault et Bichat. C'est celui qui est défendu par Pingaud et Denucé (1).]

Cependant la luxation peut se produire aussi dans l'hyperflexion, pourvu qu'il se fasse simultanément un mouvement de latéralité dans l'articulation.

[Les deux os de l'avant-bras se portent soit directement en arrière, soit en arrière et en dedans, soit en arrière et en dehors (cas le plus fréquent).

La luxation comporte deux degrés : dans le premier, le ligament antérieur et le ligament latéral interne sont seuls déchirés, la luxation est incomplète. Les os de l'avant-bras retenus par le ligament latéral externe reposent, le cubitus par le bec de l'apophyse coronoïde sur le sillon médio-trochléaire, et le radius par le bord de la cupule radiale sur le sillon inter-épicondylo-condylien. Dans le deuxième degré, le ligament latéral externe et l'anconé sont rompus. La luxation est complète ; l'apophyse coronoïde se loge dans la dépression olécrânienne, et le col du radius dans la gouttière épicondylo-condylienne.]

1. — Symptomes.

Ils sont faciles à imaginer. L'olécrâne forme en arrière une saillie que l'on reconnaît immédiatement. Son sommet est situé plus haut qu'à l'état normal. La palpation permet de reconnaître en avant mais assez vaguement à travers les parties molles, l'extrémité inférieure de l'humérus : c'est seulement quand il existe des dé-

(1) Denucé, article Coude du *Dictionnaire* de Jaccoud, et Pingaud, article Coude du *Dictionnaire* de Dechambre.

chirures étendues de ces parties molles (muscle brachial antérieur, nerf médian, artère et veine humérale, nerfs), qu'on peut sentir l'humérus sous la peau; dans les luxations compliquées, d'ailleurs exceptionnelles, on le voit faire saillie à travers une éraillure des téguments. L'axe longitudinal de l'humérus prolongé ne tombe pas comme à l'état normal sur la partie terminale de l'avant-bras, mais plus en avant, de sorte qu'une petite partie de l'avant-bras déborde le bras en arrière. L'olécrâne et la tête du radius sont accessibles à la palpation directe et se reconnaissent à leur mobilité quand on imprime de légers mouvements à l'avant-bras. L'avant-bras présente une mobilité latérale exagérée.

2. — Diagnostic.

Le diagnostic doit se faire avec la fracture de l'extrémité inférieure de l'humérus. Dans la luxation du coude, on ne constate ni la mobilité anormale, ni la crépitation de la fracture sus-condylienne ; l'humérus n'est pas raccourci en avant ; une traction exercée sur l'avant-bras ne fait pas disparaître aussitôt la déformation ; enfin les tubérosités sont situées à une distance anormale de l'olécrâne, tandis que dans la fracture les trois saillies ont conservé leurs rapports.

Le diagnostic est plus difficile quand il existe des complications, par exemple une fracture de l'apophyse coronoïde : on observe aussi parfois simultanément la fracture sus-condylienne de l'humérus et la fracture de l'olécrâne. Dans la fracture de la trochlée, l'avant-bras peut se déplacer en arrière en entraînant ce fragment, et la tête du radius se luxe dans le même sens.

3. — Pronostic.

Il est souvent assombri par des complications (fractures des apophyses, de l'olécrâne, de l'extrémité humérale, lésions des parties molles, peau, artère humérale, nerf médian, nerf cubital).

[Il faut signaler également parmi les complications une affection décrite par Charvot (1) sous le nom de *dépôt sanguin du pli du coude.* Charvot en cite six observations. Deux autres ont été publiées par Mulot (2) et Annequin (3). C'est une tuméfaction d'une dureté cartilagineuse, qui se développe rapidement après un traumatisme du coude, luxation, entorse ou contusion simple : elle siège en dehors et en arrière du paquet vasculo-nerveux et est mobile avec le brachial antérieur. Par son siège elle peut gêner les mouvements de flexion. Charvot en fait un hématome organisé ; Annequin une déchirure, puis une inflammation traumatique de l'extrémité inférieure du brachial antérieur, un ostéome tendineux analogue à l'ostéome des cavaliers. Ces tumeurs doivent être extirpées, mais seulement si elles amènent une gêne notable.

Quand la luxation est simple on obtient par la réduction la guérison complète avec intégrité des mouvements.]

4. — Traitement.

Il consiste à réduire.

Le procédé de réduction est représenté planche XXXV. Comme dans toutes les trochlées, la réduction ne s'obtient pas par traction directe, quelque forte qu'elle soit. Elle doit s'obtenir sans force et pour ainsi dire en se jouant, le plus souvent sous le chloroforme. On met d'abord le bras en extension forcée pour dégager l'apophyse coronoïde accrochée dans la fosse olécrânienne. Puis on exerce une traction modérée qui porte l'avant-bras en avant, pendant que l'autre main saisit le coude malade et contrôle la position. En essayant alors de faire la flexion, on l'obtient sans difficulté. La luxation est réduite et les surfaces articulaires ont retrouvé leur contact normal. Le traitement consécutif est celui de toutes les luxations. Immobilisation pendant quinze

(1) Charvot, *Revue de chirurgie*, 1881.
(2) Mulot, *Arch. de chirurgie militaire*, 1882.
(3) Annequin, *Dauphiné médical*, 1892, p. 25.

jours avec changement fréquent d'appareil, massage, puis mobilisation.

[La réduction doit être faite le plus tôt possible. Même si l'on est appelé près du malade à une époque déjà éloignée de l'accident, on pourra essayer de réduire, soit par le procédé ordinaire, soit par un procédé spécial, décrit par Farabeuf à la Société de chirurgie (1) : mouvements de flexion et d'extension, puis traction sur l'avant-bras fléchi à angle droit accompagnée de mouvements de latéralité pour rompre les ligaments latéraux de nouvelle formation, enfin flexion qui amène la réduction. Par ce procédé, avec des appareils, on peut réduire des luxations très anciennes : celle que Farabeuf présenta à la Société de chirurgie datait de 158 jours. Fraser (2) a réduit une luxation remontant à huit semaines; Poncet, une luxation de sept mois (3). Toutefois des résultats aussi heureux sont exceptionnels et d'une manière générale, on doit regarder une luxation datant de plus de deux mois comme irréductible, d'autant plus que, suivant une remarque faite autrefois par A. Nélaton (4), il y a des malades dont on a été assez heureux pour réduire la luxation et qui cependant n'ont à peu près rien gagné au point de vue fonctionnel. Charles Nélaton (5) rapporte que dans un cas personnel, et dans deux cas de Quenu et Peyrot où la réduction fut obtenue par le procédé de Farabeuf, les résultats ne furent pas brillants. Les mouvements restèrent très limités.

C'est que les os, et les parties molles qui avoisinent une articulation luxée, sont le siège de modifications profondes et rapides : les muscles se sclérosent, les débris

(1) FARABEUF, *Société de chirurgie*, 1886, p. 637.

(2) FRASER, *Dislocat of radius backward* (*Medical News*, 1891-2, 543).

(3) PONCET, *Lyon Medical*, août 1891, 476. Dans ce cas, au septième mois, les mouvements de latéralité étaient encore très étendus. La réduction se fit facilement, la malade guerit. Cette femme était enceinte. Aubert se demande si la laxite ligamenteuse ne tenait pas à l'état puerpéral

(4) Cité par TILLAUX, *Traitement des luxations anciennes du coude. Progrès médical*, 22 decembre 1894

(5) Ch. NÉLATON, *Traité de chirurgie*, III, 177.

de capsules se soudent et il se fait bientôt autour des os déplacés un manchon fibreux; plus tard des stalactites osseuses envahissent ces ligaments et les os eux-mêmes se déforment. L'état des régions est décrit dans les livres classiques, je ne signalerai donc ici que deux faits généralement passés sous silence. Stimson (1), Ollier (2), Alinières (3) ont noté qu'il se formait, Stimson en arrière du radius déplacé, Ollier et Alinières sur la partie inférieure de la face postérieure de l'humérus, une masse osseuse nouvelle. Cette néoformation est produite par le périoste arraché et soulevé par les ligaments décollés au niveau de leur insertion humérale, c'est ce que Ollier appelle la *coulée osseuse;* Stimson fait remarquer que la masse rétroradiale qui se forme ainsi, simule absolument le condyle externe. On croit alors que celui-ci a été fracturé au moment de la luxation. Chez l'enfant, Smith a vu en outre le cartilage épiphysaire du col radial être le siège d'une activité formatrice exagérée et le col s'allonger de 35 millimètres.

Dans les cas heureux, cette puissance formatrice arrive à reconstituer à la longue une articulation nouvelle, une néarthrose jouissant de mouvements presque aussi étendus que ceux d'une articulation normale. C'est là un fait qu'il faut connaître : dans ce cas, toute intervention serait injustifiée. Le chirurgien doit simplement s'efforcer d'augmenter encore la mobilité par le massage et l'electricité.

Mais la formation d'une néarthrose jouissant d'une mobilité étendue est exceptionnelle. Le plus souvent tissu fibreux et ossification ont pour effet de fixer les os plus ou moins complètement, et l'on se trouve en présence d'une néarthrose à mouvements limités ou d'une ankylose.

C'est pour le cas de néarthrose avec extension parfaite, mais ne jouissant pas de mouvements de flexion suffisants, que Blandin a proposé de fracturer l'olécrâne par

(1) STIMSON, *New-York Medical Journal*, 24 octobre 1891, p. 449.

(2) OLLIER, *Journal des Praticiens*, 6 decembre 1893, et *Lyon Medical*, septembre 1893.

(3) ALINIÈRES, *Bull. de la Société médicale d'Angers*, 1894, p. 12.

un brusque mouvement imprimé à l'avant-bras. Ce procédé réussit surtout chez l'enfant, car il se produit chez lui une disjonction du point épiphysaire de l'olécrâne et les jetées osseuses qui se forment se modèlent aisément. A la fracture brutale, Pingaud a proposé de substituer la section de l'olécrâne au ciseau ; Newmann et Maisonneuve dans le même ordre d'idées ont fait la section sous-cutanée du triceps. Ces différents procédés ont été mis en pratique avec des succès variables ; mais leurs résultats sont toujours incomplets et de plus on s'expose à perdre les mouvements d'extension actifs du coude.

De même, dans le cas où l'ankylose est surtout fibreuse, Liston, Albert appliquant au coude un moyen employé par Malgaigne dans la luxation des doigts et des métacarpiens ont pratiqué des sections et des débridements sous-cutanés. C'est la myo-syndesmotomie. Ces opérations aveugles doivent aujourd'hui céder le pas à des opérations mieux réglées. Mollière a nettement caractérisé cette méthode au Congrès français de chirurgie, 1886 : « Elle est aléatoire et insuffisante », on peut ajouter dangereuse.

A l'heure actuelle, on reste en présence de l'arthrotomie, de la résection partielle portant sur l'humérus ou les os de l'avant-bras, ou de la résection totale. Disons immédiatement qu'Helferich se déclare partisan de l'arthrotomie et pense qu'il faut réserver la résection aux cas très graves.

Depuis 1890, je trouve : 9 cas d'arthrotomie simple avec résultat fonctionnel bon (1); une résection partielle portant sur l'humérus (2) avec amélioration, et une portant sur les os de l'avant-bras (3) avec récupération de tous les mouvements : une resection totale avec résultat

(1) STIMSON, *New-York Medical Journal*, octobre 1891, 449. 8 cas, 7 succès, 1 insuccès dû au déplacement du coude après l'operation sous le bandage. — WALTHER, *Bull. de la Société de chirurgie*, t. XX, 786.

(2) ALINIÈRES, *Bull. de la Société médicale d'Angers* 1892, 14 Oper. par Dezanneau

(3) LEJARS, *Bull et mémoires de la Société de chirurgie*, 19 avril 1893, p 275

inconnu (1). Ces cas sont trop peu nombreux pour permettre un jugement. Mais en se reportant à la thèse d'Ozanam (2), on voit que l'arthrotomie pratiquée 18 fois n'a donné que 3 résultats excellents; dans les autres cas les mouvements variaient entre la flexion forcée avec extension incomplète, ou l'extension complète avec la flexion à angle droit; ou même encore des mouvements de flexion ou d'extension n'ayant que 30° à 40° d'amplitude. Au contraire, sur 26 cas de résection, il y en a 11 parfaits, ou très bons, 7 satisfaisants, 4 utiles, 3 faibles et 1 échec, avec une articulation ballottante. Déjà Nélaton (*Traité de chirurgie*), considère la résection comme supérieure à l'arthrotomie. Berger se déclare pour la résection totale (3). Ollier regarde la résection comme indiquée dans les luxations irréductibles compliquées de fracture avec petits fragments osseux, détachés par l'arrachement des ligaments et quand le périoste déchiré forme des lambeaux qui reproduisent des masses d'os irrégulières. Elle doit être sous-périostée et aussi économique que possible.

L'arthrotomie étant d'autre part plus bénigne, plus facile, on devra, je pense, suivre la marche indiquée par MM. Tillaux (4), Ollier et Mollière (5).

« Dans les luxations du coude anciennes, le rétablissement des mouvements étant absolument exceptionnel, intervenir en pratiquant une incision verticale postérieure, désinsérer le triceps et le périoste à la rugine pour conserver au triceps un point d'appui suffisant. Si l'on se trouve en présence de néoformations fibreuses simples, si les os ont conservé une forme à peu près normale, dégager les extrémités et réduire. Si la réduction est impossible, on fera la résection de l'humérus seul, de manière à garder le crochet cubital et à ne pas compromettre les mouvements de pronation et de supination; enfin si l'état des parties l'exige, on fera la résection to-

(1) Tillaux, *Progrès médical*, 22 décembre 1894.
(2) Ozanam, Thèse de Bordeaux, 1892-93.
(3) Berger, *Bull. et mémoires de la Société de chirurgie*, t. XIX, p. 275
(4) Tillaux, *Progrès médical*, 22 décembre 1894.
(5) Mollière, *Congrès français de chirurgie*, 1886.

tale. On mettra ensuite un appareil plâtré et on mobilisera dès le 8e jour.]

B. Luxation du coude en dehors et luxation du coude en dedans (Pl. XXXIII).

Les luxations latérales du coude ne sont pas très rares; les luxations en dehors sont un peu plus fréquentes que les luxations en dedans.

La plupart du temps elles s'accompagnent de fractures de l'épicondyle ou de l'epitrochlée suivant le côté. Ces fractures sont des fractures par arrachement, consécutives à la traction exercée par le ligament latéral correspondant et atteignent celle des tubérosités de l'extrémité inférieure de l'humérus dont l'avant-bras tend à s'éloigner : ainsi la luxation en dehors s'accompagne de fracture de l'épitrochlée et inversement. Les surfaces articulaires de l'avant-bras restent ordinairement au contact de celle de l'humérus, mais dans un contact anormal : ainsi la grande cavité sigmoïde du cubitus dans la luxation en dehors embrasse le condyle huméral, tandis que la cupule radiale est libre en haut et en dehors. Régulièrement ce déplacement latéral s'accompagne d'un déplacement en arrière, de sorte que la luxation est à la fois une luxation en dehors et en arrière. Tandis que la luxation en arrière peut se produire avec intégrité des ligaments latéraux, bien que le ligament interne soit ordinairement déchiré, la luxation en dehors s'accompagne le plus souvent d'une déchirure ligamenteuse étendue et d'une fracture de l'épitrochlée.

La forme décrite plus haut est appelée aussi *luxation incomplète* par opposition à cette forme dans laquelle aucune des surfaces articulaires de l'avant-bras ne se trouve plus en contact avec la surface articulaire de l'humérus, forme dite complète de la luxation en dehors. La condition nécessaire pour qu'une luxation latérale se produise, c'est que le traumatisme provoque un mouvement de latéralité dans le coude qui tende fortement la capsule du côté opposé et la déchire.

[Helferich regarde les luxations latérales, en dehors ou en dedans, comme fréquentes. En France, les classiques les regardent comme exceptionnelles. C'est qu'on ne conçoit pas, en France, la luxation en dehors et en dedans comme l'auteur allemand. Ce qu'il décrit comme luxation en dehors ou luxation en dedans, n'est qu'une variété de la luxation en arrière, luxation en arrière et en dehors, luxation en arrière et en dedans des auteurs français : Il n'y a pas lieu de décrire ces variétés à part. Tout ce qui a été dit des luxations en arrière leur est applicable.

En France, on ne décrit comme luxations latérales que celles dans lesquelles l'apophyse coronoïde reste en avant, le bec olécrânien en arrière du plan vertical passant par l'épicondyle et l'épitrochlée (Denucé). Ainsi comprises, ces luxations sont très rares.

La luxation en dehors comprend deux degrés :

Luxation incomplète. — La cavité sigmoïde du cubitus embrasse le condyle huméral, la cupule radiale répond à l'épicondyle. D'après Pingaud, le déplacement serait différent, l'avant-bras serait de champ, le cubitus répondant par la face externe de l'olécrane au condyle huméral.

Luxation complète. — La cavité sigmoïde embrasse le bord externe de l'humérus, l'avant-bras est placé de champ.

Dans la luxation en dedans, le crochet sigmoïde embrasse l'épitrochlée. La tête du radius peut se porter en avant ou en arrière. Dans ce cas, le bord interne de la trochlée dilacère le ligament annulaire et permet à la tête radiale de s'échapper.]

1. — Symptômes.

Les symptômes d'une luxation *complete en dehors* sont faciles à imaginer. Ils ne demandent pas d'autre développement.

Dans la *luxation incomplète en dehors* (Pl. XXXIII), la saillie de la cupule radiale est évidente à l'œil qui examine comme au doigt qui palpe. Du côté interne, la trochlée dégagée peut être en partie saisie entre les doigts, on sent le sommet de la tubérosité interne arrachée; ou si cette apophyse a résisté, elle constitue une forte saillie. On se rend bien compte de ces particularités, en imprimant à l'avant-bras quelques mouvements de latéralité et en faisant usage au besoin du chloroforme.

Dans la *luxation incomplète en dedans*, la tubérosité externe est, ou fortement saillante, ou arrachée : le cubitus fait saillie en dedans et on sent sa surface articulaire, la cupule radiale repose sur la trochlée ; le condyle est en partie accessible au toucher.

Le pronostic dépend des complications.

2. — Traitement.

Le meilleur procédé de réduction consiste à pratiquer sous le chloroforme, d'une main l'hyperextension, de l'autre la pression latérale et à faire suivre cette manœuvre de traction et de flexion. Quand il y a interposition, il faut imprimer à l'avant-bras des mouvements de latéralité (hyperextension avec abduction). Puis si la réduction ne se fait pas, mettre à nu l'obstacle par une incision, particulièrement par une incision bilatérale, et l'enlever. Ce procédé donne d'excellents résultats.

C. Luxation du coude en avant.

Dans cette variété l'avant-bras est déplacé en avant : c'est une lésion très rare, dont on a longtemps nié la possibilité, si ce n'est compliquée de fracture de l'olécrâne. Cette luxation peut se produire dans une chute ou un choc sur l'olécrâne, l'avant-bras étant fléchi au maximum. [D'après Denucé, Pingaud, elle pourrait aussi être consécutive à une chute, le bras étant dans l'extension.]

1. — Symptômes.

La saillie normale de l'olécrâne fait défaut, la palpation permet de reconnaître l'extrémité inférieure de l'humérus saillant du côte dorsal. L'olécrâne peut rester en contact par sa face supérieure avec la trochlée, la luxation est alors incomplète (le bras est en position presque rectiligne). La luxation est complète quand le crochet de l'olécrâne est placé devant la surface articulaire de l'extrémité inférieure de l'humérus (le bras est fléchi à angle aigu).

Le diagnostic repose sur l'absence de l'olécrâne à sa place normale.

Le pronostic est assez sérieux, le nerf cubital pouvant être déchiré, les apophyses coronoïde et olécrânienne fracturées.

2. — Traitement.

La réduction se fait par pression directe, l'avant-bras étant dans une extension modérée.

D. Luxation divergente de l'avant-bras.

Le cubitus est luxé en arrière, le radius en avant. L'humérus paraît alors avoir pénétré comme un coin entre le cubitus et le radius : l'avant-bras est en pronation forcée ou en supination, cette lésion est très rare (1). Chacune des extrémités osseuses peut être sentie par la palpation dans sa situation anormale. Dans la réduction, il faut traiter chaque os séparément : on réduit le cubitus par l'hyperextension et la traction, le radius par la pression directe.

Dans un cas, le cubitus était luxé en dedans et le radius en dehors.

E. Luxation isolée du cubitus.

On l'observe très rarement, elle se produit dans une chute sur la main, avec hyperextension et pronation de l'avant-bras.

(1) Un cas vient d'être publié récemment par Pltzhollert, *Arch. fur klinische Chirurgie*, XLIX.

Les symptômes sont ceux d'une luxation de l'avant-bras en arrière; seulement, la cupule radiale n'est pas déplacée : le coude est en varus, le côté cubital de l'avant-bras est raccourci

Reduction par hyperextension et traction.

F. Luxation isolée du radius.

C'est une lésion moins rare, qui peut se produire de différentes manières. La tête du radius peut être luxée en avant, en arriere ou en dehors.

La *luxation externe* pure est exceptionnelle, elle est le plus souvent compliquée d'une fracture au tiers supérieur. La tête se sent au côté externe de l'épicondyle, le côté radial de l'avant-bras est raccourci, le coude est en valgus.

Reduction par pression directe, parfois en mettant le coude en varus forcé.

La *luxation en arrière* est très rare, et est facile à reconnaître par la palpation, grâce à la forme de la tête radiale ; le coude est en demi-pronation; l'extension et la supination active sont impossibles :

Réduction par pression directe, traction énergique et position de varus donnée à l'avant-bras.

La *luxation en avant* est plus frequente : elle est consécutive à un traumatisme direct, à un coup portant sur la partie postérieure de la tête radiale, ou bien à une chute sur la main en pronation. La tête du radius est placée en avant, au-dessus du condyle huméral, et forme une masse convexe en avant, saillante dans le territoire des supinateurs. L'avant-bras est légèrement fléchi en pronation, la supination active est impossible, la flexion ne dépasse pas l'angle droit. Le côté radial de l'avant-bras est seul raccourci à moins que, complication importante, il y ait en même temps fracture du cubitus au tiers supérieur (Voyez *Fractures du cubitus*, p. 179).

La réduction se fait en exerçant une traction violente sur le coude fléchi et en faisant un mouvement de supination.

[La luxation isolée du radius en avant est passée sous

silence par la plupart des classiques. Kammerer a publié un cas qui, d'après lui, rentrerait dans cette catégorie (1). C'était une luxation ancienne pour laquelle on dut faire la résection. La tête radiale était en effet luxée en avant, mais il y avait fracture de la coronoïde, de sorte qu'il semble qu'il s'agissait là plutôt d'une luxation divergente.]

Dans tous ces cas de luxation isolée du radius, le ligament annulaire est déchiré ou bien la tête s'en est dégagée. Assez souvent, particulièrement dans la luxation en avant, la réduction est rendue difficile ou impossible par l'interposition de fragments de capsule. Dans ce dernier cas, l'arthrotomie est indiquée et la réduction s'obtient par l'extirpation des parties interposées.

G. Luxation du radius par élongation.

Au point de vue pratique, il y a lieu de mentionner cette lésion, bien connue dans son étiologie et ses symptômes, mais dont l'anatomie pathologique est encore un sujet de controverse.

1. — Étiologie.

L'affection atteint de petits enfants et est consécutive à une traction violente sur l'avant-bras : l'enfant marchant ou tenu contre la poitrine, est sur le point de tomber, la personne qui l'accompagne exerce une traction brusque sur l'avant-bras et la luxation se produit.

2. — Symptômes.

L'affection se caractérise par une attitude particulière : l'enfant laisse le coude malade immobile et pendant en pronation ; par l'absence de déformation ; par la douleur réveillée par les mouvements de supination provoqués. Les phénomènes pathologiques disparaissent quand on fait

(1) Kammerer, *Revue d'orthopédie*, 1891, p. 1324.

exécuter à l'avant-bras fléchi un mouvement de supination, combiné à une certaine traction. Les enfants retrouvent aussitôt l'usage de leur bras, mais il est préférable de condamner l'articulation au repos, en l'immobilisant pendant quelques jours sur une attelle. Ce complexus symptomatique qui se reproduit toujours d'une manière typique, est considéré par certains chirurgiens, comme l'expression d'une invagination de la capsule intacte, au niveau de sa partie postérieure, invagination qui se fait entre le radius et le condyle huméral où le pli demeure pincé.

Comme complication, on peut observer la déchirure du nerf radial.

[Voici résumé d'après Cuniot, élève de Jaboulay, l'état actuel de la question de la luxation par élongation :

La lésion a pour siège l'articulation radio-humérale. Il y a bien au niveau de l'articulation radio-carpienne quelques fibres ligamenteuses déchirées, mais la déchirure n'est pas suffisante pour permettre l'accrochement du ligament triangulaire par le cubitus, comme le croit Tillaux. La lésion se produit non pas tant à l'occasion d'une traction, qu'à la suite d'un mouvement d'adduction se passant dans le coude comme l'ont soutenu Duverney, Pinel et Pingaud. Dans ce mouvement, la tête radiale descend en élargissant l'anneau formé par le ligament annulaire, celui-ci remonte quelque peu, et déprimé par la pression atmosphérique, s'invagine entre la cupule et le condyle huméral, entraînant quelques fibres du muscle supinateur et parfois un filet du radial (douleurs vives). La capsule peut être intacte ou déchirée. Quand la capsule est intacte, cas le plus fréquent, si la réduction n'est pas obtenue immédiatement, la guérison n'en survient pas moins, les légeres exsudations séreuses qui se produisent refoulant la capsule et ouvrant le chemin au radius. Quand la capsule est déchirée, les tentatives de réduction ne font qu'enclaver davantage les parties molles, celles-ci n'étant plus soulevées par la synovie ; et l'arthrotomie peut être nécessaire.

L'affection n'impose aucune attitude spéciale et bien

que la pronation soit la règle, l'avant-bras peut se mettre en supination.

Au point de vue prophylactique, Morris ayant démontré que la contraction du biceps empêche toute descente du radius, il suffira, en soulevant l'enfant, de lui recommander de se cramponner à celui qui le conduit.]

Le traitement consécutif de toutes ces luxations se fait suivant les principes généraux exposés plus haut.

PLANCHE XXXIII

LUXATION DU COUDE EN DEHORS AVEC ARRACHEMENT DE LA TUBÉROSITE INTERNE DE L'HUMERUS.

Des luxations latérales du coude, la luxation en dehors est un peu plus fréquente que la luxation en dedans et s'accompagne le plus souvent de l'arrachement de la tubérosité interne. Le puissant ligament latéral interne violemment tiraillé (mouvement d'abduction du coude comme pour produire un valgus), ne cède ordinairement pas, et arrache l'éminence osseuse.

Fig. 1. — **Luxation du coude en dehors.** — Le cubitus repose sur le flanc externe de la trochlée et sur le condyle, l'extrémité supérieure du radius est libre. Le ligament latéral interne a arraché la tubérosité interne qui reste fixée au cubitus.

Le dessin a été exécuté d'après une pièce expérimentale sur le cadavre.

Fig. 2. — On reconnaît facilement la luxation qui a servi à exécuter la figure 1.

Les contours du bras sont peu modifiés : on ne voit pas, notamment, la saillie de l'olécrâne caractéristique de la luxation en arrière. La saillie de la tête du radius se reconnaît rien qu'à l'inspection. La palpation confirme cette première impression, on sent rouler la tête radiale dans les mouvements de pronation et de supination imprimés à l'avant-bras (Observation personnelle).

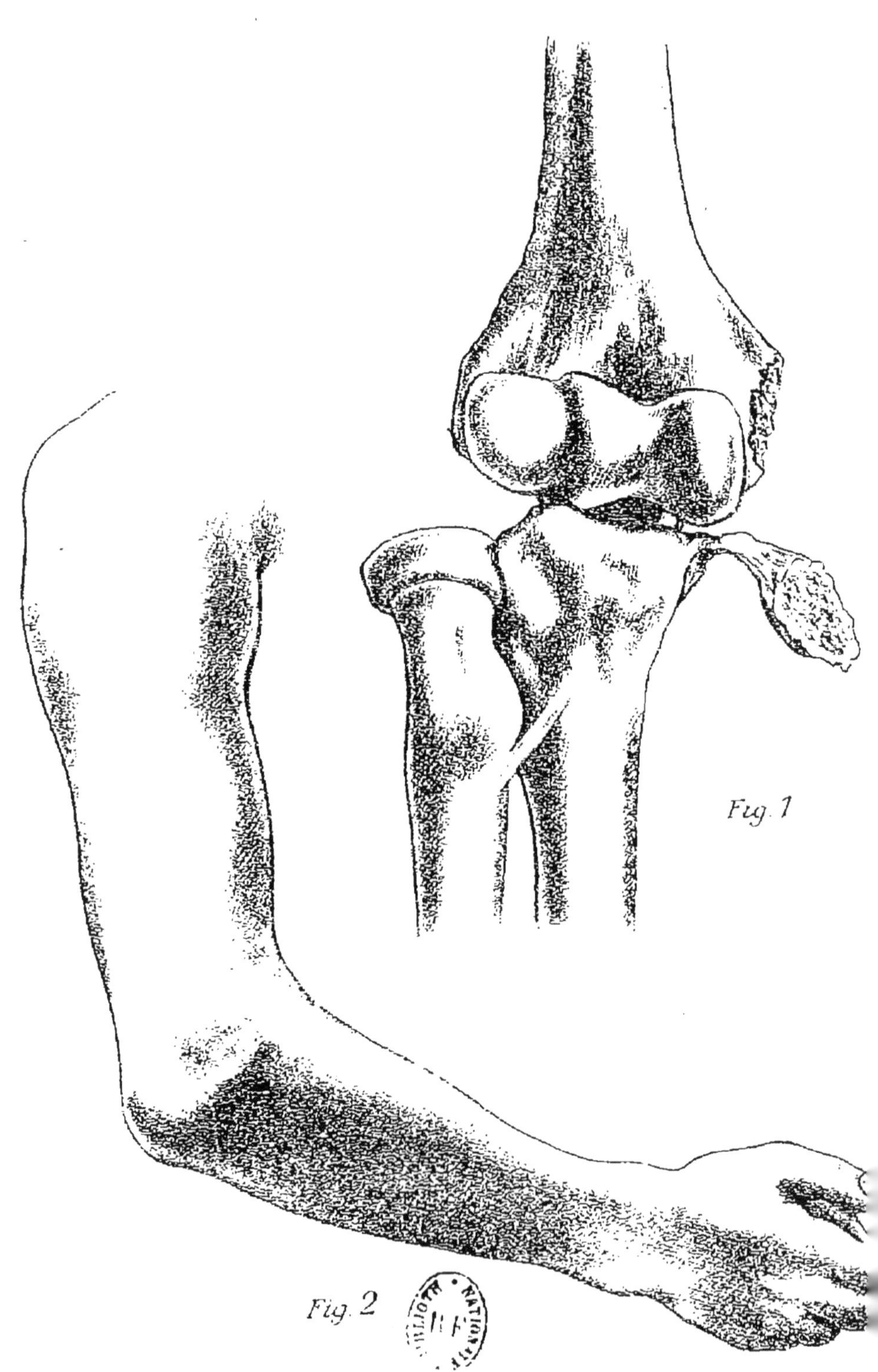
Fig. 1
Fig. 2

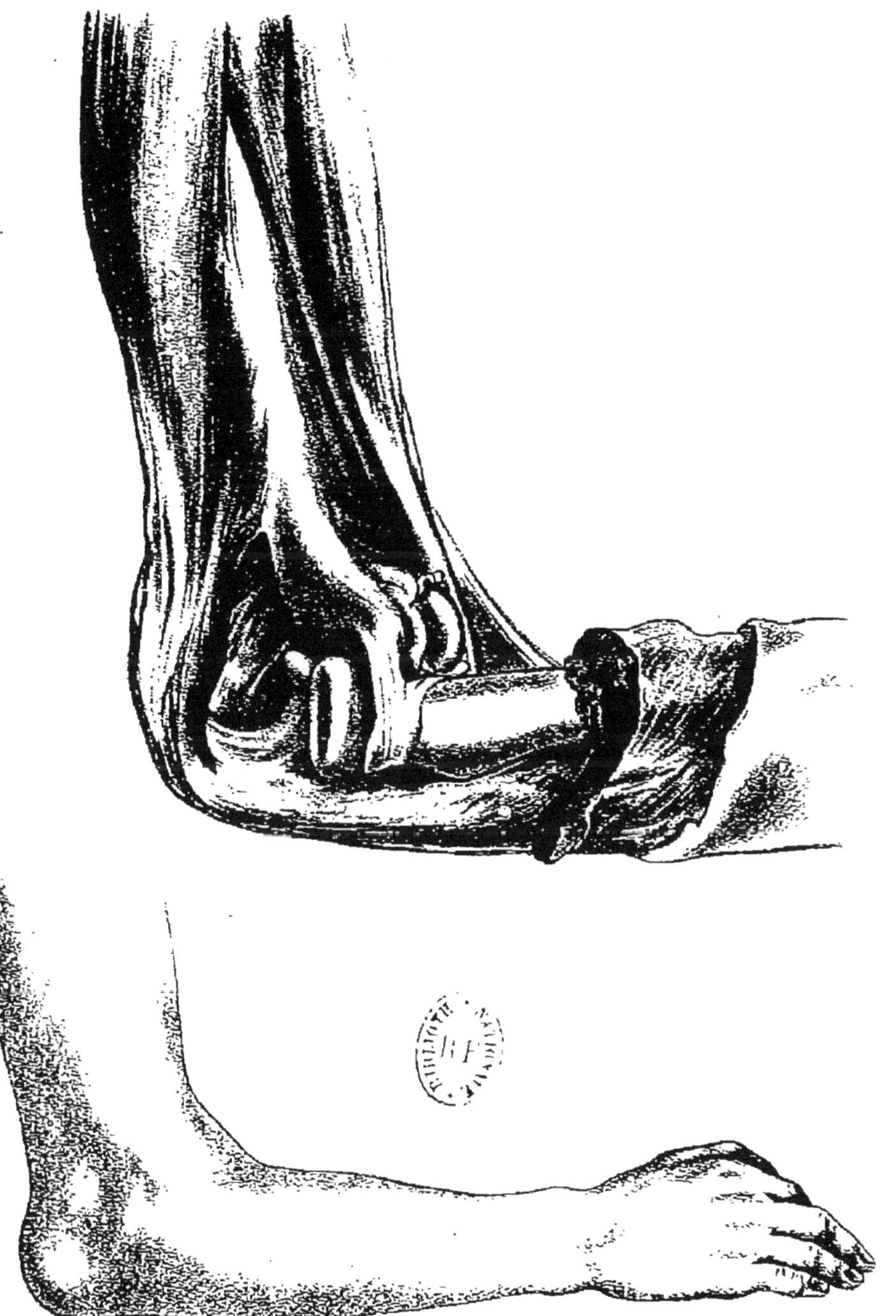

PLANCHE XXXIV

LUXATION DU COUDE EN ARRIÈRE.

Le dessin a été exécuté d'après nature, sur une préparation cadavérique. La position donnée au coude sur la figure (à peu près à angle droit) a été choisie, parce qu'elle permet de mieux apercevoir les détails. Ordinairement, dans cette luxation, l'avant-bras se place à angle obtus.

Fig. 1. — Les fins détails anatomiques se voient parfaitement. On aperçoit le corps de l'humérus, son extrémité articulaire inférieure, au-dessous de celle-ci et en arrière, la tête du radius déplacée et la cavité articulaire (grande cavité sigmoïde) de l'extrémité supérieure du cubitus. Très intéressante est la disposition du ligament latéral externe, représenté ici d'après nature, ainsi que le ligament annulaire. Sur la face antérieure, on aperçoit le biceps et son tendon ; au-dessous de lui, un bord du brachial antérieur; derrière l'humérus, le triceps avec son insertion à la base de l'olécrâne.

Fig. 2. — **Aspect de la luxation sur le vivant.**

On reconnaît la saillie arrondie, en forme de turban, de la tête du radius saillante en arrière, ainsi que l'olécrâne. En prolongeant l'axe longitudinal de l'humérus, on reconnaît qu'il ne vient pas tomber en bas, comme à l'état normal, sur la partie articulaire des os de l'avant-bras, mais les partage en une partie postérieure courte et une partie antérieure longue. A ce déplacement correspond la modification de forme du contour postérieur du coude.

PLANCHE XXXV

REDUCTION D'UNE LUXATION DU COUDE EN ARRIÈRE PAR HYPEREXTENSION ET TRACTION.

Un lecteur attentif aura déjà remarqué sur la figure 1 de la planche XXXIV, les connexions de l'apophyse coronoide et de l'humérus. En raison de la tension des ligaments et des muscles, les os de l'avant-bras déplacés sont intimement accolés à l'humérus. L'apophyse coronoide est souvent placée dans la fosse olécrânienne et y est solidement accrochée: c'est pourquoi c'est une faute d'essayer de réduire simplement en tirant dans l'axe de l'avant bras.

Il faut d'abord détruire l'accrochement par l'hyperextension de l'avant-bras, mouvement représenté figure 2. On donne au patient, ordinairement chloroformé, la position qui est représentée figure 1. La main du chirurgien, placée sur le coude, suit l'hyperextension et contrôle en même temps l'effet de la traction qu'on applique à ce moment. Les os de l'avant-bras glissent alors au-dessous du bord de la surface humérale et reprennent leur place normale. La réduction se termine en faisant effectuer au coude un mouvement de flexion.

Le dessin a été exécuté d'après la photographie d'un cas où ce procédé a été employé.

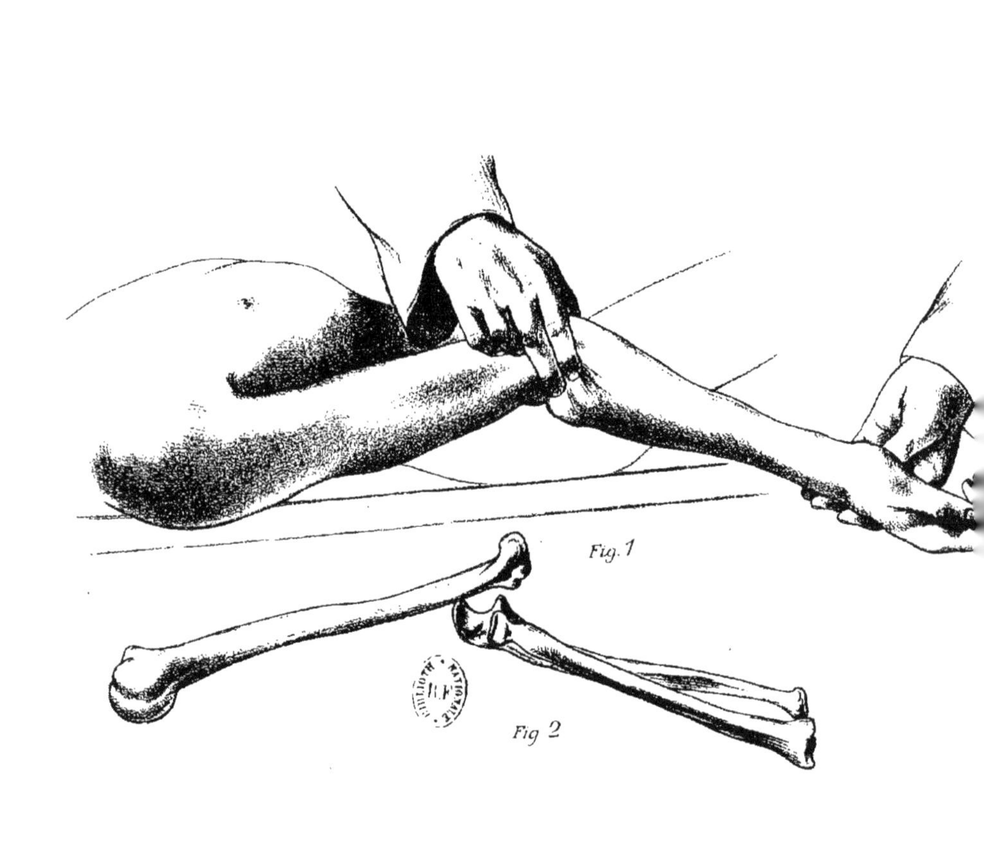

Fig. 1

Fig 2

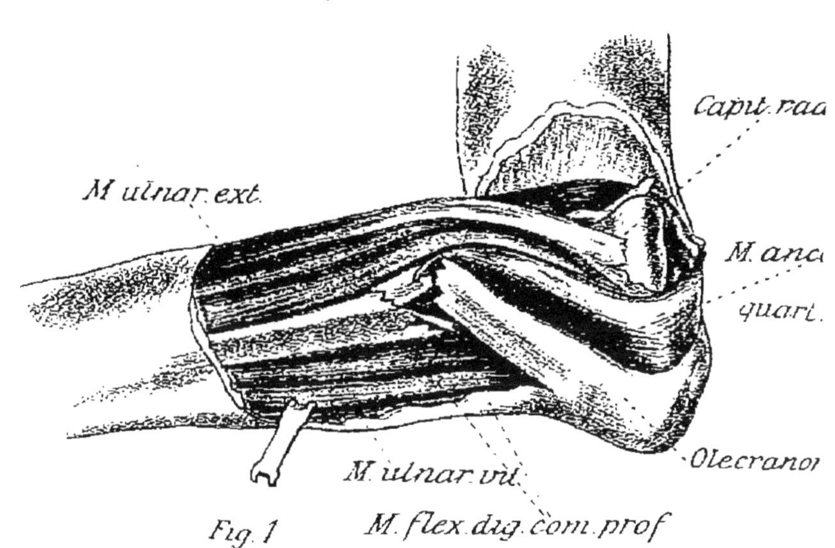

Capit. rad
M. ulnar. ext.
M. anc
quart.
Olecrano
M. ulnar. int.
M. flex. dig. com. prof

Fig. 1

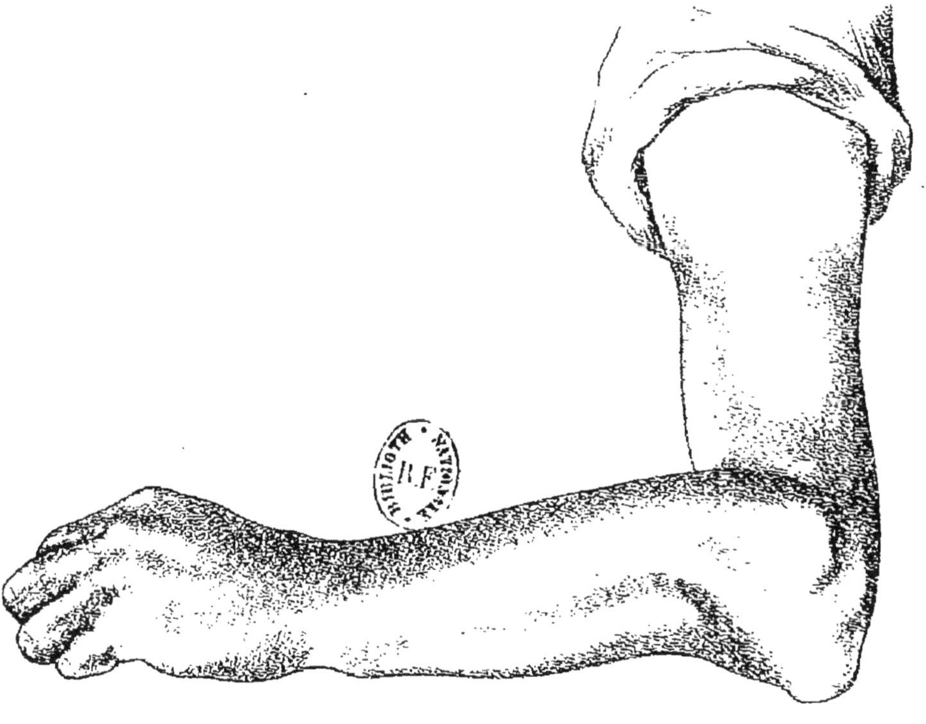

Fig. 2

PLANCHE XXXVI

LUXATION ISOLÉE DE LA TÊTE DU RADIUS AVEC FRACTURE DU CUBITUS AU TIERS SUPERIEUR DEPLACEMENT CONSIDERABLE DES FRAGMENTS.

Fig. 1. — D'après une pièce expérimentale, détails anatomiques précis de cette lésion classique.

On aperçoit immédiatement le cubitus, dont les deux fragments sont déplacés angulairement. La cupule radiale est également reconnaissable. Entre la tête du radius et l'olécrâne, se voit très bien l'anconé. Sous le cubitus, on aperçoit le fléchisseur commun profond des doigts et le cubital postérieur; au-dessus du cubitus, le cubital antérieur.

Fig. 2. — **Même lésion reproduite sur un cadavre,** d'après la photographie d'un cas observé sur le vivant.

L'attitude du bias, la dépression angulaire de l'extrémité supérieure du cubitus, la saillie de la tête du radius sont caractéristiques. Un peu en arrière et au-dessous de la tête du radius, on voit, nettement marquée, la saillie de l'épicondyle.

Cette lésion est souvent méconnue. Quand elle est ancienne, elle est difficile à traiter et le résultat obtenu est ordinairement imparfait. Il faut alors pratiquer l'ostéotomie du cubitus au niveau du foyer de fracture et la réduction sanglante ou la résection de la tête du radius.

Le dessin rend très bien compte de la lésion.

VII. — Fractures de l'avant-bras.

L'avant-bras est fréquemment le siège de fractures, ce qui s'explique par la multiplicité de ses fonctions chez les travailleurs, par son rôle protecteur dans les traumatismes (bras placé devant le tronc pour parer les chocs).

On décrit : les fractures de l'avant-bras, c'est-à-dire les fractures simultanées des deux os ; les fractures isolées du cubitus et les fractures isolées du radius.

A. Fracture simultanée des deux os (fracture de l'avant-bras).

Les fractures de l'extrémité inférieure de l'avant-bras méritent une étude spéciale et seront décrites avec la fracture de l'extrémité inférieure du radius

Quant aux fractures du corps des deux os, ce sont généralement des fractures de cause directe ; elles sont consécutives à une chute sur le bras ou à un coup.

On observe aussi des fractures indirectes par chute sur les mains et des fractures par contraction musculaire.

1. — Anatomie pathologique.

Chez les enfants, on observe souvent l'inflexion simple, avec déviation de l'avant-bras sans mobilité anormale, ni crépitation.

[Chez l'adulte, la fracture est ordinairement complète. Elle est simple ou compliquée. Il peut n'y avoir qu'un trait de fracture, mais on observe aussi des fractures comminutives et des écrasements. Les os sont fracturés au même niveau ou à des niveaux différents, c'est alors le radius qui est fracturé le plus haut. Le déplacement peut se faire dans tous les sens]

2. — Symptomes.

Le plus souvent, il y a un déplacement suivant l'axe assez considérable pour que la déformation attire immédiatement l'attention et fasse songer à une fracture. L'exploration attentive permet alors de constater la mobilité anormale et la crépitation : comme les fractures siègent de préférence au tiers moyen de l'avant-bras, ces symptômes sont faciles à provoquer et à percevoir.

Quand les deux os sont fracturés à la même hauteur, la déformation est en général plus grande que dans les cas où la fracture intéresse les deux os à une hauteur très différente. Ce fait a une certaine importance au point de vue du pronostic. A ce même point de vue. il faut toujours se méfier de la tendance qu'ont les deux os à se rapprocher l'un de l'autre et voir si le ligament interosseux est lui aussi déchiré : car dans ce cas il peut y avoir rétraction cicatricielle ou ossification partielle du ligament. Les os entrent alors en contact par leur bord, et peuvent être englobés dans un même cal osseux ou unis par une sorte d'articulation dentelée (pl. XXXVIII, fig. 3). On comprend facilement que dans ces conditions les fonctions de l'avant-bras, les fonctions de pronation et de supination surtout, soient compromises et que la fracture laisse après elle une incapacité plus ou moins complète et durable.

3. — Traitement.

La possibilité de l'englobement de deux os dans un même cal rend le traitement des fractures de l'avant-bras particulièrement important et exige qu'il soit conduit avec grande attention et une certaine habileté. Le but est d'obtenir la consolidation osseuse de chacun des fragments en bonne position, sans diminution de la mobilité des deux articulations adjacentes, ni des deux os l'un sur l'autre.

Un premier point est de ne pas mettre un appareil nuisible. Un appareil peut être très bien mis et cependant être nuisible, c'est quand il exerce une pression circulaire et tend à rapprocher les deux os, et par suite les parties fracturées. Dans ces conditions, si la production du cal est tant soit peu exubérante, la fusion complète des deux os se produit : il faut donc éviter l'emploi d'attelles étroites, et se servir au contraire d'attelles larges (au besoin on improviserait un appareil avec du carton renforcé de petits morceaux de bois, carton assez large pour déborder l'avant-bras en dedans et en dehors).

Le second point important, si on veut obtenir une réduction parfaite, est la position à donner au membre. Naturellement le coude doit être fléchi à angle droit, la main étendue; tous deux doivent être compris dans l'appareil. Mais faut-il placer l'avant-bras et la main en pronation ou en supination? D'après les remarques consignées plus haut, on sait qu'il faut éviter absolument toute position dans laquelle les deux os, cubitus et radius, se croisent; c'est donc la situation dans laquelle les os sont presque parallèles, c'est-à-dire la supination, qu'il faut choisir. Cette attitude est encore commandée par la tonicité musculaire agissant sur les fragments. La planche XXXIX, fig. 1, où l'on a représenté l'action du biceps sur le fragment supérieur du radius, rend compte du fait.

Le biceps ramène le fragment supérieur du radius en supination. Si l'appareil maintenait la main en pronation, le fragment supérieur étant en supination, la consolidation se ferait dans une position tout à fait vicieuse et les mouvements de supination seraient perdus pour l'avenir.

Toute consolidation angulaire des fragments du radius, au niveau de la fracture, peut rendre difficile le déploiement du ligament interrosseux, et par suite diminuer l'étendue des mouvements, en particulier des mouvements de supination.

Ainsi après une réduction attentive, on mettra un

appareil maintenant le bras en supination, et on n'emploiera pas d'attelle trop étroite. L'attelle peut être placée à la face dorsale ou à la face palmaire: il est mieux encore de placer deux attelles une sur chaque face, l'une étant plus courte que l'autre. Dans cette fracture, il faut avoir particulièrement soin de bien matelasser l'appareil, de ne pas trop le serrer, d'examiner attentivement la main et les doigts, car c'est précisément dans ces cas qu'à la suite de l'application d'un appareil trop dur, particulièrement d'un appareil plâtré circulaire, immédiatement après l'accident, on a observé la gangrène et la contracture par ischémie (Voyez *Généralités*, p. 32). La gangrène est particulièrement fréquente dans cette fracture.

Il est très important de changer d'appareil vers le huitième jour et d'explorer attentivement la position des fragments à ce moment. Une consolidation imminente avec déplacement angulaire et saillie vers la face dorsale, peut être combattue victorieusement par l'application d'une attelle à la face dorsale, et l'extension du coude; au moment du deuxième renouvellement d'appareil, il convient de faire prudemment des mouvements passifs et du massage.

Il y a parfois des irrégularités dans l'évolution : on a observé la formation lente du cal, des pseudarthroses. Celles-ci doivent être traitées suivant les principes généraux.

B. Fractures du cubitus.

a. *Fracture de l'olécrâne* (planches XXX et XXXVII).

La fracture de l'olécrâne est généralement consécutive à une chute sur le coude; c'est-à-dire à un choc direct; rarement à une contraction musculaire (arrachement par le triceps); elle peut se produire par un mouvement d'hyperextension, qui brise l'olécrâne contre la face postérieure de l'humérus.

1. — Anatomie pathologique.

[La fracture occupe le plus souvent la partie moyenne; le trait est transversal ou un peu oblique. Elle peut occuper la pointe (le fragment supérieur est alors très petit), ou la base. Dans ce dernier cas, le trait est oblique en bas et en arrière et détache du bord postérieur du cubitus, un fragment qui en raison de l'obliquité du trait se termine en bas par une pointe aigue, pointe qui menace de perforer la peau. Le degré d'écartement de fragments dépend du degré d'intégrité des fibres tendineuses.]

2. — Symptômes.

Ils sont simples. Il y a généralement écart des fragments : Le fragment supérieur est attiré en haut par le triceps, et comme l'olécrâne est superficiel, il est facile d'apprécier sa situation par la palpation. L'écartement augmente par la flexion, diminue dans l'extension. L'articulation et les saillies périarticulaires sont intactes : il y a seulement dans l'articulation, comme cela est facile à prévoir, un épanchement sanguin d'origine osseuse: L'extension active du bras fléchi est impossible. La plupart du temps, le fragment supérieur est suffisamment mobile pour qu'on puisse percevoir la crépitation. Quand les fragments sont restés au contact, c'est que le revêtement périostique et les faisceaux tendineux qui parcourent les faces latérales sont en partie conservés : le pronostic est alors favorable et la guérison s'obtient par cal osseux solide. Quand les fragments s'écartent, la consolidation osseuse n'est pas aussi certaine et la plupart du temps, les deux fragments ne se soudent que par du tissu fibreux. Cette éventualité a également pour causes l'absence de revêtement périostique sur la face articulaire des fragments, l'existence à ce niveau d'un revêtement cartilagineux épais et la présence sur la face externe d'une épaisse couche tendineuse (insertion du tendon du triceps). Ces dispositions anatomiques retardent la formation du cal.

3. — Traitement.

La première indication est de prévenir l'écartement des fragments. Le bras doit donc être mis en extension complète; car c'est dans cette attitude que le fragment inférieur peut être rapproché le mieux du fragment supérieur attiré en haut par le triceps. Il est souvent utile de ponctionner l'articulation pour évacuer le sang qui la remplit, s'il est en quantité suffisante pour distendre la cavité articulaire et écarter les fragments. Il faut en outre refouler le fragment supérieur aussi énergiquement que possible vers l'avant-bras, en employant de préférence la propulsion avec la main. On arrive à maintenir le fragment supérieur abaissé en appliquant une ou plusieurs bandelettes de diachylon disposées en anses embrassant dans leur concavité tournée en bas le sommet de l'olécrâne et passant de chaque côté sur les parties latérales, puis sur la face antérieure de l'avant-bras. La suture osseuse primitive des fragments peut être tentée, étant donnée l'innocuité de l'intervention faite antiseptiquement; mais elle ne doit pas être adoptée comme méthode générale de traitement : elle exige des conditions d'installation et d'assistance qu'on ne trouve que dans une clinique.

Il est évident que cette fracture doit être traitée comme une fracture articulaire: c'est-à-dire qu'il faut de bonne heure masser le triceps. Dans ces derniers temps, le traitement par le massage des fractures de l'olécrâne, comme celui des fractures de la rotule, a donné de bons résultats.

[Le traitement des fractures de l'olécrane est en somme extrêmement délicat. Deux méthodes peuvent être employées: La méthode ancienne, c'est-à-dire l'immobilisation pure et simple : la méthode moderne, c'est-à-dire le massage et la suture, isolés ou associés.

L'immobilisation dans la méthode ancienne s'obtenait par des attelles ou par un appareil plâtré : l'avant-bras était placé en flexion à angle droit, en demi-flexion ou en extension.

La demi-flexion ne saurait être conseillée : elle offre les inconvénients réunis des deux autres attitudes sans aucun avantage.

Les partisans de la flexion à angle droit invoquent en faveur de leur opinion : la commodité du malade, la conservation en cas d'ankylose d'un membre utile. Ce sont là des arguments sans valeur. La commodité du malade est secondaire en face d'un résultat à obtenir.

Quant à la conservation d'un membre utile en cas d'ankylose, il est évident qu'on doit de nos jours chercher autre chose qu'une consolidation avec une articulation immobile ; si ce résultat désastreux ne pouvait être évité, il serait toujours facile par une opération absolument bénigne de ramener l'avant-bras à angle droit sur le bras.

L'attitude en extension avec un appareil tel que celui qui est conseillé par Helferich donne de bons résultats.

Dans cette attitude en effet, les deux fragments sont en contact parfait, le fragment supérieur ne pouvant jamais remonter au delà du point qu'il occupe dans l'extension complète du bras grâce aux ligaments qui l'unissent à l'humérus. C'est dans cette attitude qu'on peut obtenir, dans quelques cas rares, une consolidation osseuse, et le plus souvent un cal fibreux suffisamment court pour que les mouvements du bras conservent toute leur intégrité.

Le massage a été défendu dernièrement avec talent par Bellin (1). Se basant sur les constatations anatomo-pathologiques et expérimentales de son maître Tripier et de

(1) Bellin, Thèse de Lyon 18[illegible]

Riedel, sur les phénomènes observés dans les fractures de la rotule et les atrophies secondaires du triceps, enfin sur des faits cliniques, Bellin fait remarquer, après Pingaud, que la solution de continuité du tissu osseux ne joue pas le rôle principal dans l'impotence consécutive à une fracture de l'olécrâne, « puisqu'on voit des individus se servir très bien d'un membre dont l'olécrane avait été fracturée, mais dont le triceps huméral ne s'était pas atrophié et inversement. » D'autre part, il a remarqué que cette atrophie pouvait tenir à l'inaction, mais qu'il y a aussi des cas où elle est la conséquence d'un épanchement sanguin. Ces épanchements, dont la description appartient à Tripier, occupent l'épaisseur du vaste externe, du vaste interne et de l'anconé, en épargnant le plus souvent le long triceps; ou bien ils sont secondaires à un epanchement intra-articulaire et gagnent l'anconé et le tenseur de la synoviale. Ces épanchements sont d'autant plus abondants que le trait de fracture est plus rapproché du sommet de l'olécrâne et la déchirure des insertions latérales plus considérable. Cliniquement, ils se caractérisent par un gonflement étendu, non limité à l'articulation, et la conservation de légers mouvements d'extension par suite de la persistance des insertions des vastes externe et interne sur le fragment inférieur. C'est dans ces cas d'épanchement intramusculaire que le massage est particulièrement indiqué : c'est là qu'il donne les plus brillants résultats.

La suture du fragment fracturé a été pratiquée pour la première fois par Lister en 1873. Ce n'est que beaucoup plus tard que l'opération s'introduisit en France; aujourd'hui encore beaucoup de chirurgiens s'elèvent contre cette méthode. Cependant les cas d'intervention se multiplient (1), particulièrement sous l'influence de Lucas

(1) Vercoustre, Thèse de Paris, 1893, 9 observ. — Berger, *Bull. de la Société de chirurgie*, t. XVII, 331-1891, un cas. — Michaux, id. t. XVI, 801-1890, un cas. — Schwartz, id. t. XXI, 93-1895, un cas. Je n'ai pu me procurer le travail de Sachs, *Traitement des fractures d'olecrâne par suture* (*Beitrag zur klinische Chirurgie*, XI, 1894).

Championnière, qui dès le début s'en est déclaré partisan. L'opération consiste à mettre l'olécrane à nu par une incision médiane postérieure, à faire une suture perdue des fragments au fil d'argent, puis à réunir les parties molles.

Malgré les efforts de Bellin, il est certain que le massage ne saurait suffire dans tous les cas, employé seul. C'est une méthode excellente, mais qui doit être employée concurremment avec les deux autres. « J'ai traité la fracture de l'olécrane par le massage avec un résultat satisfaisant, dit Lucas Championnière (1), mais quelque satisfait que j'aie pu être de mon massage, je crois qu'il présente ce grand inconvenient de ne pas rendre au membre sa forme et sa toute-puissance. »

Le choix reste donc entre les appareils et la suture avec mobilisation hâtive. La suture est une méthode rapide, élégante, mais nécessitant une antisepsie absolument parfaite. Il ne faut pas oublier que Langenbeck, Bull, Mac Cormac, Wood (2) ont perdu des opérés. D'autre part, la guérison peut être obtenue sans suture (3). La suture ne saurait donc être employée absolument dans tous les cas. Elle est indiquée dans la fracture récente avec grand déplacement, ou quand il s'agit d'obtenir un résultat parfait, par exemple chez les manouvriers (4) qui demandent l'existence à leurs bras; elle s'impose dans les interpositions musculaires, et dans toutes les fractures anciennes avec long cal fibreux et impotence marquée.]

b. *Fracture de l'apophyse coronoïde* (Planche XXXVII).

Cette fracture est rare et s'observe le plus souvent à

(1) LUCAS CHAMPIONNIÈRE, *Rapport à la Société de chirurgie*. 1890. t. XVI, 801.

(2) Cités par VERCOUSTRE, Thèse de Paris, 1893, p 25.

(3) Voyez le cas de Delagénière.

(4) SCHWARTZ, *Bulletin de la Société de chirurgie*, XXI, 93-1895. « Le malade était forgeron et avait besoin d'une consolidation parfaite. » — Dans son rapport, LUCAS CHAMPIONNIÈRE insiste également sur ce point.

titre de complication dans la luxation du coude en arrière. — C'est seulement quand l'apophyse coronoïde est fracturée à sa base qu'elle remonte sous l'influence du brachial antérieur, le muscle ne s'insérant pas à la pointe, mais pour la plus grande part à la base de l'apophyse. La fracture, dans sa forme typique, est généralement consécutive à une poussée qui chasse l'extrémité inférieure de l'humérus vers la face antérieure du cubitus et par suite contre l'apophyse coronoïde.

1. — Symptômes.

Ce sont ceux d'une lésion articulaire grave: Il est impossible de sentir directement le fragment par la palpation, vu l'épaisseur des parties molles qui recouvrent la partie antérieure de l'articulation; Une palpation attentive fait seulement reconnaître que les éminences osseuses du coude sont intactes : seule l'olécrâne fait souvent un peu saillie en arrière (subluxation), mais une traction sur l'avant-bras réduit aussitôt le déplacement. On reproduit facilement le déplacement de l'olécrâne en plaçant l'avant-bras à angle obtus et en le repoussant en arrière, on peut réduire de nouveau et dans ces mouvements alternatifs d'avant en arrière et d'arrière en avant, on perçoit parfois la crépitation.

2. — Traitement.

Le traitement consiste à réduire exactement. Cette réduction s'obtient en tirant l'avant-bras en avant; on immobilise ensuite le coude fléchi à angle aigu. Le traitement ultérieur comme dans les fractures articulaires en général.

c. Fracture du cubitus au tiers supérieur, avec luxation de la tête du radius.

Dans tous les segments de membres dont le squelette est constitué par deux os, l'avant-bras et la jambe, les fractures s'accompagnent de déplacements caractéristiques faciles d'ailleurs à expliquer.

Les deux os sont-ils fracturés, la fracture peut s'accompagner d'une déformation plus ou moins considérable en rapport avec l'intensité du traumatisme, mais les deux os se comportent de la même manière. Un seul os est-il au contraire fracturé, l'autre lui sert en quelque sorte d'attelle et empêche un déplacement trop considérable : Par conséquent si on trouve une fracture d'un des os avec déplacement considérable des fragments, l'autre doit nécessairement ou être également fracturé ou avoir subi un déplacement, une luxation. Un médecin attentif ne manquera pas de reconnaître qu'une fracture isolée du cubitus avec déformation considérable s'accompagne d'une luxation de la tête du radius, comme les fractures du tibia, dans ces conditions, s'accompagnent d'une luxation de la tête du péroné.

La fracture du tiers supérieur du cubitus avec déplacement notable suivant l'axe et par suite avec raccourcissement de l'avant-bras, associée à une luxation de la tête radiale, le plus souvent en avant, est une lésion classique. Les figures de la planche XXXVI répondent absolument aux constatations que j'ai souvent faites sur le vivant. Les symptômes de la fracture sont caractéristiques, et son diagnostic ne présente jamais de difficulté : au contraire, la lésion du coude, la luxation du radius, est souvent méconnue. Les remarques que nous avons consignées précédemment, si on les a présentes à l'esprit, empêcheront de commettre l'erreur. Le déplacement des fragments est si considérable, le raccourcissement du bras si notable que le radius doit nécessairement être ou fracturé ou luxé : En explorant le coude, on constate alors l'absence de la tête radiale à sa place normale et sa présence au niveau de l'épicondyle sur la face antérieure de l'articulation.

Le *pronostic* est favorable quand le diagnostic a été fait à temps : car la *réduction* s'obtient le plus souvent sans grande difficulté, si on la tente sous le sommeil chloroformique : Une traction énergique sur l'avant-bras corrige le déplacement du cubitus, on fléchit en même temps l'avant-bras et on exerce une pression directe sur la tête du radius dans le sens approprié. La tête du radius a souvent tendance à se subluxer de nouveau, c'est pourquoi il faut appliquer un bandage contentif, l'avant-bras étant placé dans la flexion à angle droit au moins, et en supination : On exerce ensuite une pression douce sur la tête du radius avec une compresse placée au niveau du coude.

Dans les cas anciens de cette nature, il ne reste qu'à faire d'une part l'ostéotomie au niveau de la fracture, d'autre part l'arthrotomie, pour réduire la tête radiale ou la reséquer.

d. Fracture de la diaphyse du cubitus.

On observe frequemment des fractures directes se produisant par le mécanisme suivant : Dans une chute, en portant le bras fléchi en avant ; ou bien quand on cherche à parer un choc avec l'avant-bras. Dans cette attitude, c'est le cubitus qui est principalement atteint; il peut être brisé, si le choc est suffisant : ce sont là des fractures que les auteurs allemands nomment avec raison : *parir-fracture*. La fracture peut être consécutive à un traumatisme indirect, mais le fait est exceptionnel.

Le diagnostic est facile : car en raison de la situation superficielle de l'os, on obtient aisément la mobilité anormale et la crépitation.

Le traitement est le même que celui des fractures des deux os de l'avant-bras. Quand le radius est intact, il n'y a jamais de déformation considérable. On observe assez souvent des pseudarthroses.

e. Fracture de l'apophyse styloïde du cubitus.

Cette fracture est rarement isolée. Le diagnostic se fait par la palpation.

Le traitement est difficile ; la formation d'une pseudarthrose est la règle. On traitera plus longuement de cette fracture à propos de la fracture classique de l'extrémité inférieure du radius.

C. Fractures du radius.

a. Fracture de la tête du radius (planche XXXI, figure 4).

Elle simule une lésion de l'articulation, et certainement est souvent prise pour une entorse ou une simple contusion de l'articulation.

La fracture est entièrement intra-articulaire; elle peut être complète ou incomplète (fissure). Dans ce dernier cas, le diagnostic est naturellement difficile et incertain.

1. — Symptômes.

Les fractures completes se reconnaissent à l'indépendance des mouvements de la tête et à la crépitation; mais ces phénomènes peuvent manquer et souvent la tête continue à prendre part aux mouvements de pronation et de supination La douleur est localisée au niveau de la tête radiale. Le ligament annulaire, maintenant les fragments, empêche tout déplacement.

La fracture peut être directe; elle est le plus souvent indirecte et consécutive à une chute sur la main, le coude fléchi ou étendu. Dans ce dernier cas, la portion marginale de la tête, placée en avant du point où porte la saillie du condyle, est seule fracturée.

2. — Traitement.

On n'a aucun moyen d'action directe sur le fragment fracturé. Aussi la guérison ne s'obtient souvent qu'avec une déformation notable. L'indication est d'appliquer un appareil immobilisant le coude et le poignet. Il peut être necessaire d'exercer une pression directe sur la tête du radius. Il n'est pas rare de voir persister, même en faisant usage des moyens auxiliaires indiqués pour le traitement des fractures articulaires, une raideur invincible de l'articulation du coude, nécessitant plus tard une résection de la tête radiale.

Comme complication, on observe parfois la déchirure du nerf radial.

b. Fractures du col du radius.

Ce sont des fractures siégeant immédiatement au-dessous de la tête. Elles sont très rares.

La tête, séparée du corps de l'os, reste immobile dans les mouvements de pronation et de supination imprimés à l'avant-bras. Il peut y avoir aussi au niveau de la fracture une saillie tenant au déplacement angulaire des fragments. Traitement comme plus haut.

c. Décollement traumatique de l'épiphyse supérieure du radius.

Il est très rare et ne s'observe que chez les enfants.

d. Fractures du corps du radius.

Les fractures du corps du radius sont aussi rares que celles du cubitus sont fréquentes. Elles sont la conséquence de traumatismes directs et plus rarement de traumatismes indirects.

[Le trait de fracture siège en un point quelconque, au lieu d'application de la force. Quand il siège au-dessus de l'insertion du rond pronateur, le fragment supérieur se fléchit et se met en rotation externe sous l'influence du court supinateur et du biceps. Le fragment inférieur remonte et se porte en dedans sous l'influence du rond et du carré pronateur et du long supinateur. Quand le trait siège au-dessous du rond pronateur, le fragment supérieur reste immobile, l'inférieur se porte en dedans.

1. — Symptômes.

Ce sont ceux d'une fracture quelconque, il faut y joindre l'absence de rotation de la cupule radiale dans les mouvements de pronation et de supination imprimés à la main. Le diagnostic n'offre pas de difficulté.

2. — Complications.

En dehors des complications ordinaires des fractures, on a observé : l'enclavement du radial (1), des pseudarthroses (2) tenant probablement à l'extrême mobilité des fragments, le raccourcissement de la partie externe du squelette de l'avant-bras.

Quand il y a pseudarthrose, la guérison avec chevauchement amène parfois un déjètement de la main en dehors, s'accompagnant de douleurs vives. Les douleurs disparaissent quand on redresse la main. Elles peuvent être assez intenses pour rendre la main impotente (3).

Il faut signaler enfin, ici comme dans toutes les fractures de l'avant-bras, la tendance à l'effacement de l'espace interosseux et la gêne consécutive des mouvements de pronation et de supination.

3. — Traitement.

Dans les cas simples, une gouttière plâtrée, le bras étant placé dans l'extension, suffit. Petersen (4) conseille une gouttière cubitale s'arrêtant au poignet, l'avant-bras fléchi; la main pendante du côté cubital exerce une traction continue, qui donne un résultat parfait.

(1) Powers, *loc. cit.* — Goodhue, *Medical Record*, 6 janvier 1894, p. 9.

(2) Petersen, *Berlin klin. Wochenschrift*, 1892, 461.

(3) Powers, *New-York Medical Journal*, 1892, p. 55-396.

(4) Powers et Hodgman, *New-York Medical Journal*, 1892, avril, 437.

Dans le cas de raccourcissement avec déjètement de la main, il faut faire l'ostéotomie et suturer ensuite les fragments ; les douleurs disparaissent aussitôt. Dans un cas de ce genre avec pseudarthrose, Powers (1) a employé un appareil composé d'un bracelet entourant le carpe, d'un second bracelet embrassant l'avant-bras immédiatement au-dessous du coude et d'une tige externe formant un véritable tuteur au radius Le malade se servait parfaitement de sa main.]

(1) Powers, *loco citato.*

PLANCHE XXXVII

FRACTURE DE L'OLECRANE ET DE L'APOPHYSE CORONOIDE.

Fig. 1. — **Fracture de l'olécrâne**, figurée d'après une pièce expérimentale.

On aperçoit le cubitus avec l'olécrâne fracturée et séparée du corps de l'os par un certain intervalle. Cet écart des fragments se produit sur le vivant sous l'influence de la contraction du triceps. L'attitude a sur le déplacement une grande influence, le diastasis étant plus considérable dans la position fléchie du coude et étant à son maximum quand on élève le bras. L'olécrâne soulevée est en même temps légèrement tournée. On voit qu'il est difficile de reconnaître une fracture de l'olécrane sans ouvrir l'articulation. La surface cartilagineuse de l'extrémité inférieure de l'humérus est libre. Il se fait dans ces cas un épanchement de sang considérable.

Le dessin sous les yeux, on constate qu'un traitement rationnel de la fracture de l'olécrâne doit s'efforcer d'abord d'amener l'avant-bras en extension.

La ponction est indiquée toutes les fois que l'épanchement est un peu considérable.

On exerce ensuite une traction sur le fragment supérieur et on le maintient par une bande de diachylon placée en anse au-dessus de lui.

Fig. 2. — **Fracture ancienne de l'olécrâne.** — Dans cette préparation, les fragments ne se sont pas réunis par cal osseux, mais seulement par cal fibreux (Collection personnelle).

Fig. 3. — **Arrachement de l apophyse coronoïde.**

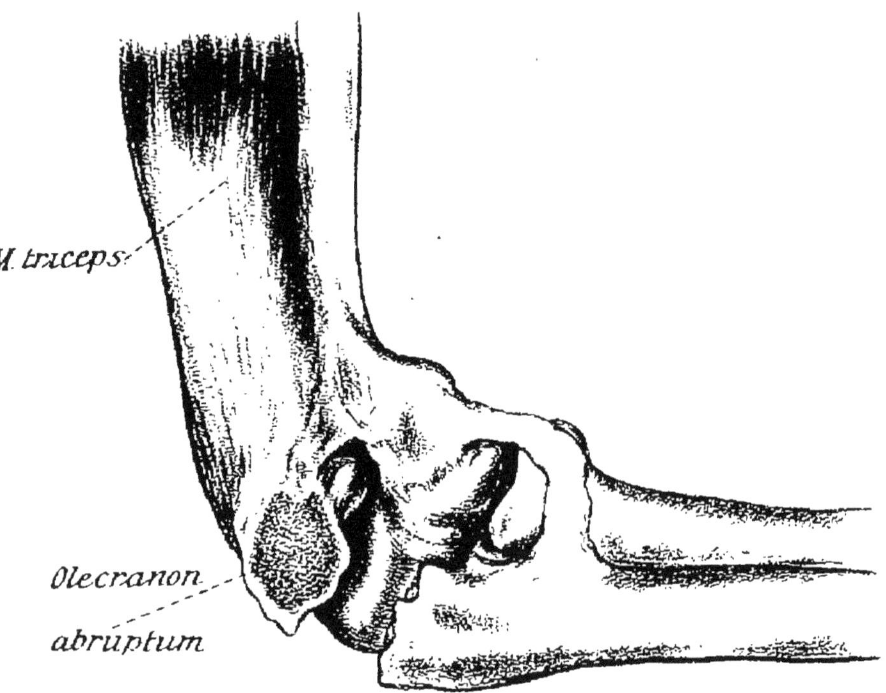

Fig. 1

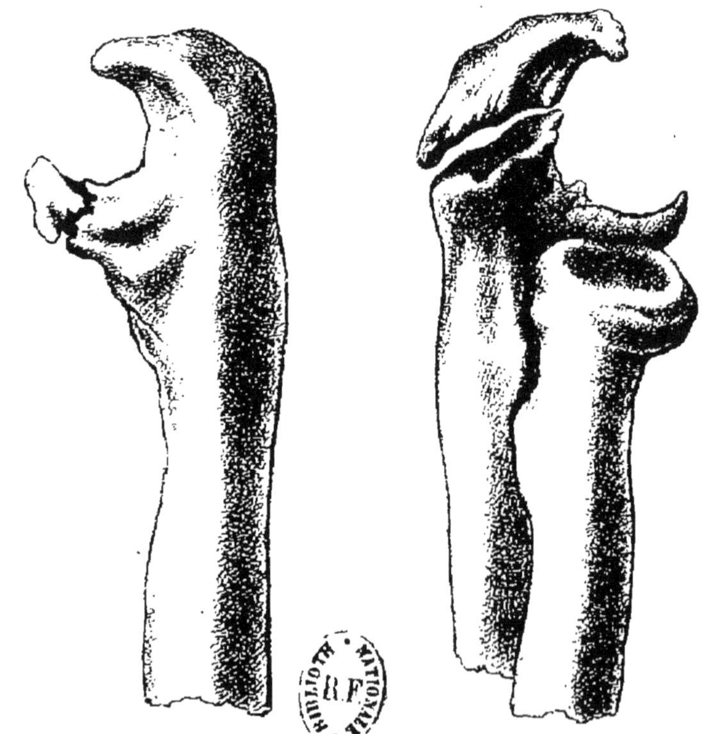

Tab. 3

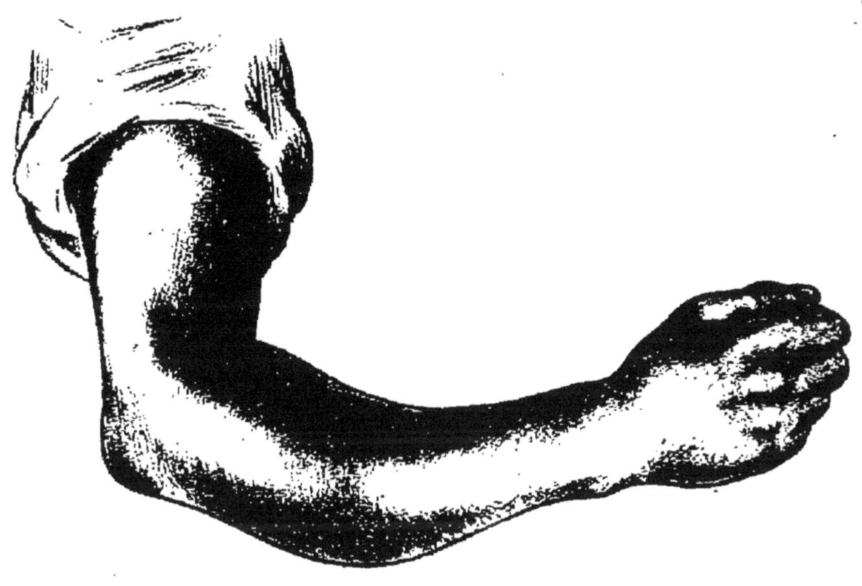

Fig. 1

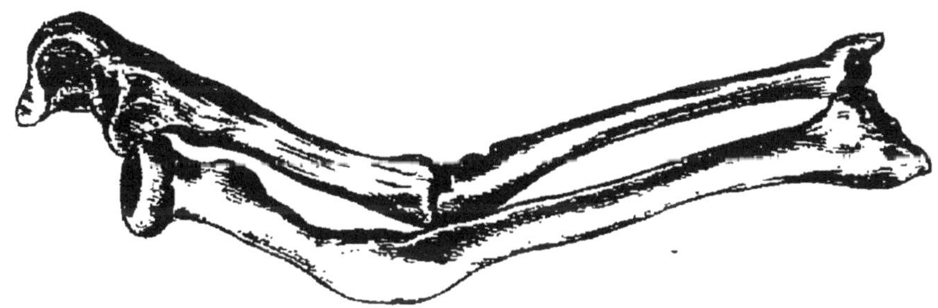

Fig 2

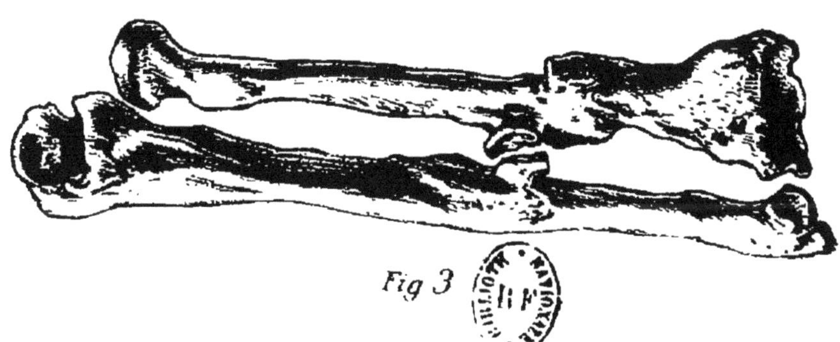

Fig 3

PLANCHE XXXVIII

FRACTURE DE LA PARTIE MOYENNE DE L'AVANT-BRAS.

Fig. 1. — **Fracture de l'avant-bras à la partie moyenne**, guérie avec position vicieuse des fragments; position que l'on retrouve souvent dans les fractures récentes, et aussi dans des fractures plus anciennes, quand le cal ne se forme pas et qu'il se constitue une pseudarthrose.

La figure a été faite, d'après nature, sur un enfant, qui est venu nous demander un traitement. Chez lui, la réduction fut possible sous le sommeil chloroformique et on obtint une guérison parfaite en fixant rigoureusement le bras tout entier dans l'extension sur une attelle dorsale.

Fig. 2. — **Déviation angulaire** semblable. Il s'agit ici d'un traumatisme ancien. Le radius est consolidé presque entièrement par cal osseux, le cubitus est le siège d'une pseudarthrose : tous deux présentent un déplacement angulaire. La pseudarthrose est probablement la conséquence d'une immobilisation insuffisante. Peut-être l'appareil était-il trop court et n'embrassait-il pas les deux articulations voisines. C'est souvent le cas des appareils mis par les rebouteurs (Collection personnelle).

Fig. 3. — Variété rare d'une disposition importante, les deux os unis l'un à l'autre. au niveau du foyer de la fracture, non par une masse osseuse, mais heureusement par une simple néarthrose. De chaque os, part un prolongement en forme de languette, qui porte à sa pointe une manière de surface articulaire, entrant en contact avec celle de l'os voisin. On voit qu'une position vicieuse du membre (pronation), ou un bandage circulaire trop serré et rapprochant les fragments, peut amener une fusion des deux os (Collection personnelle).

PLANCHE XXXIX

FRACTURE DU RADIUS. — DECOLLEMENT EPIPHYSAIRE DES OS DE L'AVANT-BRAS.

Fig. 1. — **Fracture isolée du radius au-dessus de sa partie moyenne**; action du biceps sur la position du fragment supérieur.

Dans cette figure, qui reproduit assez bien l'état naturel (fracture expérimentale), on aperçoit l'avant-bras, la main et une partie du bras. L'avant-bras est en pronation. Le fragment supérieur du radius s'est placé au contraire en supination, sous l'influence du biceps; on sait en effet que ce muscle produit la supination, puis la flexion de l'avant-bras. On reconnaît la supination du fragment supérieur à la situation de la tubérosité bicipitale (insertion du biceps), et à une petite encoche qu'on aperçoit en regardant avec attention l'extrémité supérieure du fragment inférieur. Cette encoche est due à la séparation d'une lamelle osseuse qui a accompagné le fragment supérieur; encoche et lamelle ne sont pas l'une en face de l'autre, mais l'écaille, en raison de la rotation du fragment supérieur en dehors, c'est-à-dire de sa supination, a subi une rotation de près de 180°. Tout ceci montre que, même dans les fractures isolées du radius, il faut immobiliser le bras en supination.

Fig. 2. — **Ligne de soudure des épiphyses inférieures du radius et du cubitus**, d'après une pièce sèche.

Le décollement épiphysaire vrai des extrémités de ces os, particulièrement du radius, est assez fréquent chez les enfants. Dans ce cas encore, j'ai observé consécutivement des troubles de développement (Collection personnelle).

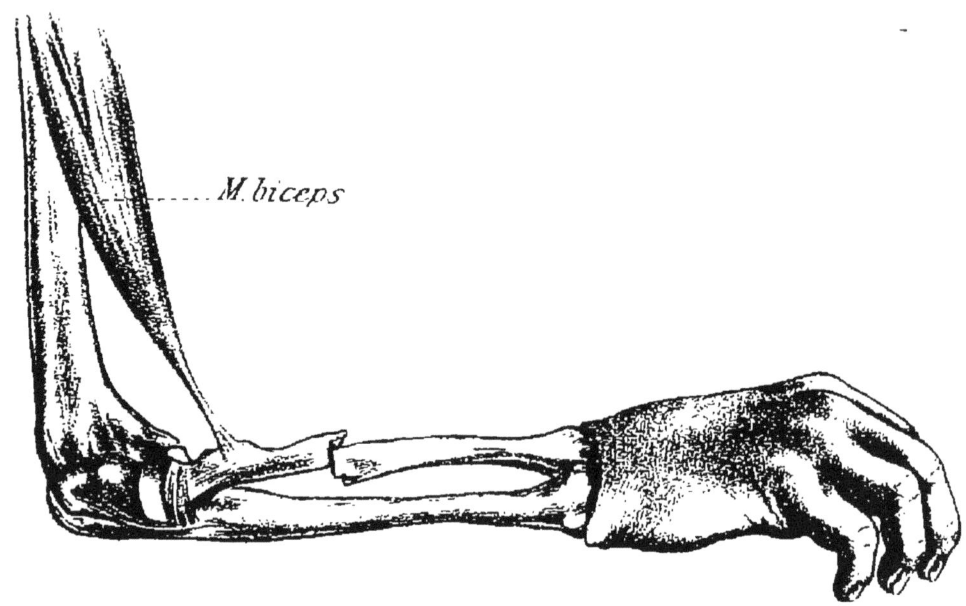

Fig 1

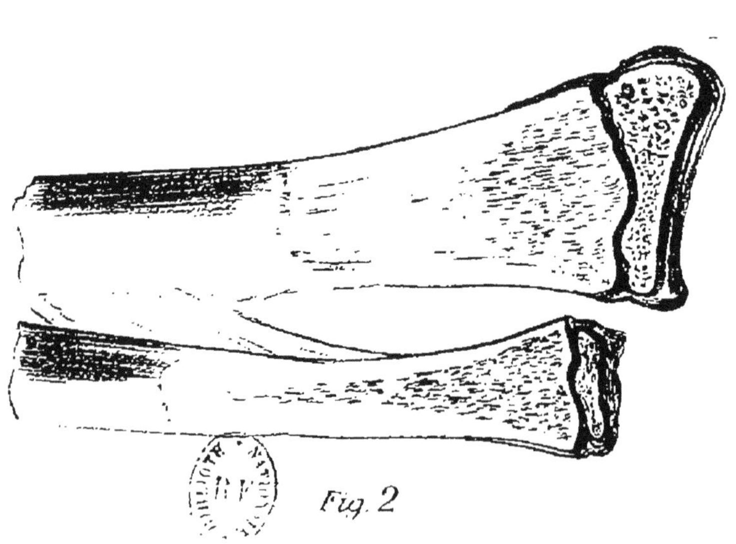

Fig. 2

e. Fractures de l'extrémité inférieure du radius (Planches XL, XLI, XLII).

Cette fracture est très fréquente. C'est une lésion classique, dont les symptômes sont extraordinairement caractéristiques et bien que les divers cas présentent quelques différences, ils offrent entre eux une grande analogie.

1. — Anatomie pathologique.

Cette fracture, dans les cas types, appartient au genre des fractures supra-condyliennes : c'est-à-dire que le trait de fracture siège ordinairement de 1 centimètre et demi à 2 centimètres au-dessus de la surface articulaire inférieure, précisément là où le tissu compact de la diaphyse disparaît pour faire place à la large base spongieuse qui supporte la surface articulaire ; c'est au niveau du point où s'opère la substitution de ces deux tissus que sont réalisées les dispositions anatomiques et mécaniques qui expliquent la facilité plus grande de la fracture (1). Parfois le fragment supérieur ne comprend pas toute l'extrémité articulaire ; le trait de fracture peut passer à travers l'épiphyse et n'en détacher qu'un petit fragment.

[A côté de la forme classique de la fracture de l'extrémité inférieure, on peut rencontrer un certain nombre de

(1) [Dupuytren pensait que cette fracture formait, au point de vue de la frequence, le tiers des fractures en général. Une statistique de Powers (*Med. News*, 1895, I, 262) comprend tous les cas traites a Chambers Street Hospital, de decembre 1878 a juin 1888 ; elle donne une idée de la fréquence relative de cette fracture dans les deux sexes et aux differents âges de la vie.

Age.	Hommes.	Femmes.	Total
De 1 à 10 ans ...	37	11	48
De 11 à 20 —	201	13	214
De 21 à 30 —	110	32	142
De 31 à 40 —	88	86	174
De 41 à 50 —	79	132	211
De 51 à 60 —	52	87	139
De 61 à 70 —	21	28	49
De 71 à 80 —	2	9	11
	590	398	988

C'est-à-dire que, d'une maniere générale, cette fracture est plus fre-

variétés, de sorte que si l'on veut réunir tous les aspects que peut présenter la fracture dans une vue d'ensemble, on verra qu'il y a lieu de décrire :

1° *Une fracture transversale.* — Elle siège de 6 millimètres à 2 centimètres de l'interligne. C'est, ainsi que l'a montré Voillemier (1), la variété la plus fréquente ; c'est la fracture classique et tout ce que nous dirons plus tard des déplacements et des symptômes lui sera applicable. Elle peut s'accompagner de pénétration de l'extrémité inférieure de la diaphyse dans le fragment inférieur et dans certains cas, sous cette influence, celui-ci éclate. La pénétration peut faire défaut, le fait est rare.

2° *Une fracture oblique.* — Le trait est oblique en bas et en avant, c'est la fracture de Colles. Son existence, niée par plusieurs auteurs, est démontrée par les pièces de Hamilton (2) et de Bennett (3).

3° *Une fracture de Colles renversée.* — Le trait est oblique en bas et en arrière.

4° et 5° *Deux fractures obliques.* — Parallèles aux précédentes, mais n'intéressant qu'une partie de l'extrémité : soit seulement le bord postérieur, soit seulement le bord antérieur (Cas cités par Baehr) (4).

6° *Une fracture longitudinale.* — Ces fractures siègent sur l'extrémité inferieure du fragment supérieur et accompagnent le plus ordinairement la fracture classique.

7° *Le décollement épiphysaire.*

quente chez l'homme que chez la femme, et de 11 a 20 ans. Chez les hommes, la fracture s'observe surtout dans la deuxième décade et chez les femmes de 41 a 50 ans.

On pourra comparer ces chiffres avec ceux que donne SIMSON (*Treatises of fractures*, page 323)

	Hommes.	Femmes.
De 0 a 5 ans.	62	64
De 5 a 15 —	92	19
De 15 a 30 —	78	45
De 30 à 45 — . .	75	57
De 45 a 60 —	45	23
Au dela de 60 ans	21	87

(1) VOILLEMIER, Art. *Avant bras* du *Dict encycl. des sc. med.*

(2) HAMILTON, *Traité des fractures*, édition française Paris, 1881.

(3) BENNETT, *British medical Journal*, 30 avril 1892

(4) BÆHR, *Centralblatt fur Chirurgie*, 1894, 841

La fracture classique se complique fréquemment de l'arrachement de l'apophyse styloïde du cubitus (1).]

2. — Étiologie et mécanisme.

La fracture est presque toujours causée par une chute sur la main et particulièrement sur la face palmaire : la main se met en hyperextension (flexion dorsale), les puissants ligaments radio-carpiens (ligaments palmaires du carpe) se mettent en tension, et si la puissance qui agit est assez énergique et que son action se prolonge, comme le ligament est suffisamment résistant pour ne pas se déchirer, il arrache l'extrémité inférieure du radius ; d'où fracture siégeant au point indiqué plus haut.

Cette explication montre qu'il s'agit là d'une véritable fracture par arrachement.

[Toutefois tous les cliniciens ne l'admettent pas encore. Pouteau, le premier qui ait décrit la fracture de l'extrémité inférieure du radius, pensait que le radius ne reposant sur le cubitus que par ses deux extrémités, et formant une voûte à concavité dirigée vers le cubitus, la contraction des supinateurs et des pronateurs, du carré pronateur en particulier, tendait à redresser cette courbure et que l'os se rompait au niveau de son point faible.

Cette théorie ne peut être acceptée, car d'une part le radius présente des points plus faibles que celui où se fait la fracture, d'autre part celle-ci se produit souvent sans l'intervention de la contraction musculaire.

Malgaigne, puis Tillaux et Lecomte, Buonomo (2) (et nous avons vu que Helferich se range à leur opinion), pensent qu'il s'agit simplement là d'une fracture par arrachement. Le malade tombe sur la paume de la main, la main en extension. L'extension tend à s'exagérer, le ligament antérieur est violemment tendu et arrache le segment osseux sur lequel il s'insère.

(1) Tillaux, *Chirurgie clinique*, a eu plusieurs fois occasion de disséquer cette fracture et chaque fois il a trouvé l'apophyse styloïde brisée, bien qu'on n'ait jamais reconnu le fait pendant la vie.

(2) Buonomo, *Riforma medica*, 1894.

Lecomte a soutenu que c'était là le seul mécanisme de la fracture de l'extrémité inférieure du radius, car si l'on sectionne, dit-il, le ligament radio-carpien antérieur, on n'obtient plus la même fracture. D'autre part ce mécanisme rend bien compte du siège constant de la fracture immédiatement au dessus du ligament radio-palmaire antérieur.

Que l'arrachement puisse jouer un rôle dans la fracture de l'extrémité inférieure du radius, cela n'est pas douteux ; mais on ne saurait admettre cette théorie à l'exclusion de tout autre ; il semble même que l'arrachement ne doive entrer qu'exceptionnellement en jeu.

L'arrachement ne peut en effet expliquer toute une série de phénomènes, ainsi :

1° S'il y avait véritablement arrachement, le fragment devrait être plus haut en avant, autrement dit, le trait de fracture devrait se diriger en arrière et en bas. Le plus souvent c'est le contraire qui se produit ou bien le trait est horizontal.

2° Dans certains cas de chute sur la paume, le bord de la surface articulaire est seul fracturé ; le carpe prenant point d'appui sur le ligament antérieur vient faire sauter le bord postérieur de l'extrémité carpienne du radius (2). Le même fait se produit dans la chute sur le dos de la main, mais c'est alors le bord antérieur qui cède.

3° La fracture peut se produire dans une chute sur le dos de la main. Lecomte a prétendu que le fait n'avait jamais été observé. Il en existe cependant des observations de Voillemier, Bennett, Baehr, Bardenheuer (1). Chacun d'ailleurs pourrait en trouver des cas dans sa mémoire.

4° L'arrachement suppose la mise en tension des ligaments ; or la fracture peut se produire avec une extension très modérée, quand par exemple on tombe obliquement sur la main.

5° La théorie de l'arrachement n'explique pas la fissure longitudinale de la diaphyse : elle n'explique pas non

(1) BENNETT, *British Medical Journal*, août 1892 — BAEHR, *Centralblatt fur chirurgie*, 1894, 841. — BARDENHEUER (cite par le précédent).

plus la pénétration du fragment supérieur dans l'inférieur, ni l'éclatement de celui-ci.

Lecomte avait soutenu que dans une chute sur la paume de la main, le poids du corps portait sur la deuxième rangée et les éminences thénar et hypothénar; la première rangée des os du carpe restait quelque peu soulevée au-dessus du sol; et de cette disposition anatomique résultait la mise en tension du ligament antérieur.

Une expérience de Baehr montre que cette opinion est fausse; dans la chute sur la paume, le poids du corps est transmis au radius qui repose sur le sol par l'intermédiaire de la première rangée.

L'arrachement ne pouvant satisfaire l'esprit, on est amené à adopter la théorie de l'écrasement, soutenue autrefois par Nélaton, Malgaigne, Voillemier, Jarjavay. Le radius, pris entre le poids du corps et la première rangée du carpe appuyée sur le sol, cède au niveau du point le plus faible.

Hennequin (1) a défendu cette théorie, en la modifiant et en la rajeunissant. Dans l'article qu'il consacre à l'exposé de cette question, Hennequin, s'appuyant sur des considérations anatomiques développées par M. Poirier, étudie d'abord les conditions de transmission du choc au niveau de l'avant-bras. Ce segment du membre est en effet disposé d'une manière toute spéciale. Des deux os qui le composent, l'un, le cubitus, s'articule solidement avec l'humérus, dont il embrasse l'extrémité inférieure entre l'olécrâne et l'apophyse coronoïde comme un cylindre entre les quatre derniers doigts, demi fléchis et le pouce en flexion et opposition: l'autre, le radius, n'affecte avec le condyle huméral que des rapports assez éloignés : normalement, il n'entre pas en contact avec l'humérus pendant l'extension, il n'y a d'articulation directe des deux os que dans la flexion. Si maintenant on étudie l'extrémité inférieure des os de l'avant-bras et leur articulation avec les os du carpe, on constate une disposition inverse. Le cubitus est contigu à une facette du pyramidal, facette tellement inclinée en bas et en dedans qu'elle ne peut

(1) HENNEQUIN, *Revue de chirurgie*, 1894, t. XIV, p. 557.

servir de point d'appui. Le radius, au contraire, repose largement sur le condyle carpien.

Ceci posé, on comprend sans peine que dans une chute sur la paume de la main, le poids du corps est transmis par l'humérus au cubitus seul ; tandis que la main reposant sur le carpe, celui-ci, surmonté du radius forme une sorte de colonne isolée qui, ainsi que l'avait vu Lopez, ne reçoit le poids du corps que par le ligament interosseux. Celui-ci est formé de fibres dirigées en bas et en dedans, c'est-à-dire que le cubitus est comme suspendu au bord interne du radius, par une toile mince mais résistante; dans une chute, le cubitus est chassé en bas, mais le ligament interosseux se tend; s'insérant sur toute l'étendue du bord interne du radius, il transmet la poussée à tous les points de l'os. La poussée se trouve ainsi répartie sur tout le radius, ce qui explique pourquoi le corps ne se rompt pas, bien qu'il constitue la partie la plus faible de l'os. Mais le ligament s'arrête à quatre ou cinq centimètres de l'interligne. Tout l'effort vient donc se concentrer sur l'extrémité inférieure de l'os, qui se brise suivant les lois de la mécanique.]

Quand la fracture se produit à la suite d'une chute sur le dos de la main, fait qui s'observe plus rarement que la chute sur la paume, le fragment inférieur est dans la règle refoulé en avant, non en arrière.

3. — Symptomes.

Les principaux symptômes de cette fracture sont fournis par l'exploration.

On doit commencer par l'inspection, et pour cela le médecin doit prendre une attitude spéciale ; il s'assied en face du blessé ; celui-ci place les deux mains et les avant-bras l'un à côté de l'autre dans une position symétrique. Quand il y a fracture, l'inspection montre que, du côté blessé, l'apophyse styloïde du cubitus fait une saillie plus considérable que du côté sain (voy. pl. XL, fig. 1 et 2). La main est déviée latéralement et se porte en abduction. Si on prolonge par la pensée l'axe longitudinal de l'avant-bras, on observe que du côté sain, il tombe approximativement au milieu du médius, et du côté malade en dedans (du côté cubital) de ce doigt. La région des apophyses styloïdes paraît élargie. Tous ces symptômes sont dus au déplacement en dehors du fragment inférieur.

Il faut alors examiner l'avant-bras de profil, de préférence du côté radial. Dans un bras sain, l'extrémité inférieure de l'avant-bras en pronation a une forme spéciale : c'est du côté du radius une ligne légèrement onduleuse, convexe du côté dorsal, concave du côté palmaire. Dans le cas de fractures, la ligne se modifie, et le plus souvent présente une disposition absolument inverse : car on trouve en avant une saillie anormale et du côté dorsal un angle légèrement rentrant. Si on dessine sur la peau, avec un crayon bleu l'axe longitudinal du bras, on voit que prolongée, cette ligne passe du côté sain sur le poignet ; du côté blessé, elle s'interrompt ; l'axe de l'épiphyse arrachée est reportée en arrière. Par suite, si la main est étendue, il existe une déformation en baïonnette, caractéristique de la fracture (déformation en dos de fourchette de Velpeau). Ce mode de déformation s'explique fort bien par l'action de la force traumatisante (1).

La fracture étant constituée, le poids du corps continue à agir jusqu'à ce que la partie inférieure de la diaphyse atteigne le sol, le fragment épiphysaire du radius se déplace donc en haut, et se porte légèrement en supination, le corps au contraire se met en pronation légère; ici l'union intime de l'extrémité inférieure du cubitus et du radius est importante. Le fragment radial, rattaché à l'extrémité inférieure du cubitus par des

[(1) La déformation tient surtout au déplacement des fragments, Voici quel est ce déplacement dans la fracture typique, d'après Hennequin. Le fragment inferieur est porté légèrement en arrière et son bord postérieur et supérieur forme un ressaut, une saillie plus ou moins régulière débordant la face correspondante du fragment supérieur. Engrenés et rendus solidaires, les deux fragments se portent simultanément en avant ou ils font saillie. De plus le fragment inférieur bascule, de telle sorte que son côté externe est relevé.]

ligaments, se déplace autour de cette extrémité comme centre.

La contraction musculaire peut, elle aussi, jouer un rôle dans la production de cette déformation typique; mais la cause principale est la direction du traumatisme.

Les symptômes habituels des fractures ne sont pas toujours manifestes.

La mobilité anormale est le plus souvent difficile à mettre en évidence. Il faut, pour l'obtenir, saisir solidement le fragment épiphysaire et fixer le bras en l'appuyant contre le corps; au surplus cette recherche est inutile.

Il en est de même de la crépitation; cependant on sent plus facilement un craquement et un frottement caractéristique.

Plus importante est la recherche de la douleur, par la palpation du poignet par son côté radial. Dans la fracture, la région de l'interligne et même l'apophyse styloïde du radius ne sont pas douloureux, tandis que 1 à 2 centimètres plus haut, on constate la douleur typique de la fracture.

La palpation confirme le diagnostic basé d'abord sur la simple inspection. On sent en particulier au niveau de la fracture sur le côté palmaire une saillie osseuse anormale et sur la face dorsale un angle saillant.

4. — Pronostic et complications.

Le pronostic dépend en grande partie du traitement.

[La fracture guérit ordinairement bien dans un temps relativement court (vingt à vingt-cinq jours), mais à la condition que l'on corrige avec soin le déplacement. Quand on ne peut obtenir une réduction suffisante, il n'est pas rare de voir persister une raideur articulaire avec impotence plus ou moins marquée.

On peut observer de véritables complications. La saillie du cal a, dans quelques cas exceptionnels, amené une névrite du nerf médian avec impotence marquée et atrophie.

La situation du cubitus peut être tellement changée par rapport au radius qu'il existe une véritable luxation de cet os en avant. Dans le cas de Moore de Rochester (1), il y avait en même temps déplacement de cartilage triangulaire. Cette luxation du cubitus a été observée par Pilcher (2) et Tillmanns (3). Moi-même, j'en ai observé un exemple. C'est là une lésion très importante, car elle assombrit beaucoup le pronostic, au point de vue de la mobilité ultérieure.

Moore a observé encore la luxation du tendon du cubital postérieur.

5. — Diagnostic.

Le diagnostic de la fracture de l'extrémité inférieure du radius est en général facile. Il se base sur les commémoratifs, la déformation et la douleur localisée.

La déformation est plus ou moins accentuée. Elle manquerait souvent chez les vieillards au dire de Trélat : elle fait fréquemment défaut chez les femmes. Le dos de fourchette est d'ailleurs souvent masqué dans les premiers moments par l'œdème et le gonflement. Il est alors un symptôme d'une importance capitale, mais qu'il faut savoir chercher, c'est l'ascension de l'apophyse styloïde du radius. Normalement, l'apophyse styloïde du radius descend à un centimètre ou un centimètre et demi plus bas que l'apophyse styloïde du cubitus : elle est sur le même niveau ou au-dessus dans la fracture. Voici d'après Pouteau comment il convient de rechercher ce signe. L'avant-bras est mis en pronation. Le chirurgien saisit la main du blessé et suit avec chacun de ses index un des bords de la main. Il remonte le long de ce bord jusqu'à ce qu'il pénètre dans le sillon de la racine de l'organe, et se sente arrêté par une saillie. Cette saillie est la saillie des apophyses styloïdes. Comparant alors la hauteur occupée par l'ongle de chacun des index, il aperçoit facilement l'ascension de l'apophyse styloïde du radius. Toutefois il faut savoir

(1) Moore, *Med. Soc. of the State New York*, 1870.
(2) Pilcher, *New-York Academy of med.*, 1878.
(3) Tillmanns, *Chirurgie opératoire*, 3e édition.

qu'il y a de grandes variations individuelles dans la situation et le développement de cette apophyse. C'est pourquoi il faut, avant de porter un diagnostic définitif, comparer la situation des apophyses du côté sain, puis du côté blessé.

Dans le cas où le déplacement est peu considérable on pourrait confondre la fracture avec l'entorse de l'articulation radio-carpienne. Mais ici la douleur est plus diffuse, elle cède rapidement au repos, tandis qu'elle persiste assez longtemps dans la fracture non traitée. Quant à la luxation du poignet, le diagnostic est aisé. Le radius et le cubitus ont conservé leurs rapports réciproques; on sent facilement la surface lisse du condyle carpien. [Les commémoratifs permettent de distinguer une fracture ancienne guérie avec déformation, d'une fracture récente.]

6. — Traitement.

Il faut réduire exactement; ce qui se fait en fléchissant avec force et en tirant sur le poignet. Le sommeil chloroformique est souvent nécessaire.

Dans beaucoup de cas, après réduction il n'y a aucune tendance à la reproduction du déplacement; il est cependant bon, quand on applique le bandage d'observer certaines règles. Le bandage doit avoir une étendue assez grande pour embrasser tout l'avant-bras, le métacarpe et le poignet. Il n'est pas nécessaire d'envelopper le coude, et les doigts doivent rester libres, car leur immobilisation détermine souvent une raideur fatale qui exige ensuite un traitement douloureux (massage et mobilisation), et qui souvent ne peut être complètement vaincue.

Pour maintenir le fragment inférieur en bonne situation, il faut donner à la main une attitude spéciale, car c'est seulement par la main et les ligaments qu'on peut agir sur le court fragment inférieur; la main doit être fléchie à la fois du côté dorsal et du côté cubital; cette position empêche la reproduction du déplacement. Dans la réduction, et quand on applique le bandage, la main et tout le fragment inférieur doivent être ramenés du côté cubital; sans cela, il resterait une saillie disgracieuse de l'apophyse styloïde du cubitus.

La manière de remplir cette indication, pendant la mise en place de l'appareil, est indifférente.

L'attelle coudée de Beely (Pl. LXII, fig. 2) répond bien au but qu'on se propose : c'est une attelle coudée, qui fixe la main, précisément dans la position voulue.

S'il faut improviser une attelle de carton ou de bois, on peut obtenir la flexion cubitale en donnant à l'attelle une forme spéciale (attelle en crosse de pistolet de Dupuytren); il est alors nécessaire de placer au-dessous du fragment épiphysaire du radius un petit tampon, des compresses, de manière à le soulever un peu en haut, tandis que la diaphyse laissée libre retombe légèrement.

L'appareil à attelle de Roser (Pl. XLII, fig. 3) est placé, le bras en supination complète : le patient regarde pour ainsi dire le creux de sa main. Cet appareil est un peu volumineux, mais donne aussi de bons résultats.

Cette fracture doit être traitée comme une fracture articulaire par des changements fréquents d'appareil, et le massage précoce.

Récemment, on a de nouveau soutenu que la méthode qui consiste, la fracture bien réduite, à laisser le membre sans appareil ou à le placer dans une simple attelle donne les meilleurs résultats, au point de vue de la mobilité ultérieure du membre. Cette pratique ne doit pas être conseillée. Cependant il est préférable que la fracture guérisse avec une certaine déformation et une bonne mobilité qu'avec un déplacement nul, et des raideurs persistantes du poignet.

Quand la fracture s'accompagne de fracture de l'apophyse styloïde du cubitus; quand il y a ainsi fracture des deux os de l'avant-bras à leur extrémité inférieure, le poignet est facilement pris dans le processus pathologique. En général, il faut traiter cette fracture suivant les mêmes principes que la précédente.

Dans quelques cas, il a été indispensable de faire la résection de l'apophyse styloïde du cubitus pour améliorer la mobilité.

[Tous les chirurgiens s'entendent sur la nécessité de réduire. Moore, Pilcher, Hennequin ont montré que la réduction était nécessaire au fonctionnement du membre. La réduction doit avoir pour but de corriger le déplacement dorsal, la déviation de la main en dehors et l'ascension de l'apophyse styloïde.

Hennequin conseille de mettre la main en pronation. Un aide pratique l'extension sur la main, un autre la contre-extension sur le coude, le chirurgien passe les doigts sous les fragments et appuie du talon de ses mains sur les fragments. Par un mouvement de bascule exécuté avec les deux mains simultanément, il refoule en arrière l'extrémité des fragments tout en forçant la main du blessé à se fléchir et à s'incliner sur le bord cubital. L'appareil sera un appareil plâtré. Hennequin en décrit un, un peu spécial : cet appareil maintiendra la main en flexion et adduction et ne descendra pas au delà des têtes des metacarpiennes.

On recommandera au malade de faire jouer souvent ses doigts, afin d'éviter les raideurs.]

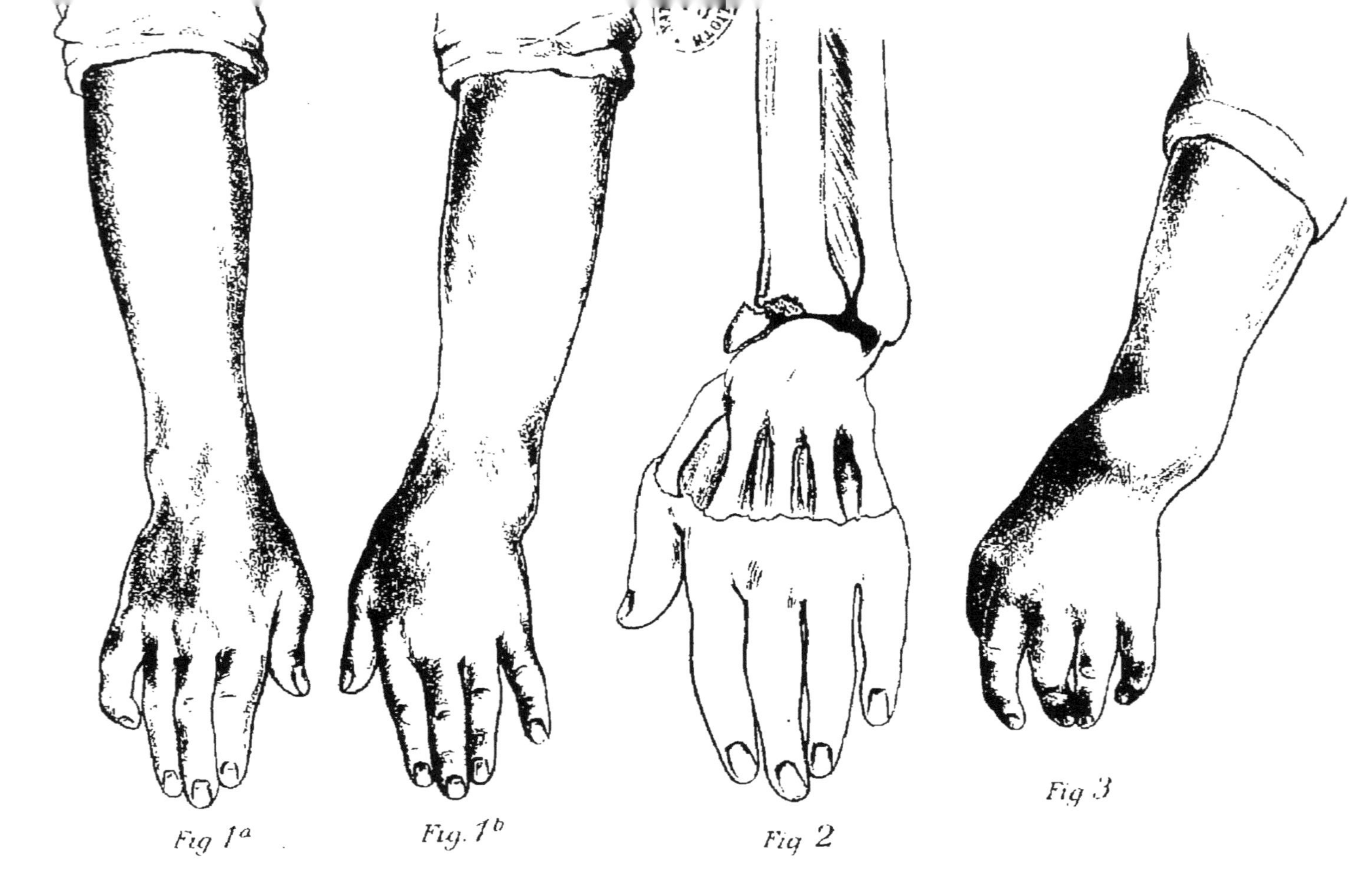

Fig 1a Fig. 1b Fig 2 Fig 3

PLANCHE XL

FRACTURE CLASSIQUE DE L'EXTRÉMITÉ INFÉRIEURE DU RADIUS.

Fracture de l'extrémité inférieure du radius. — C'est une des fractures les plus importantes. Ici, la faute ordinaire n'est pas tant d'appliquer un mauvais appareil sur une fracture bien diagnostiquée, que de méconnaître la fracture et de ne pas réduire le déplacement. Le diagnostic de cette fracture classique peut se faire par la simple inspection, en regardant de face le côté dorsal du bras malade comme sur la planche XL, puis en l'examinant de profil et surtout le côté radial (comme planche XLI).

On aura soin de comparer le côté sain et le côté blessé.

Fig. 1 *a* et *b*. — Elles montrent la main droite saine et la main gauche malade du même individu. Le médecin s'asseoit devant le malade également assis. Il reconnaît alors le déplacement en masse de la main du côté radial, au niveau du poignet ; la saillie de l'apophyse styloïde du cubitus et l'élargissement de l'avant-bras dans la région des apophyses styloïdes.

Fig. 2. — **Fracture expérimentale du radius** dans laquelle une partie de la surface articulaire seulement est brisée. — Cette variété de fracture est souvent observée, de même que d'autres fractures transversales jusqu'à la fracture transversale pure, laquelle siège à peu près au niveau de l'ancienne ligne diaphyso-épiphysaire. La saillie du cubitus, le déplacement de la main du côté radial s'observent même dans ce cas. Le déplacement du fragment en haut, par rotation autour de la surface articulaire inférieure du cubitus comme centre, ne peut être représenté ici.

Fig. 3. — **Fracture transversale des deux os** de l'avant-bras, d'après une photographie. (Mina Houdelet, soixante ans, 1890.) On reconnaît la déviation des fragments.

PLANCHE XLI

FRACTURE CLASSIQUE DE L'EXTREMITÉ INFÉRIEURE DU RADIUS.

Fracture classique de l'extrémité inférieure du radius, vue de profil :

Fig. 1. — On reconnaît le déplacement des fragments désigné par les chirurgiens français, sous le nom de *déplacement en dos de fourchette*. L'extrémité carpienne de l'avant-bras présente, au lieu d'une légère convexité dorsale, une assez forte saillie palmaire, qui répond à la saillie angulaire des fragments.

Fig. 2. — La coupe longitudinale montre la même disposition d'une manière plus manifeste. Ici on trouve une fracture transversale de tout le fragment épiphysaire inférieur du radius avec éclatement de petites parties de l'écorce. Dans la forme classique, le déplacement du radius et de la main suivant l'axe longitudinal, et la saillie du fragment, produisent une déformation en baïonnette. Les détails anatomiques se déduisent du dessin.

La préparation a été faite sur une fracture expérimentale produite par extension forcée de la main avec pression vigoureuse sur celle-ci dans la direction de l'avant-bras. Il est évident que la correction du déplacement s'obtiendra le plus souvent par une flexion forcée de la main.

En voyant cette énorme déformation, on ne s'étonnera pas que cette fracture ait été prise longtemps pour une luxation du poignet, luxation, qui, on le sait maintenant, est tout à fait exceptionnelle.

Fig. 1.

extensor. poll.
M. sup. brev.
M. pron. quadr.
N. median.
M. flex. dig. comm. prof.
M. flex. dig. comm. superf.

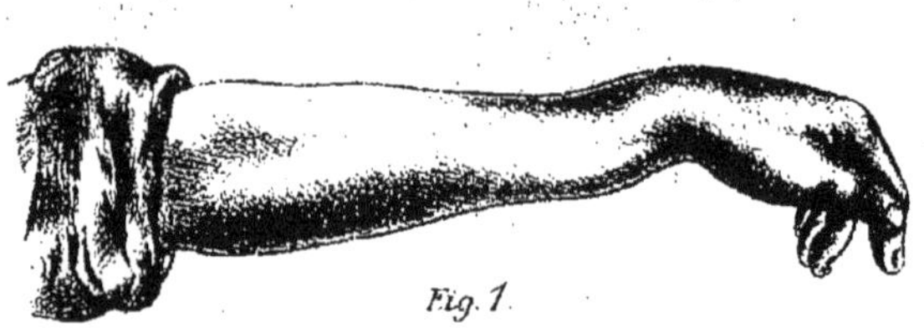

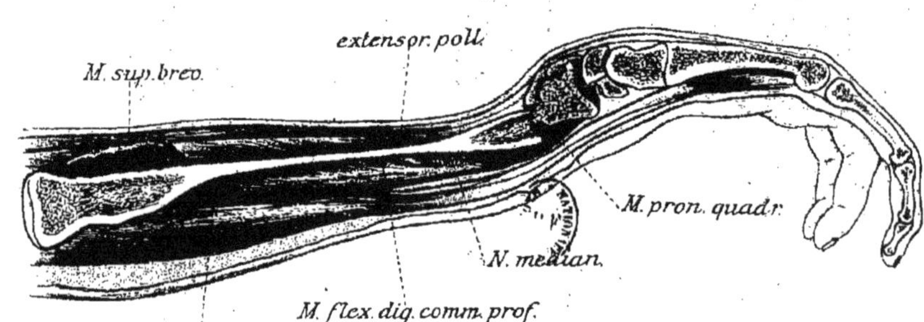

Fig. 2

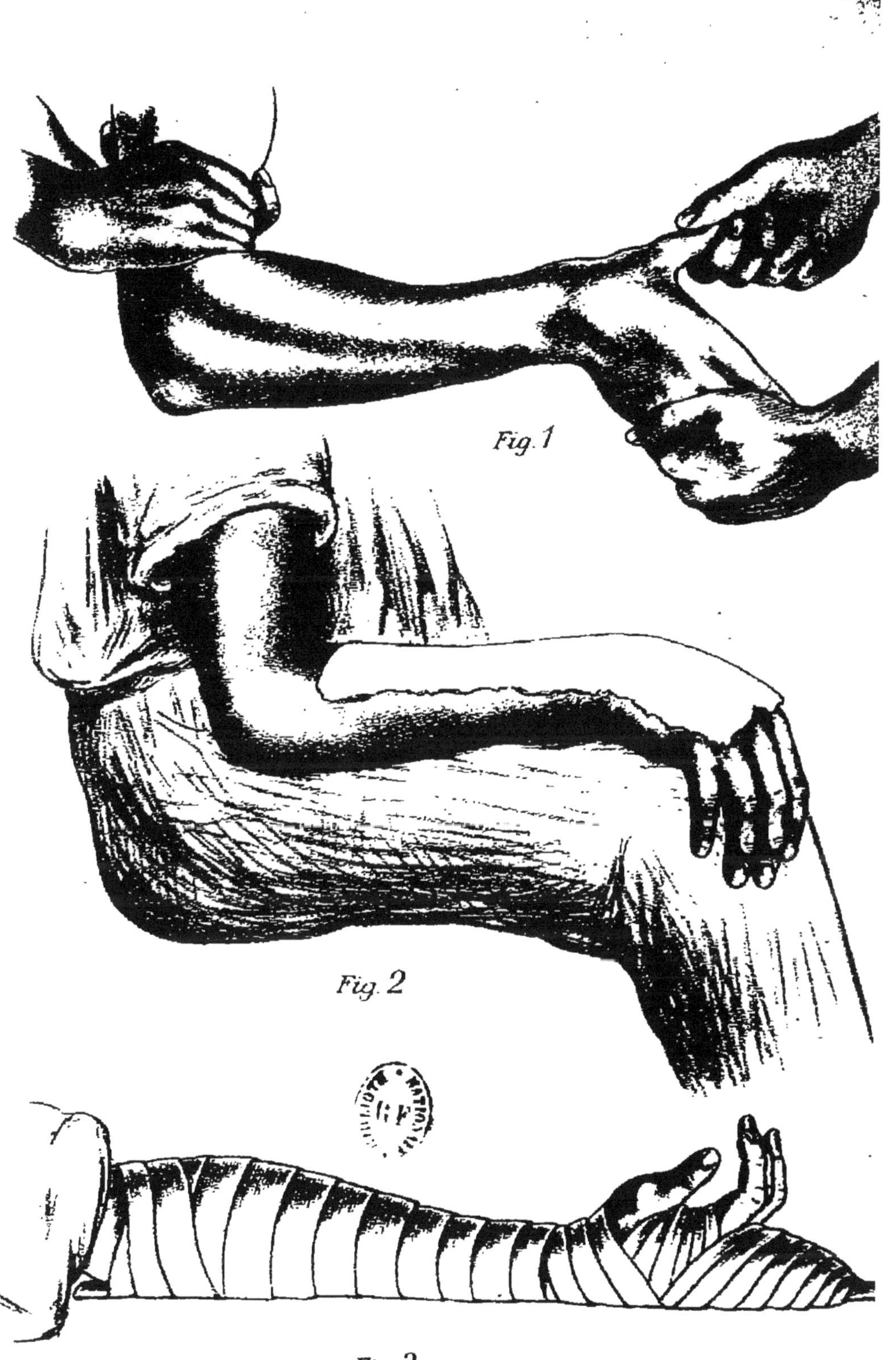

Fig. 1

Fig. 2

Fig. 3

PLANCHE XLII

RÉDUCTION DE LA FRACTURE CLASSIQUE DU RADIUS. APPLICATION D'UN APPAREIL.

FIG. 1. — Cette figure montre, d'après la photographie d'un malade, la **manière de réduire une fracture typique** de l'extrémité inférieure du radius. Un aide tire sur le pouce et les doigts de la main comme sur la figure ; un autre exerce la contre-extension sur le bras. Le médecin peut alors remettre les fragments en place par une pression directe exercée sur les fragments.

FIG. 2. — Confection d'une **attelle plâtrée de Beely** après réduction. L'avant-bras est légèrement fléchi sur la cuisse même du malade; la main en flexion palmaire et cubitale. Dans cette position, on place commodément une attelle plâtrée à base de toile, jute ou autre étoffe : *mais l'attelle ne doit jamais dépasser le métacarpe. Il faut que les doigts restent libres.* (D'après une photographie.)

FIG. 3. — **Appareil de Roser.** — L'avant-bras et la main sont en supination complète sur une attelle de bois, matelassée de manière à ramener la main en flexion palmaire ; les doigts restent libres.

Dernièrement, le professeur Petersen a de nouveau insisté pour que le bras, après la réduction, fut simplement placé, la main pendante, dans une gouttière, et qu'on renonçât à toute espèce d'attelle. Dans beaucoup de cas, le fait est certainement possible et on trouvera peut-être quelque intérêt à savoir que Hutchinson (1) a conseillé, il y a longtemps, la même attitude. Il sera difficile de faire pénétrer cette pratique dans les usages courants, au moins pour les cas ordinaires, parce qu'elle exige un contrôle soigneux et répété.

(1) HUTCHINSON, *Illust. of clin. Surg.* II, 110.

VIII. — Luxation de l'articulation radio-cubitale inférieure.

Cette luxation est très rare, malgré le peu de développement de l'appareil ligamenteux et les efforts auxquels est exposée cette région.

C'est l'extrémité cubitale qui se luxe, soit vers la face dorsale, directement dans une chute ou indirectement dans un mouvement de pronation exagéré ; soit vers la face palmaire, directement ou indirectement par un mouvement de supination exagéré.

Le diagnostic se fait par la palpation : on sent la tête cubitale absente à sa place normale, saillante dans sa nouvelle situation.

Chez les laveuses, il se fait à force de tordre du linge une subluxation dans cette articulation.

Le traitement ne présente rien de particulier.

IX. — Luxation du poignet.

La luxation de la main dans l'articulation radio-carpienne est excessivement rare. On a souvent autrefois porté ce diagnostic, mais on a reconnu depuis qu'il s'agissait dans le plus grand nombre des cas d'une fracture typique de l'extrémité inférieure du radius.

Les cas de luxations vraies, dont le diagnostic soit absolument certain, peuvent se compter (environ 30), et sont souvent compliqués d'une fracture de l'apophyse styloïde du radius.

La luxation est palmaire ou dorsale. Le carpe repose alors sur la face dorsale ou palmaire de l'extrémité articulaire des os de l'avant-bras. La lésion est consécutive à une chute sur la main jetée en avant en flexion dorsale (luxation dorsale) ou palmaire (luxation palmaire).

Le diagnostic se fait par la palpation, la réduction par traction et pression directe.

X. — Fractures de la main et des doigts.

A. Fractures des os du carpe.

Elles sont rares et dans les cas où on les a observées elles s'accompagnaient le plus souvent de déchirures étendues ou d'écrasement des parties molles qui les recouvrent; cependant on observe aussi des fractures fermées.

Le seul symptôme est la crépitation.

La lésion est grave en raison de l'intensité du traumatisme et le pronostic commandé par l'état des parties molles.

B. Fractures des os du métacarpe.

Elles ne sont pas aussi rares que les précédentes et se produisent par cause directe, pression ou coup, sur le dos de la main, etc., ou par cause indirecte dans la chute sur le dos de la main. La tête métacarpienne rencontrant le sol, la courbure de l'os s'exagère et celui-ci se fracture.

La plupart du temps, la mobilité anormale et la crépitation sont manifestes, et il existe une douleur localisée très vive au niveau du point fracturé. Le déplacement est ordinairement nul, les os voisins jouant, en quelque sorte, le rôle d'attelles les uns vis-à-vis des autres. Cependant le fragment inférieur peut remonter légèrement et basculer, de sorte que l'extrémité supérieure du fragment inférieur vienne soulever la peau.

Le traitement emprunte à cette disposition une grande simplicité. Il est parfois nécessaire de faire la réduction par pression directe sur un fragment. S'il n'y a pas de déplacement ou s'il est réduit, il suffit de mettre un simple bandage ou une attelle. Il faut faire le massage d'une manière précoce et exercer les doigts.

C. Fractures des phalanges.

Elles sont généralement consécutives à des traumatismes directs. La dernière et la première phalange sont le plus souvent atteintes. Elles peuvent être indirectes et se produire à la suite d'un effort agissant aux deux extrémités de la phalange. Dans ce cas, il se fait parfois des fractures longitudinales. Au niveau de la phalange unguéale, il y a des fractures par arrachement, consécutives à la traction exercée par le tendon extenseur dans la flexion extrême.

Le diagnostic est très simple, grâce à la position superficielle des parties.

Il en est de même du traitement (petite attelle matelassée).

XI. — Luxations de la main et des doigts.

A. Luxations intercarpiennes.

Il y en a plusieurs variétés. Dans la première, la deuxième rangée se luxe sur la première, c'est une affection extraordinairement rare. Dans la deuxième, un os du carpe se luxe isolément, ce cas est un peu moins rare; on a observé surtout des luxations du scaphoïde, du semi-lunaire et du grand os. On ne sait rien de ces luxations. L'os luxé fait naturellement saillie en avant; le diagnostic se fonde sur la forme de la saillie anormale et la situation.

B. Luxation trapézo-métacarpienne (1).

[Cette affection a été décrite pour la première fois par Ambroise Paré, puis observée par Verduc, Duverney, J. L. Petit, Boyer et enfin Malgaigne. De nos jours, Tillaux (2) a rappelé l'attention sur cette luxation.

Elle est rare, cependant elle n'est pas absolument exceptionnelle, et en tout cas s'observe plus souvent que la luxation carpo-métacarpienne des quatre derniers doigts.

1. — Anatomie pathologique.

Le métacarpien peut se luxer dans tous les sens, mais

(1) Je me suis servi presque exclusivement pour rédiger ce chapitre de la *Thèse de* Carette. Paris, 1893-94.

(2) Tillaux, *Chirurgie clinique*

la luxation postérieure paraît avoir été seule observée : elle peut être complète ou incomplète, cette dernière variété serait la plus fréquente, d'après Tillaux.

Il n'y a donc lieu de décrire qu'une seule luxation, la luxation postérieure, avec deux variétés, la *luxation postérieure complète* et la *luxation postérieure incomplète*.

On ne possède que deux autopsies de cette affection, l'une de Foucher, l'autre de Gérin Roze. Les lésions ont été en outre étudiées expérimentalement par Girard (1).

Dans l'autopsie de Foucher, le métacarpien resté sur le dos du trapèze était soudé à cet os par une ankylose osseuse ; les mouvements d'abduction et d'opposition se passaient dans les articulations trapézo-trapézoidienne et trapézo-scaphoidienne.

L'autopsie de Gérin Roze montrait une luxation complète, la capsule était intacte, mais épaissie et interposée.

Dans ses expériences, Girard n'a jamais pu obtenir du premier coup une déchirure complète de la capsule.

Dans la luxation incomplete, la capsule reste intacte : elle est déchirée en avant, intacte en arrière dans la déchirure complète.

2. — Causes et mécanisme.

Cette affection est inconnue dans l'enfance, elle est plus fréquente chez l'homme que chez la femme, à droite qu'à gauche. La luxation est consécutive à un choc direct ; elle se produit par exemple en frappant fortement un manche de marteau avec la base de l'éminence thénar, ou dans une chute sur la paume, quand le métacarpien tombe sur un objet saillant. Elle peut se produire indirectement par flexion et adduction forcée ; par extension et abduction forcée ; ou encore à la suite d'explosion d'une arme tenue dans la main.

(1) Girard, *Thèse de Paris*, 1885.

3. — Symptômes et diagnostic.

Les symptômes consistent en : déformation du membre, attitude spéciale, troubles fonctionnels.

La déformation résulte de la présence de l'extrémité supérieure du métacarpien sur le dos du carpe. Ses caractères se devinent d'eux-mêmes.

L'attitude est variable.

Dans la variété incomplète, le métacarpien et le pouce sont généralement fléchis, cependant ils étaient en rectitude parfaite dans une observation de Michon. La saillie disparaît dans l'abduction forcée (Tillaux).

Dans la variété complète, il y a raccourcissement, attitude fléchie; l'extension est impossible ; la flexion et l'opposition sont bornées et douloureuses.

Le diagnostic est facile, dès qu'on a présente à l'esprit la possibilité de cette lésion. On pourrait simplement la confondre avec une fracture du metacarpien près de sa base.

4. — Traitement.

Non réduite, elle gêne notablement l'action du pouce dont tous les mouvements sont douloureux, et entraîne une atrophie plus ou moins marquée de l'éminence thénar.

La réduction est d'ailleurs facile, elle a été obtenue 23 fois dans les 27 cas rassemblés par Carrel. On a pu réussir à réduire même 6 mois après l'accident. La contention est au contraire difficile (Tillaux). Guermonprez a employé une attelle plâtrée dorsale avec cale de liège sous-jacente refoulant l'extrémité supérieure du métacarpien. Annequin (2 cas) et Trouillet (1) ont employe la même méthode avec succès.]

C. Luxation carpo-métacarpienne des quatre derniers doigts.

[Ces luxations sont absolument exceptionnelles. Orrillard (2) n'a pu en réunir que 11 cas. Elles sont con-

(1) Trouillet, *Luxation dorsale du premier métacarpien* (*Dauphiné médical*, 1er juin 1894).

(2) Orrillard, *Gazette des Hôpitaux*, 1893, p 1085.

sécutives à un traumatisme très violent, le plus souvent à l'éclatement d'une arme, d'une cartouche dans la main fermée. La luxation se fait en avant ou en arrière : et porte sur un métacarpien isolé, sur deux ou trois métacarpiens voisins ou sur les quatre derniers simultanément.

Le métacarpien luxé fait saillie en avant ou en arrière, le doigt est en extension : la luxation en arrière s'accompagne de raccourcissement. Le diagnostic repose sur la situation de la saillie anormale au-dessous de la ligne horizontale passant par l'articulation trapézo-métacarpienne (repère de Perrin) (1).

La réduction et la contention n'offrent pas de difficulté.]

D. Luxation métacarpo-phalangienne du pouce (Pl. XLIII et XLIV).

Les luxations des quatre derniers doigts sont exceptionnelles. La luxation métacarpo-phalangienne du pouce est au contraire fréquente et d'une grande importance pratique. Elle peut se faire en avant ou en arrière.

Dans la *luxation en arrière ou luxation dorsale*, la base de la première phalange monte sur le dos de la tête du métacarpien. Suivant les rapports affectés par les surfaces articulaires, la luxation est incomplète ou complète ; elle peut enfin présenter un troisième degré et devenir complexe.

On peut reproduire expérimentalement cette luxation sur le cadavre, en mettant la première phalange en hyperextension et en la refoulant par un choc assez violent, vers l'articulation du poignet. Ramenant ensuite le pouce dans la rectitude plus ou moins complète par un mouvement de flexion en avant, on a tous les caractères d'une luxation typique du pouce. J'ai souvent produit dans ces cas l'interposition et l'irréductibilité ; il en sera parlé plus tard.

Le point intéressant, dans ces luxations du pouce repro-

(1) PERRIN, *Bull. de la Société de chirurgie*, 1875, p. 414.

duites expérimentalement ou observées sur le vivant, est de déterminer l'agent de fixation du pouce luxé. Ces agents ne sont autres que les parties molles articulaires et périarticulaires. Les ligaments latéraux sont souvent intacts, mais, outre ces ligaments, il existe un certain nombre de muscles très puissants et de tendons, qui tous interviennent comme agents de fixation en formant autour de la tête métacarpienne une boutonnière étroite. On comprend alors que toute tentative de réduction par traction directe soit illogique ; les côtés de la boutonnière se resserrant, les muscles embrassant d'autant plus énergiquement et plus étroitement la tête métacarpienne que la traction est plus forte, la traction ne fait qu'augmenter l'irréductibilité de la luxation (Voy. *Mécanisme de la boutonnière*, pl. XLIII et XLIV, fig. 1).

1. — Anatomie pathologique.

[L'anatomie pathologique de cette lésion est bien connue depuis le mémoire de Farabeuf (1).

Dans le premier degré, *luxation simple ou incomplète :* la base de la deuxième phalange est montée sur la partie postérieure de la tête, entraînant les sésamoïdes qui viennent se placer sur le bout du métacarpien. Les ligaments métacarpo-sésamoïdiens sont rompus, surtout en dehors Le tendon du long fléchisseur propre tend à se déplacer en dedans. La première phalange forme avec le métacarpien un angle obtus ouvert en arrière. La deuxième phalange est fléchie, le pouce tout entier en opposition.

Dans le deuxième degré ou *luxation complète*, la base de la phalange et le sésamoïdien externe reposent sur la partie dorsale du col du métacarpien, les fibres ligamenteuses qui unissent la phalange au métacarpien, en particulier le ligament latéral externe sont déchirés. Le sésamoïde interne et le tendon du long fléchisseur glissent en dedans formant la lèvre interne d'une boutonnière,

(1) Farabeuf, *Bulletin et mémoires de la Société de chirurgie*, 1876

dont le court fléchisseur forme la lèvre externe. Le tendon long fléchisseur peut glisser en dehors, la réduction est alors difficile. La phalange est à angle droit sur le métacarpien, la phalangette est fléchie, mais moins que dans la variété précédente.]

Des dispositions variables peuvent rendre la réduction impossible : par exemple l'interposition de la capsule et parfois aussi des os sésamoïdes. Dans d'autres cas, c'est le tendon du long fléchisseur du pouce qui est l'obstacle à la réduction et aussi bien sur le vivant que sur le cadavre. Le tendon, quand le pouce est luxé, vient se placer sur le flanc du col métacarpien. Quand la surface articulaire de la tête se termine du côté cubital par une forte saillie, comme cela arrive parfois, le tendon peut être accroché derrière celle-ci et la réduction être impossible. [C'est ce que Chandelux a appelé la *prise en sautoir* du premier métacarpien.] Cette éventualité peut être diagnostiquée à la légère inclinaison du pouce; une légère torsion du même côté, peut désenclaver le tendon, mais le fait n'est pas constant.

La *luxation complexe* se produit exceptionnellement dans les manœuvres de réduction, quand on emploie un procédé vicieux et qu'on tire directement en avant. Il peut se faire alors que la capsule et le sésamoïde externe viennent s'interposer en se retournant entre les surfaces articulaires.

[Voici comment les choses se passeraient, d'après Farabeuf, qui a insisté sur la fréquence de cette cause d'irréductibilité. Par la traction de la phalange dans l'axe, on tire sur l'extrémité phalangienne du sésamoïde; celui-ci étant maintenu à son autre extrémité par le court fléchisseur du pouce, si les ligaments métacarpo-phalangiens externe et interne sont rompus, il se retourne et vient s'appliquer sur le bout de la face dorsale du métacarpien formant là une saillie en forme de console que la phalange ne pourrait franchir qu'à la condition de s'écarter de la tête métacarpienne, ce que ne lui permettent pas les débris de ligaments qui la fixent encore.

Dans trois interventions, l'une de Lucke, les deux

autres d'Esmarck (1), l'obstacle à la réduction fut trouvé être en effet le sésamoïde externe, mais, dans le cas de Lucke, le tendon du long fléchisseur paraissait également être en cause.

Le pouce est rectiligne. La base de la phalange et la tête métacarpienne se superposant forment au niveau de l'articulation métacarpo-phalangienne une double saillie, perceptible aussi bien sur la face palmaire que sur la face dorsale.]

2. — Symptomes.

La direction en baïonnette du pouce et du premier métacarpien, la forte saillie de la tête du deuxième métacarpien du côté palmaire, la direction anormale de la première phalange, la fixité particulière de cette attitude, sont autant de symptômes conduisant au diagnostic.

3. — Traitement.

C'est la réduction. Elle doit se faire, comme dans toutes les articulations à charnière, sans force. On doit d'abord mettre le pouce en hypérextension, puis le chasser en avant en exerçant une pression directe sur la base de la première phalange du pouce; aussitôt qu'une certaine étendue des deux surfaces articulaires est en contact, la flexion se produit et la réduction est terminée.

Pour exécuter correctement cette manœuvre, il faut éviter tout déploiement de force.

La réduction peut ne pas se faire. Dans ce cas, quand, après plusieurs tentatives, on ne réussit pas à réduire, il faut faire aussitôt l'arthrotomie. J'ai toujours pu, dans les cas de ce genre, trouver par une incision palmaire sur la tête proéminente, l'obstacle qui s'opposait à la réduction. Cet obstacle détruit, je pouvais faire la réduction et obtenir une articulation mobile.

Dans les cas tout à fait anciens, la résection de la tête peut devenir nécessaire.

Traitement des luxations irréductibles. — [Quand la

(1) Lamberger, *Thèse de Lyon*, 1891-1892.

luxation était irréductible ou l'était devenue, les anciens auteurs conseillaient de laisser les choses en état, et de chercher une néarthrose. Cette pratique est encore conseillée par Blum, Eugène Nélaton, Polaillon. L'abstention dans ces cas, a pour conséquence une difformité considérable et une diminution très accentuée de la mobilité. Japut (1) rapporte un fait de ce genre : le métacarpien formait dans la paume une véritable tumeur, l'opposition était conservée, l'adduction et l'abduction étaient limitées et douloureuses, la flexion nulle. Même il peut y avoir un véritable danger à s'abstenir ainsi, car après des manœuvres violentes, on peut observer la gangrène de la peau par pression de la tête du premier métacarpien (Blum) (2) ; Ollier rappelle d'autre part que Bromfield a arraché la phalangette en essayant de réduire ; un malade de Dupuytren a présenté de la gangrène et un phlegmon suivi de mort.

L'intervention peut donc être indispensable : elle serait toujours indiquée, si on était certain d'obtenir un bon résultat. Or nous allons voir que ce résultat est presque toujours obtenu.

Étudions d'abord les procédés opératoires. Ils sont multiples. Avec Thiau (3) et Lamberger (4), on peut les classer de la manière suivante :

1° *Incision des ligaments latéraux.* — Elle a été pratiquée sept fois avec sept succès, elle est conseillée par Farabeuf et Andrews.

2° *Incision du ligament antérieur.* — Elle a été conseillée théoriquement par Desault, puis par Cruveilhier, Humphry, Flower et Roser; elle a été exécutée par Bœckel et Chauvel avec succès. Tillaux a non seulement incisé, mais réséqué ce ligament.

3° *Intervention sur les muscles et les tendons.* — Elle consiste à les inciser à ciel ouvert ou par la méthode sous-cutanée.

4° *Incision sous-cutanée de la sangle sésamoïdienne.* —

(1) Japut, *Thèse de Paris*, 1875.

(2) Blum, *Chirurgie de la main*, 1882.

(3) Thiau, *Thèse de Paris*, 1887.

(4) Lamberger, *Thèse de Lyon*, 1891-1892

Cette méthode a été conseillée par Jalaguier dans les luxations métacarpo-phalangiennes des quatre derniers doigts : on introduit un ténotome derrière la base de la phalange, de manière à venir couper sur la face dorsale du métacarpien la sangle sésamoïdienne ; on peut alors écarter les sésamoïdiens et réduire.

De toutes ces méthodes, la section de la boutonnière musculaire est irrationnelle, car dans les cas où la cause d'irréductibilité réside dans la boutonnière formée par les muscles, le refoulement par les méthodes convenables conseillées plus haut, suffit. Elle a donné lieu d'ailleurs à de nombreux mécomptes. Farabeuf a vu couper toute l'épaisseur de la lèvre externe, sans qu'on ait pu réduire. Marcani a eu également un insuccès.

La section des tendons extenseurs ou fléchisseurs (Woodsworth, Esmarck) est de même illogique, car en supposant que ces tendons fussent toujours en cause, il vaudrait mieux les dégager par une large incision que de diminuer la mobilité du doigt par leur section.

Quant à la résection des ligaments et des sésamoïdes, malgré les succès qu'elle a donnés, elle laisse au chirurgien la crainte de n'avoir qu'une articulation ballante ou une articulation peu solide, dans laquelle la luxation puisse se reproduire avec une grande facilité.

C'est sur ces considérations que se sont généralement fondés les auteurs pour rejeter ces procédés et avec Forgue et Reclus, avec Ollier, il faut conclure que l'intervention doit s'adresser exclusivement à l'article et au squelette, en respectant autant que possible les ligaments latéraux et les sésamoïdiens.

5° *Intervention sur le squelette.* — L'opération consiste à réséquer la tête métacarpienne. Lamberger (1) en a rassemblé six cas avec six resultats imparfaits ou médiocres ; ces résultats expliquent la défaveur de ce procédé, l'ostracisme, dont l'ont frappé Polaillon, Nélaton, Richet, Follin et Duplay, Bouilly ; cependant Tillaux estime qu'il peut être indiqué. Des résultats heureux ont été également

(1) LAMBERGER, *Thèse de Lyon*, 9 février 1892

obtenus, ce qui explique que Chandelux, Poncet et Ollier le conseillent; il en est de même de Montaz (1) et de Nimier (2).

On peut donc adopter la conduite suivante : pratiquer une large incision palmaire : essayer de réduire en dégageant avec un crochet ou une sonde cannelée, les tendons ou les parties fibreuses; sectionner les débris de capsule et immobiliser pendant quelques jours. Si la réduction est impossible; on s'adressera en dernière ressource à la résection de la tête métacarpienne. Cette opération a donné de bons résultats à Montaz, et doit être conseillée. Ollier affirme qu'on peut obtenir ensuite en faisant de bonne heure des mouvements de pressions et du massage, une articulation mobile. Mais la première phalange ne ferait-elle que se souder avec le métacarpien que le résultat serait encore meilleur que celui qu'on obtient par la pseudarthrose, car on a l'avantage d'avoir un pouce solide, non dangereux ni douloureux et parfaitement utile. Nimier, après Huguier (3), a fait remarquer, en effet, que jamais, à l'état normal, la première phalange ne s'incline beaucoup sur le métacarpien, fait que l'on peut vérifier sur soi-même. La perte de son mouvement de flexion est facilement compensée par la phalangette, surtout si on a soin d'incliner la phalange après l'opération pour qu'elle se soude à angle obtus sur le métacarpien. Ce qu'il faut chercher avant tout ici, c'est la solidité.]

On complétera ces remarques par une étude attentive des pl. XLIII et XLIV.

E. Luxations palmaires du pouce.

Les *luxations palmaires du pouce* sont beaucoup plus rares.

Leurs symptômes et leur traitement ne présentent pas un grand intérêt. La traction directe suffit ordinairement à tout remettre en place.

(1) Montaz, *Intervention chirurgicale dans la luxation irréductible du pouce en arrière (un cas traité avec succès)* (*Dauphiné médical*, 1er décembre 1891.)

(2) Nimier, *Archives générales de medecine*, février 1894, p. 225

(3) Huguier, *Archives générales de médecine*, 1873, p. 408, et 1874, p. 77.

PLANCHE XLIII

LUXATION CLASSIQUE DU POUCE.

Luxation du pouce. — Elle est, au point de vue pratique, beaucoup plus importante que ne le laisse supposer la description de la plupart des livres classiques.

La planche XLIII représente la disposition anatomique de la région dans cette luxation. On voit que la première phalange s'est placée sur le dos du métacarpien; la tête du métacarpien, facile à reconnaître, est entourée des muscles qui s'insèrent à la phalange. Elle est fortement saillante. La capsule est déchiree du côté palmaire et accompagne la phalange dans son déplacement dorsal. Si nous désignons les bords latéraux de la phalange sous le nom de *bord cubital* et *bord radial*, nous pourrons dire que l'adducteur du pouce et le tendon du long flchisseur du même doigt sont placés du côté cubital, le court fléchisseur et l'abducteur du pouce sur le côté radial. La tête est saisie entre ces muscles comme entre les lèvres d'une boutonnière et en particulier contournée par le tendon long fléchisseur placé immédiatement contre elle. Contournant complètement la tête du métacarpien, il reste caché derrière elle, mais on l'aperçoit de nouveau sur le côté palmaire de la première phalange.

Le dessin a été exécuté d'après nature, sur une préparation de luxation expérimentale du pouce.

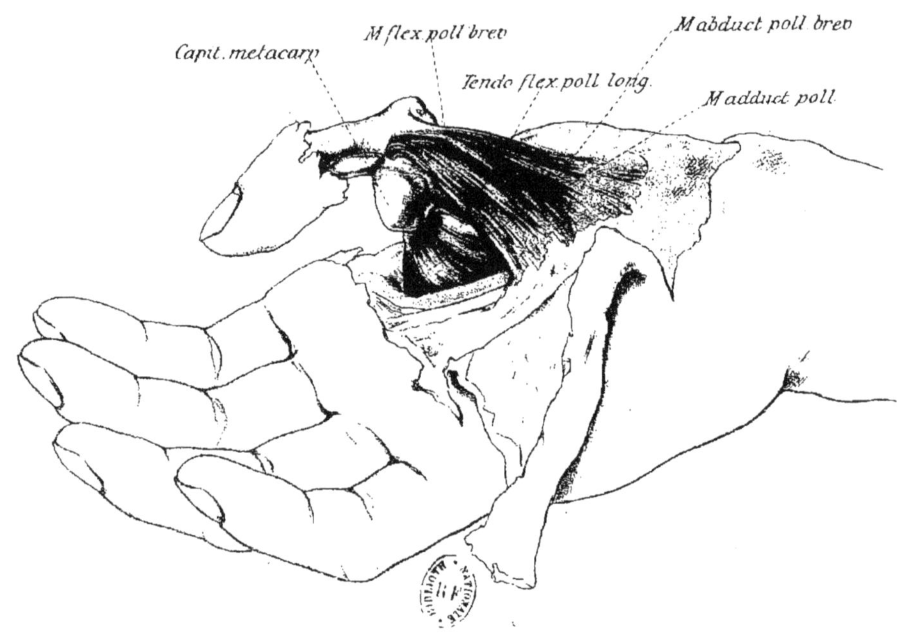
Capit. metacarp
M flex. poll. brev
Tendo flex. poll. long.
M abduct. poll. brev
M adduct. poll.

M. flex. poll. brev.
M. abduct. poll. brev.
Tendo flex. poll. long
M. adduct. poll.
M. abduct. poll. brev.
M. flex. poll. brev.
Tendo flex. poll. long
M. adduct. poll.

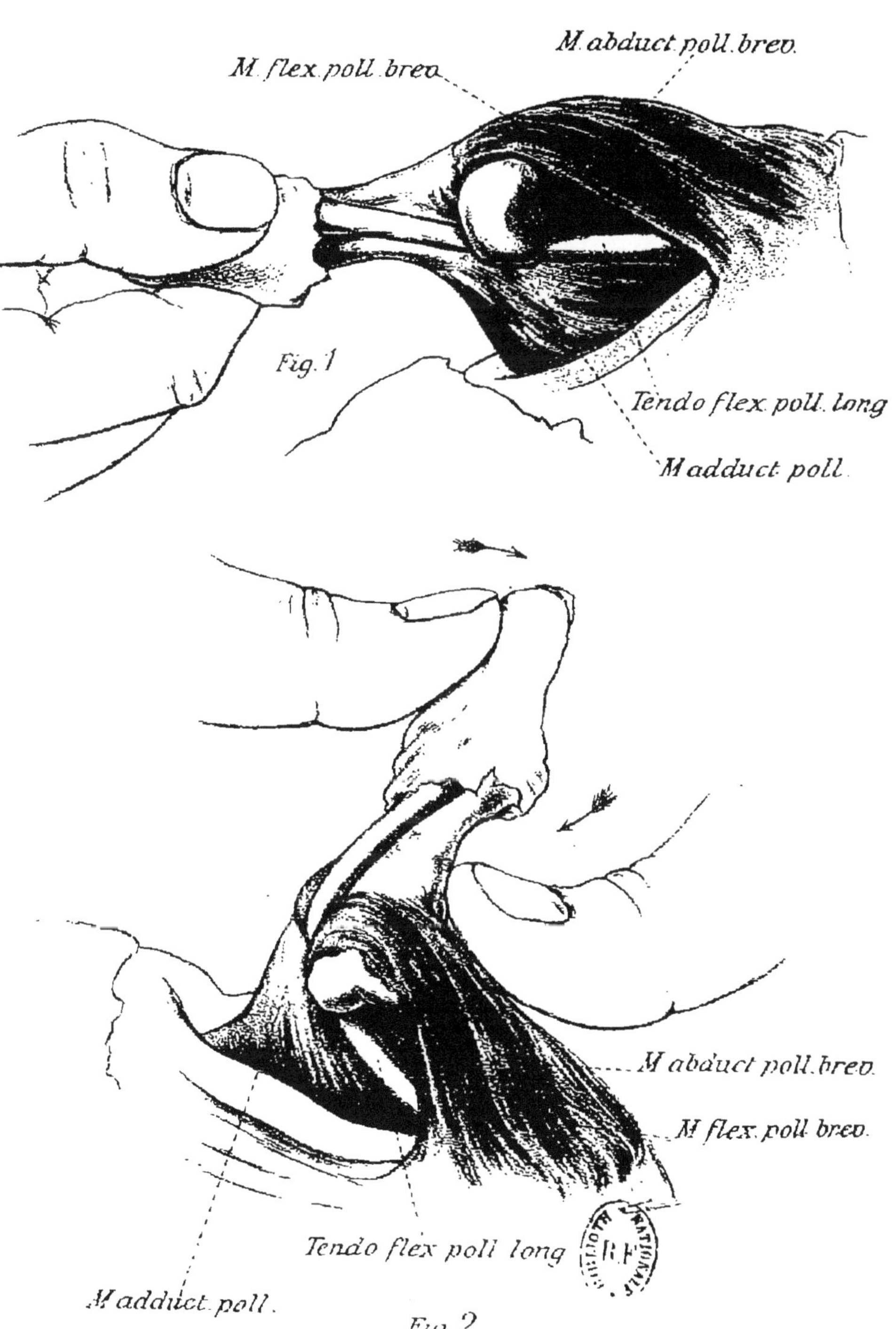

Fig. 1

Fig. 2

PLANCHE XLIV

DEUX PROCÉDÉS DE RÉDUCTION DE LA LUXATION MÉTACARPO-PHALANGIENNE DU POUCE, LE PREMIER MAUVAIS, LE SECOND BON.

Bien que le procédé de réduction autrefois employé dans les luxations du pouce ait donné le plus souvent des résultats désastreux, on le trouve encore décrit et figuré dans maint ouvrage. Comme dans les luxations de toute trochlée, il ne faut jamais employer la force : il faut proscrire absolument l'usage des pinces construites pour exercer une traction énergique; chaque traction rend la réduction plus difficile, car les muscles et le tendon du long fléchisseur du pouce viennent former anse sur le col du métacarpien et constituent un obstacle insurmontable à la réduction.

Fig. 1. — Cette disposition saute aux yeux, le tendon cravate le col et se place sur le bord de la surface articulaire.

Fig. 2. — Procédé rationnel de réduction.

Il faut mettre la phalange en hyperextension suivant la direction indiquée par les flèches. On repousse alors la base de la première phalange en avant, en la traînant en quelque sorte sur la tête du métacarpien.

Par cette manœuvre, on réussit à réduire les cas simples, pourvu qu'on agisse avec une suffisante dextérité. C'est seulement quand les organes interposés apportent un obstacle invincible qu'il faut intervenir par une incision longitudinale conduite le long de la partie saillante du métacarpien et pénétrer dans un temps préparatoire jusque sur le tissu cellulaire interposé pour le reconnaître et l'enlever.

VIII. — FRACTURES ET LUXATIONS DU MEMBRE INFÉRIEUR.

I. — Fractures du bassin (Planche XLV).

Les solutions de continuité du bassin osseux se produisent à la suite de grands traumatismes : chute d'une grande hauteur, écrasement sous des objets volumineux et pesants, éboulement. Dans ces conditions on observe soit des diastasis des symphyses, soit des fractures.

A. Diastasis des symphyses.

Ils sont plus rares encore que les fractures : Quand ils se produisent, il y a déchirure des masses ligamenteuses puissantes qui servent de moyen d'union à la symphyse pubienne et à la symphyse sacro-iliaque. Le *diastasis du cartilage en Y de l'acetabulum* (Planche XLV, fig. 2) n'a été observé qu'à titre de complication au cours de fractures d'autres régions de la ceinture pelvienne.

Le diagnostic du diastasis de cette articulation n'est possible que s'il existe un déplacement notable. Dans certains cas, en particulier pour l'articulation sacro-iliaque, on ne constate que les signes d'une grave entorse. Mais, lorsqu'on est averti de l'éventualité du diastasis, ces signes suffisent pour faire faire le diagnostic.

Le traitement est conduit selon les principes généraux.

B. Fractures du bassin.

Elles se divisent cliniquement en deux grands groupes : 1° Fractures intéressant certains os du bassin sans solution de continuité de la ceinture pelvienne ; 2° Fractures interrompant la continuité de la ceinture.

a. *Fractures intéressant certains os du bassin, sans solution de continuité de la ceinture pelvienne.*

Ce premier groupe comprend : la fracture d'une partie

de l'os des îles (épine iliaque (1), crête iliaque), la fracture du sacrum ou du coccyx, la fracture de la tubérosité de l'ischion. Les parties fracturées présentent parfois à l'examen direct de la mobilité anormale, on peut constater de la crépitation et de la déformation ; les complications sont rares. Il est souvent nécessaire de faire l'exploration par le vagin ou le rectum.

Le traitement doit chercher à obtenir la guérison dans une attitude aussi correcte que possible ; cependant une légère déformation ne présente généralement pas de conséquences fâcheuses.

b. *Fractures interrompant la continuité de la ceinture pelvienne.*

Ces fractures sont beaucoup plus importantes. D'abord pour interrompre la continuité pelvienne, il faut des traumatismes plus violents : aussi les lésions accessoires ne sont pas rares. Parmi ces dernières, on observe exceptionnellement : des lésions du nerf sciatique et des autres nerfs, des vaisseaux fémoraux, de la vessie, du rectum ; assez souvent au contraire la déchirure de l'urètre chez l'homme, qui est très importante. Elle se caractérise par l'issue du sang par l'urètre et l'expulsion d'une urine sanglante. Il faut faire le cathétérisme, non seulement au point de vue du diagnostic, mais encore comme traitement, et laisser la sonde à demeure. Si on ne réussit pas à passer une sonde, le malade est exposé à l'infiltration d'urine avec ses conséquences dangereuses, gangrène des parties molles, septicémie : c'est pourquoi dans ce cas il faut faire sans délai de la superficie à la profondeur l'incision de l'urètro-

[(1) Dernièrement, Shipton a publié (*Lancet*, 26 mars 1892, p. 690), un cas, que je crois unique, de fracture de l'epine iliaque antero-inférieure par contraction brusque du droit antérieur au moment d'une chute. Le fragment comprenant l'angle antéro-supérieur avait 2 centim. et demi de long sur 1 cent. de large. La mobilité anormale était facile a constater ; il y eut une ecchymose tardive ; le droit antérieur était relâché]

tomie externe et s'enfoncer jusque dans le tissu conjonctif fortement infiltré de sang qui entoure la bulbe et surtout la portion membraneuse de l'urètre.

L'urétrotomie externe est souvent très difficile, parfois impossible : on est alors réduit à pratiquer la taille hypogastrique et le cathétérisme rétrograde.

En dehors de l'hôpital, cette opération doit être évitée autant que possible, mais le médecin peut toujours faire une incision jusque dans le tissu conjonctif péri-urétral, ce qui permettra d'attendre un diagnostic plus précis et, si la gravité de la lésion l'exige, un traitement convenable.

1. — Causes et mécanisme.

Les fractures de la ceinture pelvienne présentent des variétés très nombreuses; elles reconnaissent divers mécanismes. Elles se font par transmission d'un choc appliqué sur la colonne vertébrale ou la cuisse au bassin, par compression du bassin dans le sens antéro-postérieur (roue de voiture passant sur le dos, cheval tombant sur son cavalier, etc.) — ou encore par compression dans le sens transversal. Ces mécanismes ont été étudiés cliniquement et expérimentalement.

[Dans les chutes sur les deux ischions, il peut y avoir deux traits de fracture verticaux passant par les trous sacrés (Féré). Quand un seul des ischions porte, il y a presque constamment en arrière un trait de fracture vertical passant sur le sacrum (fracture verticale du sacrum de Voillemier), en avant un trait pubien passant plus ou moins loin de la symphyse, mais présentant d'après Féré ce caractère d'être oblique en dedans et en arrière.]

Quand il y a pression d'avant en arrière, c'est la paroi antérieure du bassin qui se brise; les traits de fracture sont verticaux et passent à droite et à gauche par la circonférence supérieure et la circonférence inférieure du trou obturateur, il se produit ensuite un diastasis de la partie antérieure de la symphyse sacro-iliaque, ou plus rarement une fracture du sacrum à son voisinage.

Quand la pression s'exerce latéralement, la fracture se

fait d'abord dans la partie antérieure (territoire de la symphyse pubienne) qui offre la résistance la moins considérable. Le trait intéresse le trou obturateur, en se dirigeant, comme l'a montré Féré, obliquement en dehors et en arrière. Il se fait ensuite une fracture du sacrum près de la symphyse sacro-iliaque, pourvu que l'appareil ligamenteux de cette dernière résiste. Ainsi une moitié du bassin se trouve présenter deux traits de fracture simultanés, l'un en avant, l'autre en arrière : c'est la fracture double verticale de Malgaigne.

La compression diagonale du bassin peut produire d'autres variétés de traits de fracture. Pendant la vie, les forces qui déterminent les fractures du bassin sont en général multiples et si puissantes que le bassin ne se brise pas d'une manière aussi typique, mais à plusieurs places : on trouve ainsi des préparations présentant 15, 20 traits de fracture et autant de fragments.

2. — Diagnostic et pronostic.

Dans l'exploration, il est un mode d'investigation qui est utile, c'est d'exercer une pression avec la main pesant sur la crête iliaque. On produit alors, quand il y a une fracture, une douleur violente au niveau du siège de la fracture, parfois de la mobilité anormale et de la crépitation.

Le pronostic dépend des complications. Quand celles-ci font défaut, la guérison est la règle.

3. — Traitement.

Décubitus convenable (matelas d'eau, coussin de paille de millet). Dans certains cas, on organisera une sorte de cadre mobile, permettant de soulever le malade, comme dans le cas de fracture de la colonne vertébrale et évitant les mouvements pendant la défécation : un appareil en ceinture autour du bassin est souvent nécessaire et utile au point de vue subjectif.

Dans les fractures intéressant la cavité cotyloïde, mobilisation prudente de l'articulation.

PLANCHE XLV

FRACTURE DU BASSIN. — LIGAMENT DE BERTIN.

FIG. 1. — Trait de **fracture intéressant la ceinture pelvienne osseuse** au niveau de sa paroi antérieure. Les traits de fracture placés de part et d'autre de la symphyse sont identiques à ceux que peuvent produire les pressions antéro-postérieures du bassin. La fracture représentée a été produite chez un adulte — couché sur le dos — par une roue de voiture, qui lui passa sur le corps. En dehors de la séparation d'un fragment antérieur, il y a diastasis de la symphyse sacro-iliaque. Dans d'autres cas, c'est le sacrum ou l'os iliaque qui se brise au voisinage de l'articulation. Ainsi il se fait souvent sur une même moitié du bassin : en avant, une fracture des os qui circonscrivent le trou obturateur, en arrière, une fracture intéressant la fosse iliaque : c'est la fracture double verticale de Malgaigne.

FIG. 2. — **Fracture du bassin**, passant par la cavité cotyloïde, observée chez un jeune homme de 14 ans, W. Kohn, 1889. (Voyez planche I, fig. 1, légende.) Ce jeune homme fut pris dans l'engrenage d'une machine à battre. Il présentait comme lésions concomitantes, une grande plaie à lambeau de la région inguinale gauche ; au fond de cette plaie, les vaisseaux étaient comme disséqués et on pouvait pénétrer dans une grande excavation placée entre les adducteurs ; dans cette excavation, on sentait les limites osseuses du trou obturateur fracturées. La cuisse gauche était en adduction légère et paraissait raccourcie ; le pénis était entièrement dépouillé, l'*urètre était intact ;* en sondant le malade, on ne retira de la vessie qu'une urine normale. Traitement des plaies sans anesthésie, ligature des vaisseaux qui saignaient : injection de 300 c.c. de la solution salée et sucrée de Koch : collapsus et mort quelques heures après. La fracture siégeait sur le pubis et l'ischion gauche et avait produit dans le cotyle un large diastasis du cartilage en Y.

FIG. 3. — **Ligament ilio-fémoral ou de Bertin.** L'importance de ce ligament au point de vue des luxations de la hanche a été démontrée par Bigelow : Le fémur a été figuré en luxation iliaque.

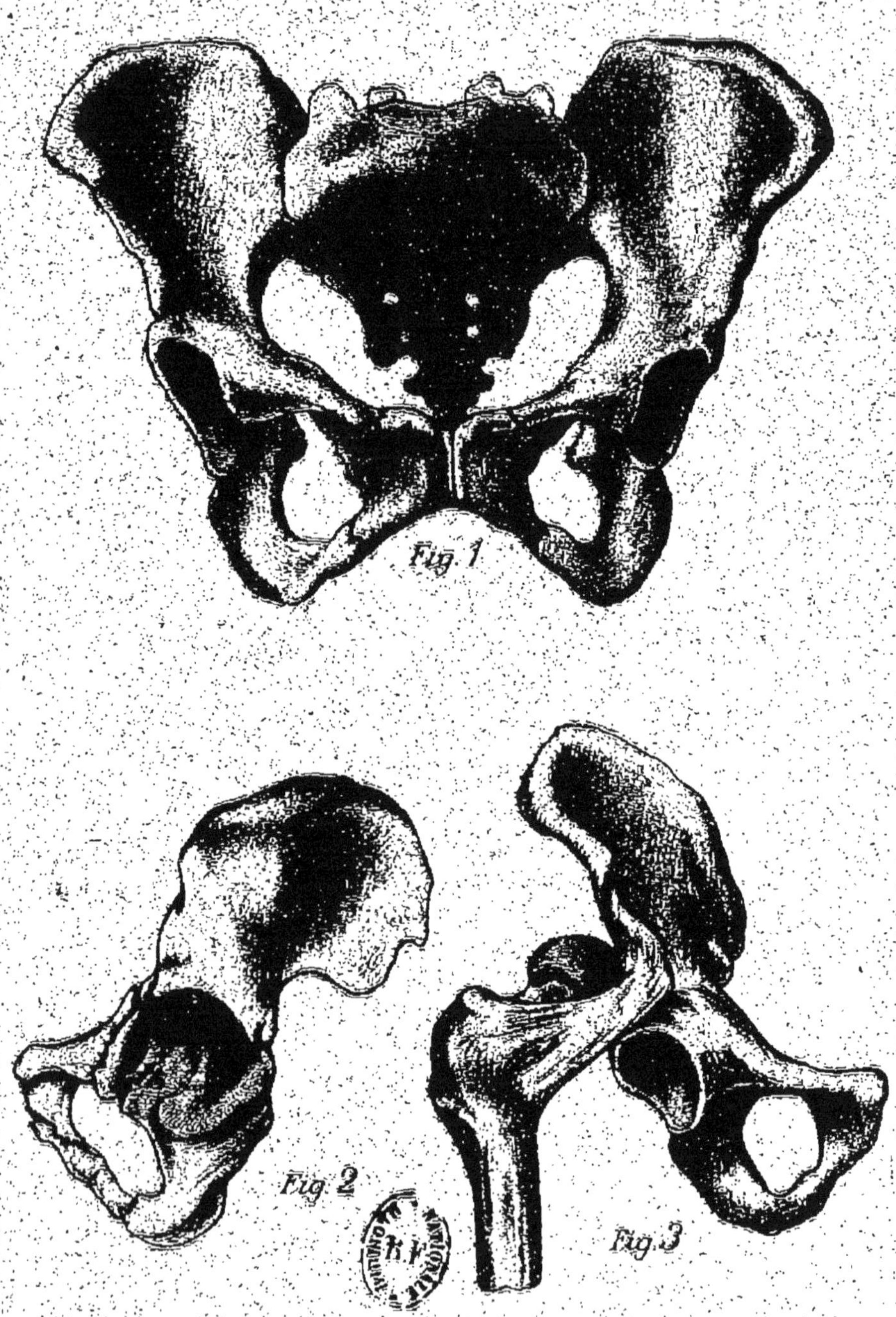
Fig. 1
Fig. 2
Fig. 3

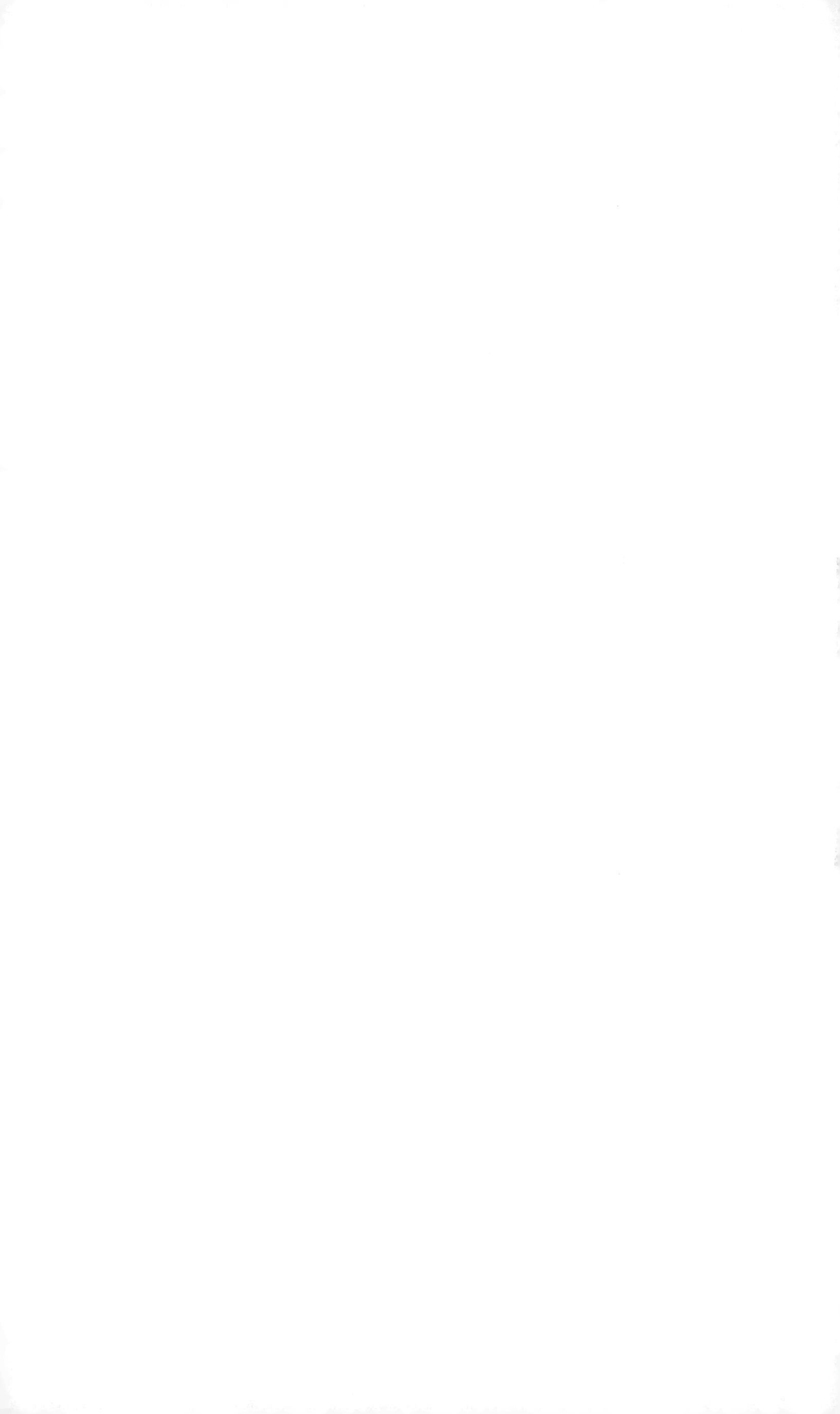

II. — Luxations de la hanche.

Les luxations de la hanche sont des lésions assez rares, ce qui s'explique par l'intensité de la force nécessaire à leur production.

Il existe deux grandes classes de luxations, et le fait a été bien mis en évidence par Bigelow (de Boston), dans ses recherches sur le ligament ilio-fémoral ou de Bertin. Dans la première classe, la capsule présente des déchirures étendues, le ligament de Bertin est rompu; dans la deuxième classe, le ligament est conservé.

La première classe constitue les *luxations irrégulières*, le déplacement est alors quelconque et lié à l'intensité de la force qui a déterminé le traumatisme.

La deuxième classe constitue les *luxations régulières*, le ligament de Bertin conservé commande le déplacement et par suite l'attitude.

[Les luxations régulières présentent elles-mêmes deux mécanismes : ou bien la tête s'échappe de la capsule par la partie inférieure (luxation sous-cotyloïdienne), puis subit un déplacement secondaire, qui l'amène à sa place définitive (luxation secondaire); ou bien elle déchire la capsule directement en face du point qu'elle va occuper et reste fixée dans le déplacement primitif qu'elle a subi (luxation primitive). Mais, primitive ou secondaire, la luxation présente les mêmes caractères et ne diffère que par l'existence ou non d'une déchirure au niveau de la partie basse de la capsule : Les deux variétés peuvent donc être décrites simultanément.

Ceci posé, la tête s'échappe par la partie inférieure de la cavité cotyloïde et se place soit en arrière, soit en avant. Dans l'un et l'autre cas, elle peut rester au-dessous du diamètre horizontal du cotyle prolongé : la luxation est basse. Elle peut remonter au-dessus, la luxation est haute. On obtient aussi les variétés suivantes :

En arrière. Basse : La tête reste sur la tubérosité de l'ischion : luxation sur la tubérosité de l'ischion (rare). La tête repose sur l'ischion : luxation ischiatique.

Haute : La tête repose dans la fosse iliaque externe : luxation iliaque.

En avant. Basse : La tête se porte en avant, en bas et en dedans du cotyle : luxation périnéale (rare). Elle atteint le trou obturateur : luxation obturatrice.

Haute : Elle repose sur le pubis : luxation pubienne. Elle s'approche de l'épine iliaque antéro-inférieure : luxation sous-épineuse (rare).

Or, ainsi que le fait remarquer Farabeuf dans ses cours, le ligament de Bigelow, conservé et servant d'axe, divise le fémur en deux parties inégales : une postéro-supérieure courte, une antéro-inférieure longue. Chacune de ces parties doit se mouvoir en sens inverse. Tout déplacement de la tête en bas (luxation basse) s'accompagne d'une flexion de la cuisse : Tout déplacement de la tête en haut, (luxation haute) s'accompagne d'extension de la cuisse. De même, en raison de la conservation du faisceau horizontal, véritable frein qui fixe le grand trochanter, toute luxation en arrière s'accompagne de rotation de la cuisse en dedans : toute luxation en avant, de rotation en dehors.

Entre les deux classes de luxations régulière et irrégulière, il y aurait lieu d'en faire une troisième qu'on pourrait appeler la classe *des luxations semi-régulières* : ce sont celles dans lesquelles un seul des faisceaux du ligament de Bertin, le faisceau horizontal, en particulier, est rompu. La cuisse est alors en rotation externe. C'est dans ce cas qu'on observe la luxation iliaque avec rotation du membre en dehors : la luxation oblique antérieure, qui est une luxation iliaque dans laquelle la cuisse croise celle du côté sain transversalement : enfin la luxation sus-épineuse, qui n'est que la luxation précédente dans laquelle la tête remonte un peu plus haut et dans laquelle la cuisse par suite se défléchit.

A. Luxation en arrière, postérieure ou rétro-cotyloïdienne (Planches XLI et XLII).

Sur un cadavre, on peut constater que si on fléchit la cuisse, en la mettant en adduction et en lui faisant subir un certain degré de rotation en dedans, la tête tend à s'échapper en arrière et en bas et vient soulever fortement la capsule. Si on exagère ce triple mouvement, le col vient prendre point d'appui sur la partie antérieure du rebord cotyloïdien, le fémur est transformé en levier du premier genre, et comme le corps du fémur qui représente le bras sur lequel agit la puissance est beaucoup plus long que la tête et le col, bras postérieur qui vient faire effort sur la capsule, celle-ci se rompt au niveau de sa partie postérieure. Le ligament rond se déchire à son tour, la tête s'échappe en arrière et la luxation se produit.

Sur le vivant, le déplacement est consécutif à un mouvement de la jambe (cas rare) ou à un mouvement du tronc et du bassin, la jambe étant fixée (cas le plus fréquent). Nous avons vu qu'on distingue la luxation en arrière en *luxation iliaque* et en *luxation ischiatique*. Dans la première, la tête repose sur l'os des îles ; dans la deuxième, plus bas, sur la partie supérieure de l'ischion. La disposition anatomique qui différencie ces luxations réside dans la situation de la tête vis-à-vis du tendon du muscle obturateur interne. La tête est au-dessus du tendon, dans la luxation iliaque ; elle est au-dessous, dans la luxation ischiatique (1).

(1) Je transcris ici presque intégralement, en raison de son importance, le résultat d'une autopsie du professeur Tillaux et les réflexions dont il la fait suivre (Tillaux, *Luxation ischiatique incomplete. Médecine moderne*, 19 août 1893, 830).

Un malade atteint d'une luxation ischiatique incomplète est amené à l'hôpital ; on l'endort. La luxation est réduite, quand il est pris d'une syncope et meurt.

A l'autopsie, on constate une déchirure complète de l'obturateur externe : en avant, le psoas est intact ; une ecchymose assez considérable occupe sa face profonde. Le carré crural est incomplètement déchiré, les deux jumeaux sont arrachés. Le tendon de l'*obturateur interne est conservé*, bien qu'un peu écorn les autres muscles de la région, pyramidal et fessier, sont intacts ; la gaine du nerf sciatique, en arrière du carre crural, est remplie de sang noir.

Les lésions les plus importantes sont celles de la capsule articulaire. La capsule est arrachée en bas et en arrière au niveau de ses insertions au col. Il existe en outre une dechirure dans le sens longitudinal au-dessous de son faisceau superieur. On voit aussi un

1. — Symptomes.

Dans les luxations en arrière, la jambe est en rotation interne. Elle est fixée en flexion et adduction élastique plus ou moins prononcée. Cette attitude est facile à constater quand le blessé est couché sur le dos. On peut observer en outre un raccourcissement de la jambe, très prononcé dans la luxation iliaque, moins prononcé dans l'ischiatique. Le raccourcissement se mesure de la manière suivante : On donne aux deux jambes une position symétrique et on prend comme points de repère l'épine iliaque antéro-supérieure d'une part, un point fixe de l'articulation du genou (sommet de la rotule ou interligne

lambeau de la capsule qui se rabat en bas et en arrière sous le carré crural. En somme, toute la partie antérieure et supérieure de la capsule est saine ; les puissants faisceaux antérieurs formant le ligament en Y, quelques fibres inférieures et les plus forts faisceaux qui viennent s'insérer à la partie supérieure du col ont tous résisté à la violence du choc.

Quand on cherche à reproduire la luxation sur la pièce (il faut se rappeler qu'elle avait été réduite), on voit que la tête vient se placer sur le versant antérieur du sourcil cotyloïdien loin de l'échancrure sciatique, ne touchant pas l'épine sciatique, et entraîne avec elle un long fragment de ligament rond arraché.

On divise les luxations postérieures en basse ou ischiatique, haute ou iliaque. D'après Malgaigne, c'est la conservation ou la déchirure du tendon de l'obturateur interne qui déterminerait la variété, la luxation étant basse ou ischiatique quand l'obturateur interne est conservé. Or Tillaux, dans deux mémoires (*Société de chirurgie*, 1868, et *Recherches expérimentales et cliniques sur le mécanisme de la production des luxations ilio-fémorales en arrière*, 1876), après avoir établi que la luxation en arrière ne se produit que dans la flexion avec rotation en dedans et propulsion en arrière, a montré que la détermination de la variété est le résultat de la conservation ou non de la capsule. La luxation iliaque et la luxation ischiatique sont deux types différents, indépendants l'un de l'autre, dus à la déchirure de la capsule en haut pour l'iliaque, en avant pour l'ischiatique. Le cas actuel est mixte, ni iliaque ni ischiatique, c'est une variété que Tillaux obtenait expérimentalement en divisant seulement les fibres inférieures et postérieures, luxation intermédiaire et inachevée qu'il transformait en luxation ischiatique par section du faisceau antérieur, ou en luxation iliaque par section du faisceau supérieur de la capsule.]

articulaire) d'autre part. Le raccourcissement se montre très manifeste à première vue, quand les deux cuisses sont fléchies à angle droit sur le bassin et qu'on les compare, à condition que le bassin soit horizontal et les deux épines iliaques anterieures et supérieures au même niveau.

Dans la luxation en arrière, les genoux ne sont pas à la même hauteur; mais le genou du côté blessé est placé manifestement plus haut, parce que le fémur déplacé est déplacé en arrière : Cet aspect est facile à constater, surtout pendant le sommeil chloroformique.

Le déplacement peut se mesurer également au niveau de la région de la hanche. A l'état normal, une ligne allant de l'épine iliaque antérieure et supérieure à la tubérosité de l'ischion et traversant la région fessière (on peut la marquer avec un ruban) passe, quand le fémur est demi-fléchi, exactement sur le sommet du grand trochanter. Cette ligne porte le nom de *ligne de Nélaton-Roser*. Dans la luxation en arrière, l'extrémité supérieure du fémur ayant subi un mouvement d'ascension, le grand trochanter déborde la ligne de Nélaton en haut. La mensuration doit se faire, le malade couché sur le côté sain: cette manœuvre permet de constater le sens du déplacement de la tête et d'en tirer des indications diagnostiques, à la condition toutefois que le corps et le col du fémur soient encore en continuité.

Cette manœuvre permet de reconnaître également la *rotation en dedans;* car à l'état normal, la jambe étant dans une situation intermédiaire à la rotation en dedans et à la rotation en dehors, le sommet du grand trochanter est placé approximativement au milieu de la ligne de Nélaton-Roser : Dans la rotation en dedans, le grand trochanter se trouve reporté en avant et en dedans. Or cette rotation en dedans ne manque jamais dans les luxations régulières en arrière (1), en raison de

(1) Il y a une luxation en arrière avec rotation de la jambe en dehors : elle est rare et n'est possible qu'avec une déchirure du faisceau externe du ligament de Bertin et une déchirure etendu de la capsule. Ce n'est donc plus une luxation réguliere, mais un luxation demi-régulière.

la situation de la tête derrière la cavité cotyloïde.

Cette exploration ne peut ordinairement être faite sans chloroforme. Il existe une manière plus simple de mettre le déplacement en évidence, elle consiste à placer de chaque côté, le sujet étant sur le dos et les deux membres autant que possible symétriques, le pouce sur l'épine iliaque antérieure et supérieure et l'index sur la pointe du grand trochanter : on peut souvent ainsi mesurer approximativement l'écart des deux points osseux par le nombre de doigts qui les séparent et évaluer en gros la situation de la pointe du grand trochanter par rapport au bassin.

La recherche de la tete dans sa position anormale, au-dessous des puissants muscles fessiers, ne donne pas toujours de résultats précis, surtout quand il y a un fort œdème et qu'on ne peut l'examiner sous chloroforme.

Les mouvements actifs sont absolument nuls. Les mouvements passifs sont possibles dans une certaine mesure, particulièrement les mouvements d'adduction et de rotation en dedans, encore sont-ils extrêmement douloureux : Si on essaye de mettre le membre en abduction et en rotation externe, on constate qu'il existe un obstacle d'une élasticité caractéristique, c'est principalement le ligament de Bertin mis en tension.

2. — Traitement.

J'ai déjà répété plusieurs fois qu'il faut endormir le patient pour l'examiner : on utilisera naturellement le sommeil du malade pour, le diagnostic étant fait, effectuer la réduction. Dans tous les cas, il est bon que le blessé profondément endormi soit placé sur le sol (sur une couverture, sur un matelas) : La jambe malade est élevée de manière à amener la cuisse à angle droit sur le bassin; puis fléchie à angle droit sur la cuisse pour servir de levier. Dans cette attitude, une simple traction en haut suffit parfois à effectuer la réduction, mais seulement dans les cas où la tête est placée près du bord postérieur de la cavité cotyloïde : Quand la tête s'est portée plus en arrière, la traction l'a amenée au contact du bord cotyloïdien : il est facile de comprendre que l'obstacle créé par cet adossement ne fait que croître si on porte la cuisse en abduction ; c'est là pourtant une attitude qui à priori paraît favorable à la réduction : il faut au contraire tirer alors sur la jambe en adduction. Dans cette position, la tête glisse plus facilement au-dessus du rebord cotyloïdien. Ainsi traction dans l'adduction avec legère rotation en dedans.

Quand cette tentative échoue, on peut essayer aussi la traction avec abduction et rotation en dehors. Mais, dans ce cas, il arrive parfois que la tête contourne la cavité cotyloïde et vient se placer en avant d'elle. La manière d'être de la déchirure de la capsule ne permet pas toujours de dire si des mouvements secondaires de ce genre de la tête du fémur ne se sont pas produits.

La capsule peut s'être fendue longitudinalement ou transversalement et former un véritable obstacle à la réduction, obstacle qui ne peut être levé que par le bistouri (réduction sanglante). J'ai réduit ainsi, chez un enfant, une luxation en avant datant de plusieurs semaines ; il y a eu récupération de la totalité des mouvements. Dans les cas tout à fait anciens, si on renonce à mobiliser la tête, on pourra, afin d'améliorer l'attitude vicieuse, faire une résection de la hanche, ou bien une ostéotomie sous-trochantérienne.

B. Luxation en avant, antérieure ou précotyloïdienne (Planches XLVI et XLVIII).

Les luxations en avant sont plus rares que les luxations en arrière : on étudiera cette variété sur les planches XLVI et XLVIII. Les légendes annexées aux figures me permettront d'être court dans ma description.

On peut reproduire expérimentalement la luxation en avant, en imprimant à la cuisse un mouvement d'abduction combiné à un mouvement de rotation en dehors. La capsule se déchire en avant et surtout en haut : Quand en même temps la jambe est étendue, la luxation est suprapubienne. Si, au contraire, la cuisse est fléchie, la déchirure de la capsule se fait en bas et la luxation est sous-pubienne.

Sur le vivant, la luxation antérieure se produit de la même manière ou bien par un déplacement similaire du bassin, la jambe étant fixée.

Le membre inférieur est placé dans toutes les luxations en avant en rotation externe marquée (1) et en abduction. Le degré de flexion est variable: Peu marquée dans la luxation sus-pubienne, où elle peut même être remplacée par de l'extension, la flexion existe toujours dans la luxation sous-pubienne et est d'autant plus marquée que le déplacement de la tête du fémur en dedans est plus considérable (tension du ligament de Bertin).

Dans la luxation suprapubienne, la tête peut être sentie directement dans la région inguinale; elle est placée soit immédiatement contre le rebord cotyloïdien (luxation ilio-pectinée avec faible abduction), soit plus en dedans sur le pubis (luxation pubienne). L'artère fémorale est souvent soulevée par la tête du fémur. Douleur dans le territoire du nerf crural. Le patient peut parfois prendre encore un point d'appui sur la jambe blessée.

Dans la luxation sous-pubienne, il y a, outre la rotation en dehors, une forte abduction. La luxation est obturatrice quand la tête est placée dans la région du trou obturateur; périnéale (très rare), quand la tête est refoulée jusqu'à la branche montante de l'ischion. Dans la luxation obturatrice, la tête est cachée dans la profondeur et ne peut être bien sentie, la saillie trochantérienne manque, la jambe est fixée d'une manière élastique (à ressort) dans sa situation anormale.

Au point de vue du diagnostic, la luxation se distingue de la fracture du col : Si, dans cette dernière, la jambe est également raccourcie et en rotation externe, la fixation à ressort, si caractéristique de la luxation, manque; on peut placer la jambe sans difficulté dans la rectitude ;

(1) C'est seulement dans les cas ou la tête fémorale était deplacée en avant et en haut jusque dans le bassin qu'on a observé une rotation en dedans : ceci est extrêmement rare.

si on l'abandonne, elle se met de nouveau en rotation externe; les autres mouvements provoqués sont possibles, contrairement à ce qui se passe dans la luxation.

Pour la réduction : dans la luxation sous-pubienne, une traction en hyperextension peut être nécessaire afin de rapprocher la tête de la cavité cotyloïde. Pour ce faire, le patient doit être placé d'une manière spéciale sur une table. Pour le reste, comme dans la luxation postérieure, la réduction doit être faite sous le sommeil chloroformique. Le patient étant couché par terre sur le dos, on imprime des mouvements à la jambe plus ou moins fléchie, La rotation en dedans et un mouvement d'adduction conduisent généralement au but. Un mouvement de circumduction de la tête autour du cotyle (voyez plus haut) peut se produire par une traction simultanée sur la cuisse.

C. Luxations rares de l'articulation de la hanche.

La *luxation en bas* (luxation sous-cotyloïdienne) est très rare : la tête fémorale est placée au-dessous du sourcil cotyloïdien. Le membre inférieur dans son ensemble est allongé; la cuisse est fortement fléchie et en légère abduction ; la rotation manque. La luxation est consécutive à un mouvement d'abduction forcée. Réduction par traction sur la cuisse fléchie.

La *luxation en haut* (luxation sus-cotyloïdienne) est également très rare. La tête est placée contre l'épine iliaque antérieure et inférieure, et est facilement accessible sous les téguments où elle forme une proéminence arrondie. La jambe est étendue, en rotation externe et abduction légère. Le membre est manifestement raccourci. Réduction par la flexion et la rotation en dedans.

Sous le nom de *luxation centrale*, on désigne une luxation extrêmement rare. La tête pénètre dans le bassin à travers la cavité cotyloïde défoncée : cette luxation est intéressante par son analogie avec certaines fractures du crâne (fracture de la base du crâne par le maxillaire inférieur).

D — Luxations anciennes.

TRAITEMENT.

Le déplacement est dans certaines variétés de luxations de la hanche assez considérable pour ne pas passer inaperçu ; aussi n'est-ce pas parce qu'on les méconnait qu'on ne les réduit pas ; mais souvent, faute de connaissances techniques suffisantes, on n'arrive qu'à transformer ces variétés en d'autres variétés ; et pensant avoir réduit, parce qu'on a corrigé une partie de la déformation, on abandonne le déplacement. Au contraire, les luxations iliaque, pubienne et sus-pubienne ne s'accompagnant que d'une très faible déformation, et celle-ci pouvant même être masquée par des déplacements secondaires du bassin, passent parfois inaperçues et sont par suite abandonnées à elles-mêmes.

Ces luxations non réduites deviennent rapidement irréductibles. Dans un cas, Després (1) au septième jour eut une certaine peine à réduire.

D'autre part, l'avenir réservé à ces malades est assez précaire. Porte (2) fait bien remarquer qu'un malade, qu'il a observé et qui avait depuis treize ans une luxation iliaque non réduite, pouvait faire 15 kilomètres à pied ; il n'en présentait pas moins un raccourcissement de 8 centimètres et à chaque pas la tête remontait dans la fosse iliaque externe. Ce malade marchait comme une personne atteinte de luxation congénitale, or on sait que dans ces cas la marche est toujours pénible et rapidement fatigante.

Ces malades sont donc justiciables de l'intervention sanglante. La nécessité d'obtenir un point d'appui solide doit faire préférer ici l'arthrotomie ou même la résection à l'abandon pur et simple avec néarthrose. Dans quel-

(1) DESPRÉS. *Luxation [illegible]-pubienne [illegible] tentatives infructueuses de réduction. Réduction le septième jour. Gazette des hôpitaux*, 1894, 957.

(2) PORTE. *Luxation iliaque [illegible] datant de treize ans. Revue d'orthopédie*, 189[illegible], III, 61.

ques cas où il y avait ankylose avec position vicieuse, la simple section sous- ou intra-trochantérienne (1) a pu améliorer notablement l'état du blessé, mais cette intervention ne peut jamais être qu'une opération de nécessité.

La résection et l'arthrotomie restent donc seules en présence. Le choix entre ces deux opérations est encore à l'heure actuelle difficile. On peut dire cependant que l'arthrotomie gagne chaque jour du terrain.

Relevant les cas d'interventions antérieurs à 1889, Kirn trouve 16 opérations, dont 14 résections et 2 réductions sanglantes. Les deux réductions sanglantes sont dues à Vecelli et à Polaillon. Les malades moururent d'infection. Depuis 1889, Ostermayer (2) a réuni quatre interventions nouvelles (Nélaton, Bloch, Paci, Kuster); il est lui-même intervenu dans un cas. Dans ces cinq cas, il compte une réduction sanglante avec plein succès. Les quatre autres opérations ont été des résections.

Or, si on cherche quels ont été les résultats de la résection, on voit que dans 72 p. 100, ceux-ci ont été bons et souvent excellents, que dans 5.5 p. 100, ils ont été mauvais, et qu'il y a eu enfin 22.2 p. 100 de mort. Mais cette mortalité est exagérée, car la statistique comprend des cas opérés dans la période préantiseptique. « Les résultats sont donc bons, et ceci explique suffisamment la faveur dont jouit l'opération. »

Quelque bons que soient les résultats de la résection, ils ne valent pas en général ceux que donne l'arthrotomie avec réintégration de la tête. Malheureusement l'arthrotomie est souvent difficile et parfois impossible. Il semble cependant que les réductions sanglantes pourraient devenir plus faciles et se multiplier si l'on avait

(1) Villeneuve, *Luxation sous-pubienne de la hanche gauche datant de huit semaines ; irréductibilité par les moyens ordinaires ; tentative infructueuse de réduction par la méthode sanglante, ostéotomie intratrochantérienne, guérison* (*Revue d'orthopédie*, III 1892, 161). Le résultat, sans être parfait, fut satisfaisant.

(2) Ostermayer, *Traitement des luxations traumatiques anciennes de la hanche* (*Wiener klinische Wochenschrift*, octobre 1894, 752).

soin de suivre les préceptes de Rodolphe Volkmann. Volkmann (1), rapportant le cas de Küster, fait remarquer que la réduction est ordinairement possible à la condition de sectionner largement les brides ligamenteuses et musculaires, de libérer le fémur jusqu'à la base du petit trochanter et de creuser à nouveau la cavité cotyloïde. Avec ce procédé, on pourra réduire et on obtiendra d'excellents résultats, ainsi que le prouvent le cas de Küster et les succès obtenus par Hoffa et Lorenz dans la luxation congénitale.

L'opération n'en reste pas moins grave; si d'autre part on se rappelle que, ordinairement, la mobilisation du fémur, difficile tant que l'os est intact, devient facile dès qu'on en décapite la tête, suivant le procédé de Ricard (2), à ce point que, dans un cas de Tillaux (2) et dans celui d'Ostermayer même, la réduction s'est faite pour ainsi dire d'elle-même après ce complément d'intervention; que d'autre part leurs opérés n'ont pour ainsi dire pas eu de raccourcissement, on verra que l'arthrotomie, tout en étant l'opération de choix, devra céder souvent le pas à la décapitation du fémur. Ce sera au chirurgien à juger l'opération qu'il pourra faire, dès que, par une incision suffisamment large, il aura mis la région à découvert et aura pu se rendre compte de l'état exact des parties.]

(1) VOLKMANN, *Deutsche Zeitschrift für Chirurgie*, XXX, 2, cité par CH. NÉLATON, *Traité de chirurgie*.

(2) TILLAUX, *Revue d'orthopédie*, 1893, 27.

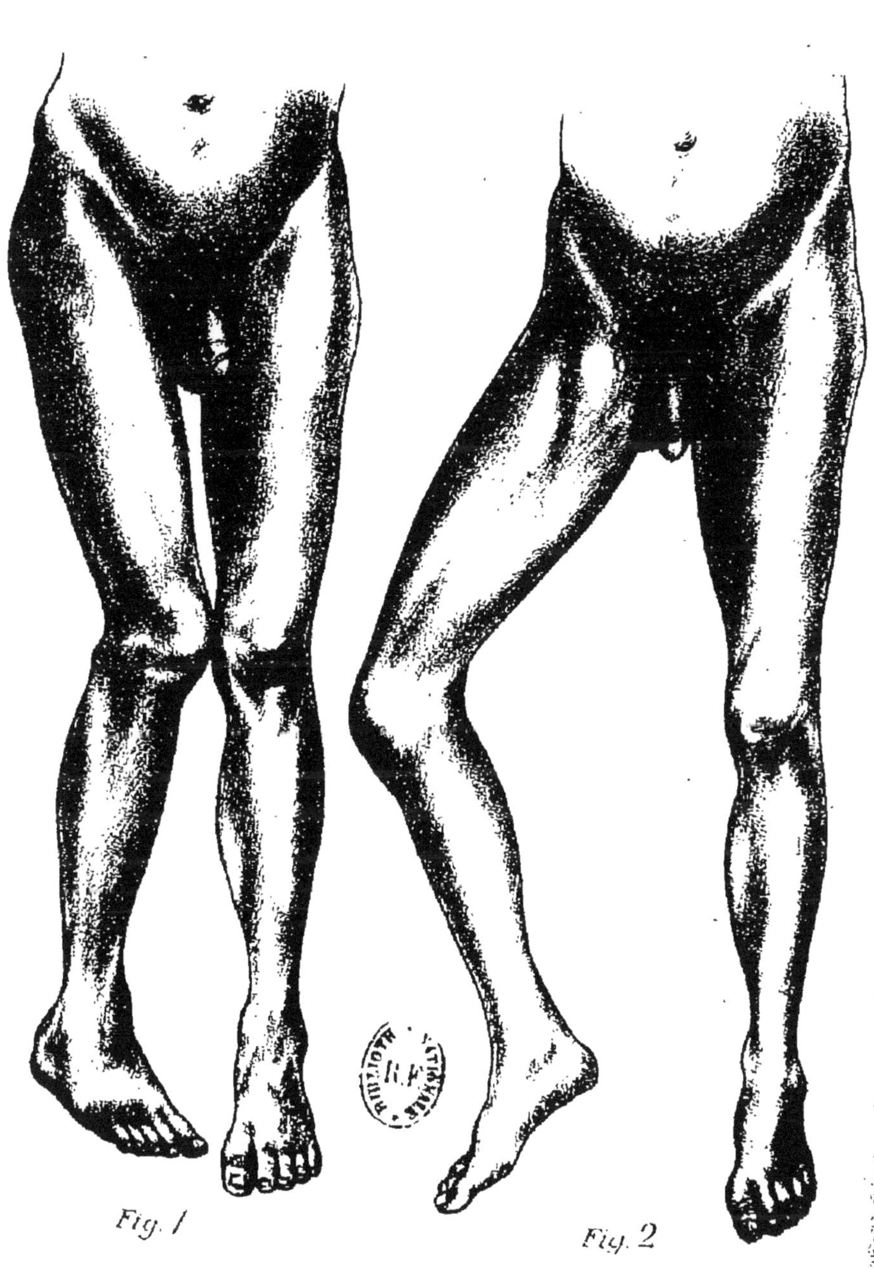

Fig. 1

Fig. 2

PLANCHE XLVI

LUXATION DE LA HANCHE.

Normalement la cuisse tourne en dedans et en dehors. On constate facilement, en regardant un homme de face, et on comprend, si on se rappelle la forme normale de l'extrémité supérieure de fémur, que ces mouvements de rotation se font autour de la tête du fémur comme centre, avec la longueur du col comme rayon. Quand le mouvement de rotation en dehors s'exagère, la face antérieure de la capsule articulaire se tend fortement : si le mouvement continue, la capsule se rompt en avant et il se fait une luxation de la tête fémorale dans le même sens. Dans le cas de rotation forcée en dedans, il peut se produire une déchirure de la partie postérieure de la capsule et une luxation de la tête en arrière.

Ces deux luxations se produisent plus facilement quand la cuisse est en même temps fléchie à angle droit sur le bassin; mais, même dans cette attitude, une grande force est nécessaire et il n'est pas rare de voir survenir, avant que la luxation ne se produise, des déchirures de l'appareil ligamenteux ou des fractures des os du genou rendant impossible le développement d'une force assez puissante pour produire la luxation.

Fig. 1. — **Luxation du fémur en arrière** : on voit que la cuisse est en rotation en dedans, attitude caractéristique; la jambe est en adduction légère. La figure a été faite d'après la photographie d'un adulte, dont la luxation iliaque a été réduite sans difficulté, pendant le sommeil chloroformique.

Fig. 2. — **Luxation du fémur en avant** : La tête est placée au voisinage du trou obturateur : La jambe est fortement fléchie et en rotation externe : cette luxation obturatrice a été obtenue expérimentalement puis photographiée : Elle reproduit un cas observé cliniquement.

PLANCHE XLVII

LUXATION DE LA HANCHE.

Luxation de la hanche en arrière. — Dessin d'après une luxation expérimentale sur le cadavre.

On reconnaît aussitôt sur la figure, la tête du fémur normale, déplacée, c'est-à-dire luxée en arrière. Sur le sujet, on pouvait la sentir à travers les parties molles. On aperçoit également une partie du col du fémur. On a fendu le muscle grand fessier parallèlement à ses fibres et écarté largement les deux lèvres de la section. Au-dessous du segment supérieur du grand fessier, fortement relevé avec un crochet, on aperçoit un faisceau du petit fessier et plus bas le pyramidal; ce dernier sort du petit bassin par la grande échancrure sciatique, dont une partie est visible et passe au-dessous de la tête luxée pour se rendre au grand trochanter. En dedans de la tête fémorale, le grand nerf sciatique, reconnaissable à son trajet, est figuré en jaune. Entre ce nerf et la lèvre inférieure du grand fessier, on aperçoit la tuberosité de l'ischion et le tendon du biceps qui s'en détache. Au-dessous de la tête du fémur, on distingue encore quelques muscles qui cravatent le col. C'est d'abord en haut, au-dessous de la tête, le muscle obturateur externe et plus bas le carré fémoral, dont les faisceaux sont en partie déchirés : entre la tête fémorale et le sciatique, entre la tête et la cavité cotyloide, on aperçoit un faisceau rouge, c'est l'obturateur interne,

D'après cet exposé, on reconnaît qu'il s'agit évidemment ici d'une luxation ischiatique. La figure est au surplus caractéristique et donne une assez bonne impression de la masse musculaire dont il faut vaincre la tension pour réduire la luxation. Il est indispensable d'obtenir la résolution musculaire complète ; aussi faut-il pousser l'anesthésie très loin.

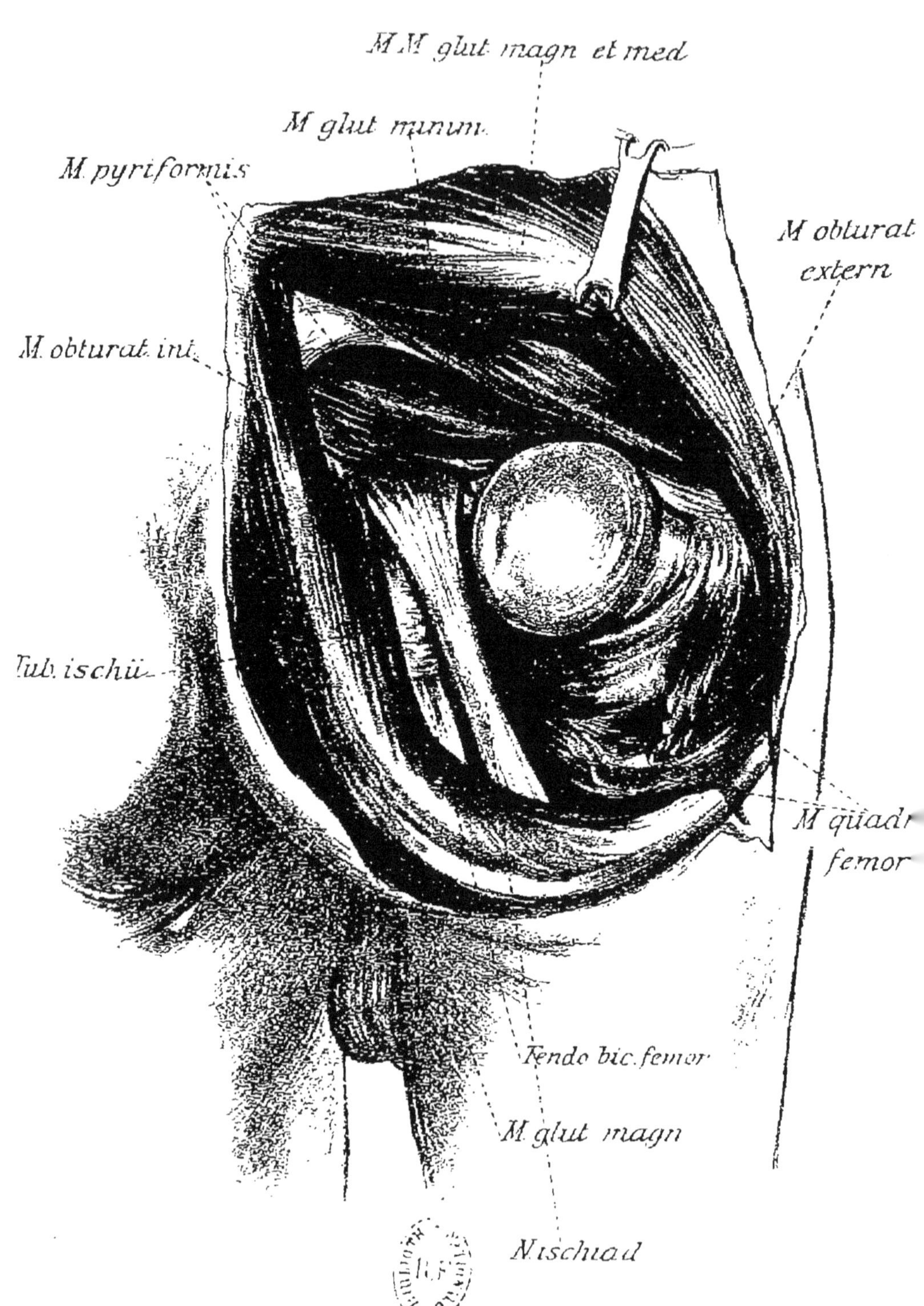
M.M. glut. magn. et med.
M. glut. minim.
M. pyriformis
M. obturat. extern.
M. obturat. int.
Tub. ischii
M. quadr. femor.
Tendo bic. femor.
M. glut. magn.
N. ischiad.

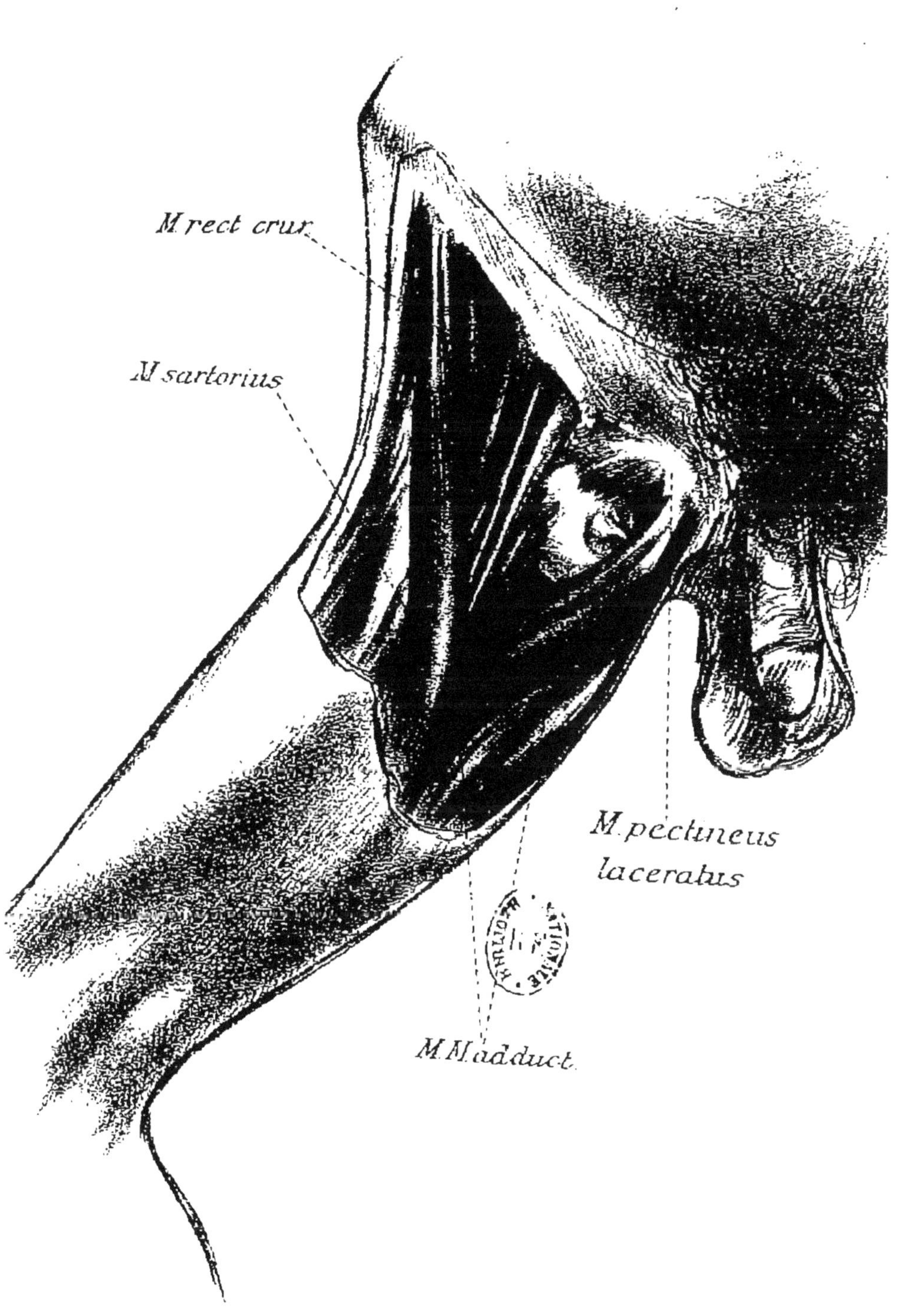
M. rect. crur.
M. sartorius
M. pectineus
laceratus
M.M. adduct.

PLANCHE XLVIII

LUXATION DE LA HANCHE.

Luxation de la hanche en avant. — Figure d'après une préparation de luxation expérimentale.

L'attitude du membre inférieur est caractéristique.

On aperçoit du côté interne la tête du fémur recouverte par les faisceaux du muscle pectiné déchiré. Cette déchirure se produit de même sur le vivant, ainsi que le prouve l'abondance de l'épanchement sanguin qui se produit alors; mais cette déchirure peut être aussi un phénomène cadavérique et se faire en raison de la grande friabilité et du peu d'élasticité des muscles sur un sujet un peu ancien. — La tête du fémur laisse en dedans d'elle les adducteurs; en dehors et au-dessus d'elle, l'artère et la veine fémorales, puis le nerf crural (jaune) au milieu des fibres du psoas, le droit antérieur et le couturier (*Sartorius*); entre la veine et la tête du fémur, au-dessus de cette dernière, se trouve la région de l'anneau crural.

On se rend facilement compte de la situation de la tête placée en face de la région du trou obturateur : il s'agit donc ici d'une **luxation obturatrice**. La réduction se fit sans difficulté en imprimant un mouvement de rotation en dedans à la cuisse légèrement fléchie.

Dans la **luxation pubienne**, deuxième forme de la luxation en avant, la tête repose sur la crête pubienne la jambe est également fléchie et en rotation externe, à un degré moindre cependant que dans la luxation obturatrice.

III. — Fractures du fémur.

A. Fractures de l'extrémité supérieure (Planches XLIX et L).

Les fractures de l'extrémité supérieure du fémur comprennent : *a*, les fractures du col ; *b*, les fractures du grand trochanter ; *c*, les fractures intratrochantériennes.

a. — *Fractures du col.*

Les fractures du col du fémur sont fréquentes et d'une grande importance pratique. Elles se divisent en deux groupes : les fractures *extra-capsulaires* et les fractures *intra-capsulaires*, suivant que le trait de fracture est plus rapproché du point d'union de la tête et du col, ou du col et du grand trochanter. Le col étant dans presque toute son étendue intra-capsulaire, la fracture intra-capsulaire pure est possible ; la fracture extra-capsulaire typique est rare et le plus souvent la fracture est à la fois intra et extra-capsulaire (fracture mixte).

1. — Anatomie pathologique.

[Le trait de fracture peut intéresser le col en deux points différents, près de la tête ou près du trochanter.

Dans le premier cas, la fracture intéresse une partie de l'os entièrement cachée par la capsule articulaire : la fracture est dite *intra-capsulaire*. Le trait passe sur le col près de la tête et même peut entamer à la fois le col et la tête ; il peut être perpendiculaire à la direction du col, mais il est le plus souvent oblique en bas et en dehors.

Dans le second cas, le trait de fracture passe sur un point de l'os placé immédiatement en dedans de la base des trochanters et laisse en dedans de lui les insertions de la capsule ; la fracture est *extra-capsulaire*. Le trait de fracture occupe une situation variable Il peut passer exactement par la ligne intertrochantérienne : on a alors la fracture extra-capsulaire type.

Il peut passer à la fois en dedans et au-dessous du grand trochanter, qui est alors isolé (fracture à trois fragments).

Le petit trochanter peut lui-même être détaché pour sa part (fracture à quatre fragments).

Entre ces deux variétés, vient enfin s'en placer une troisième, c'est la *fracture mixte*. Le trait de fracture commence sur la portion intra-capsulaire du col, puis descend obliquement en dehors, de manière à se terminer en bas en dehors de la capsule.]

Quand la violence, cause de la fracture, agit à peu près dans le sens de l'axe longitudinal du col, il est ordinaire d'observer la pénétration, il y a une gomphose des fragments. Le col plus dense et plus solide que les parties voisines pénètre : dans le tissu spongieux de la tête, dans les fractures intra-capsulaires ; dans le tissu spongieux du trochanter, dans les fractures extra-capsulaires. La pénétration, quand elle existe, a une grande importance clinique : d'une part, elle modifie le complexus symptomatique ; d'autre part, au point de vue thérapeutique, il est indiqué de ne pas chercher à dégager le fragment.

Cliniquement, il faut rapprocher de cette sorte de fracture par pénétration les fractures incomplètes du col (infractions). Celles-ci présentent le plus souvent une simple coudure d'un des côtés du col fémoral, d'où un changement de direction et de longueur. L'angle mousse, qui résulte de l'union du col fémoral et du corps, se ferme ; d'où une situation plus élevée du trochanter.

2. — Étiologie.

Les fractures du col sont causées par des traumatismes divers. Par exemple, une chute sur la hanche, c'est-à-dire sur le grand trochanter : Dans ce cas, la fracture est ordinairement extra-capsulaire et s'accompagne de pénétration du col dans le grand trochanter;

Elle peut encore être consécutive à une chute sur les pieds, ou les genoux (fracture intra-capsulaire), ou aux grands mouvements de torsion. Dans ce cas, il y a arrachement par tension et traction du ligament de Bertin (fractures par arrachement). On comprendra la possibilité de cette dernière variété de fracture, si l'on songe à la fragilité du col chez les vieillards, fragilité telle que sur le cadavre, on détermine souvent une fracture du col du fémur, quand on essaye de produire artificiellement une luxation de la hanche. C'est que l'âge est une cause pré disposante importante.

La fréquence de ces fractures, chez les gens âgés, est due à une fragilité spéciale des os, fragilité particulièrement prononcée au niveau de l'extrémité supérieure du fémur. A l'état normal, on sait que cette extrémité est au contraire très solide, construite pour porter le poids du corps. Les travées osseuses présentent une architecture spéciale et sont disposées pour répondre au mieux aux exigences mathématiques, c'est-à-dire mécaniques; elles présentent le maximum de résistance à la pression avec le minimum de matière. Avec l'âge, les trabécules du tissu spongieux deviennent moins denses, les espaces remplis de graisse, qui les séparent, s'agrandissent, et l'os lui-même présente une perte de substance organique : ainsi se constitue une véritable ostéoporose sénile.

Celle-ci semble ordinairement plus précoce d'ailleurs chez la femme que chez l'homme, ce qui explique la fréquence plus grande des fractures chez les femmes.

3. — SYMPTOMES.

Une personne âgée fait une chute; elle ne peut se relever. Il faut songer aussitôt à la possibilité d'une fracture du col. Celle-ci se caractérise par l'*impotence*, le *raccourcissement* et la *rotation externe*.

L'impotence fonctionnelle est plus ou moins considérable. Dans les cas types, elle est absolue : le malade ne peut glisser le talon à droite ni à gauche; il ne peut fléchir la jambe et la cuisse qu'avec une douleur vive ; enfin il est dans l'impossibilité absolue de soulever le talon au-dessus du plan du lit. Dans d'autres cas, le malade peut déplacer le pied par une série de mouvements de rotation ; enfin dans les fractures avec pénétration, le soulèvement du talon au-dessus du plan du lit est possible. Comme d'autre part, on peut observer une impotence fonctionnelle absolue dans les cas de simple contusion de la hanche, ce signe n'a, au point de vue du diagnostic, qu'une importance très secondaire.

Pour distinguer la fracture de la luxation de la tête en arrière, on se rappellera que la jambe est en rotation externe dans les deux cas, mais ne présente pas dans la fracture la fixation en ressort. Le déplacement peut être facilement corrigé, mais se reproduit aussitôt. La rotation de la jambe en dehors est peu accusée, souvent insignifiante, dans les fractures avec pénétration ou incomplètes ; très manifeste dans la fracture ordinaire avec séparation des fragments. La jambe est droite, sans abduction ni adduction et sans flexion.

Le raccourcissement est comme l'impotence fonctionnelle extrêmement variable. Il est peu considérable, s'il y a engrènement de fragments ou si les liens fibreux péri-articulaires sont conservés : il est plus accentué dans le cas contraire.

D'après de Brun, il y a relation absolue entre le raccourcissement et la rotation en dehors ; le raccourcissement étant d'autant plus considérable que la rotation est plus prononcée. Le raccourcissement diminue ou disparaît quand on exerce des tractions sur le membre et qu'on ramène en même temps la pointe du pied sur la ligne médiane.

Peu prononcé au début, le raccourcissement augmente les jours suivants.

Le déplacement du grand trochanter en haut est la conséquence du raccourcissement et par suite est un bon élément de diagnostic. On le détermine de la même façon que dans les luxations de la hanche en arrière. La mensuration permet de constater, les jambes étant placées symétriquement par rapport au bassin, que la distance qui sépare l'épine iliaque antéro-supérieure du condyle externe du fémur est souvent considérablement diminuée. L'ascension du sommet du grand trochanter au-dessus de la ligne de Nélaton-Roser, étant précisément égale à la quantité dont se raccourcit la cuisse, le corps du fémur est nécessairement intact et la cause du raccourcissement doit être cherchée dans le col ou l'articulation de la hanche : comme contrôle, la mensuration montre que la distance du grand trochanter au genou est égale des deux côtés. Le raccourcissement est dû à l'ascension du fragment inférieur sous l'influence de la contraction musculaire agissant sur le corps du fémur et sur le trochanter.

Les mouvements provoqués de la cuisse sont possibles dans tous les sens, mais douloureux. Dans ces mouvements, il se produit de la crépitation, si les fragments ne sont trop engrenés, et sont restés en contact. Quand on imprime des mouvements de rotation sur l'axe à la jambe étendue, on constate que le corps du fémur tourne, dans les fractures extra-capsulaires, autour de son axe longitudinal, et dans les fractures intra-capsulaires, autour d'un rayon ayant pour longueur la longueur du fragment de col resté en continuité avec le fémur.

Les fractures avec pénétration se caractérisent, comme on peut le déduire de ce que nous avons dit jusqu'à présent, par un raccourcissement et une rotation en dehors moins considérable ; par l'absence de crépitation ; et enfin par cette circonstance que le mouvement de rotation se fait dans la hanche avec le rayon formé par le col du fémur.

4. — Diagnostic.

[Le diagnostic comporte plusieurs points :

1° *Reconnaître la fracture et la distinguer des lésions qui la simulent.* — La luxation en arrière par exemple. — Dans celle-ci, la jambe est en rotation interne, parfois elle est de plus fixée avec une certaine force ; elle présente la fixation à ressort. Le déplacement peut être aisément corrigé, mais se reproduit aussitôt.

Dans la fracture, la jambe est droite sans flexion, sans abduction ni adduction.

La contusion simple. — Celle-ci peut simuler absolument la fracture. Mais l'impotence est rarement aussi marquée, le malade peut imprimer quelques mouvements de rotation au membre. Le sujet est plus jeune. De plus, tandis que dans la contusion, l'impotence, le raccourcissement et la rotation tendent à s'effacer assez rapidement en huit ou dix jours, par exemple, dans la fracture les mêmes symptômes s'accusent de plus en plus, en particulier le raccourcissement.

La fracture double verticale du bassin. — Mais le trochanter et l'épine iliaque ont conservé leurs rapports réciproques, étant déplaces en masse.

2° *Diagnostiquer la variété.* — Le diagnostic est à peu près impossible dans la plupart des cas.

« Le diagnostic rigoureux entre la fracture extra-capsulaire et la fracture intra-capsulaire est illusoire, disent Forgues et Reclus ; on a des présomptions, jamais de certitude. »

Voici cependant un certain nombre de caractères qui permettent de porter au moins un diagnostic de probabilité.

La fracture intra-capsulaire se montre surtout chez les personnes âgées, elle se produit à la suite d'une chute sur les pieds ou les genoux, sans traumatisme du grand trochanter, qui est par suite intact. Les téguments de la région ne présentent ni gonflement, ni ecchymose. Il n'y a pas de crépitation (Boyer).

La fracture extra-capsulaire se montre chez des sujets plus jeunes, elle est consécutive à un choc atteignant directement le grand trochanter : l'ecchymose est fréquente et tardive. Le raccourcissement est plus accentué, au moins au début. La pression réveille un maximum de douleur en dehors des vaisseaux fémoraux, le triangle de Scarpa est légèrement bombé, la mobilité anormale est moins considérable. Le grand trochanter étant affaissé, la distance qui sépare le sommet de celui-ci du condyle fémoral est plus petite que du côté sain et la distance qui le sépare de l'épine iliaque antéro-supérieure plus grande que ne le ferait supposer le raccourcissement.

Tillaux (1) attache une certaine importance au point de vue du diagnostic à la pénétration, qui est à peu près constante dans la fracture extra-capsulaire. Cette pénétration se traduit par l'éclatement du grand trochanter et l'impossibilité de ramener le pied en dedans, quand il a subi la rotation externe.

5. — Pronostic.

Le pronostic est excessivement grave. La fracture peut présenter en effet des complications.

Sans parler de l'hydarthrose du genou, étudiée par Viallet (2), il ne faut pas oublier que ces fractures surviennent chez des gens âgés et par suite affaiblis. Il n'est pas rare de voir se développer chez eux, pour peu qu'on veuille les soumettre à l'immobilisation, des escarres sacrées, des pneumonies bâtardes, hypostatiques, graves; aussi faut-il soigner l'état général, en donnant une alimentation suffisante, faire changer de décubitus aussi souvent que possible, asseoir de temps à autre le malade et le faire respirer profondément.

Ces accidents sont assez fréquents et la mort survient assez souvent pour que Malgaigne, dans ses relevés, ait trouvé une mortalité d'environ 31 p. 100. Plus récemment, dans une petite statistique personnelle, Brown (3) constate une mortalité de 10 p. 100.

En supposant même que le sujet ne succombe pas à ces complications, il n'est que trop fréquent de le voir rester infirme toute sa vie, car on observe souvent à la suite de ces fractures, l'ankylose, les consolidations vicieuses, le raccourcissement, ou même l'absence de consolidation.]

(1) Tillaux, *Union médicale*, 1893, 855.

(2) Viallet, *Thèse de Lyon*, 1894.

(3) Brown, *American Medical Association Journal*, juillet 1894.

C'est qu'en effet, d'une part, les fractures extra-capsulaires guérissent ordinairement par un cal volumineux : On sait d'ailleurs que la néoformation osseuse est toujours considérable à la suite des fractures ou des ostéotomies intéressant la région trochantérienne.

D'autre part, les fractures intra-capsulaires guérissent rarement par cal osseux, parce que la tête est insuffisamment nourrie, n'étant nourrie que par le ligament rond. Parfois l'union des deux fragments est uniquement fibreuse ; le plus souvent, il y a pseudarthrose vraie, la tête fixée dans la cavité cotyloïde et le col glissant l'un sur l'autre jusqu'à ce que les surfaces se soient polies et adaptées l'une à l'autre.

[On sait que la possibilité même de la consolidation osseuse de la fracture intra-capsulaire du col a été niée. Si un certain nombre de pièces ont été recueillies, qui paraissent démontrer qu'il y a production de cal osseux, Nélaton (1), Schede (2) ont fait voir qu'il existe plusieurs causes d'erreur qui doivent rendre suspectes la plupart de ces pièces. Schede nie absolument la possibilité de la consolidation osseuse, en s'appuyant sur les considérations suivantes :

Cliniquement, le diagnostic n'est jamais certain ; d'autre part, dans les autopsies, on a souvent pris des cols modifiés par l'arthrite déformante pour des cols fracturés anciennement; enfin l'insertion de la capsule se fait à des niveaux différents suivant les individus et suivant le côté

(1) Voy NÉLATON, *Traité de chirurgie* de DUPLAY et RECLUS, t. II, p. 537.

Aux cas rapportés par Nélaton, il faut ajouter ceux de LAUENSTEIN (*Deutsche medicinische Wochenschrift*), 1893, p. 394 et 926. — THORNTON, *Lancet*, janvier 1895. — LEGRAIN, *Archives générales de médecine*, 1895, 593. — KOERTE, *Berliner klinische Wochenschrift*, juillet 1893, 661.

La possibilité de la consolidation osseuse est rapportée par LEGRAIN à l'existence d'une branche artérielle spéciale, destinée à la nutrition de la tête du fémur. C'est une branche de la circonflexe interne qui pénètre par un trou particulier de la portion épiphysaire de l'os et qui traverse la substance celluleuse pour gagner l'insertion du ligament rond auquel elle fournit. Ce vaisseau est placé au-dessus du point où siègent ordinairement les fractures.

(2) SCHEDE, *Deutsche medicinische Wochenschrift*, 1893, 1016.

(Smith) et le col même subissant une résorption plus ou moins considérable, il est impossible d'apprécier exactement le siège du trait de fracture.

6. — TRAITEMENT.

Le traitement doit s'inspirer des circonstances.

Le premier point est de sauvegarder l'existence même du malade.

Si donc le malade est un sujet âgé ou cachectisé, on devra laisser de côté la fracture et s'efforcer surtout de prévenir le développement de la pneumonie et des escarres en le faisant lever de bonne heure et marcher: c'est dans ces cas qu'on pourra essayer les appareils ambulatoires. Messner (1) a proposé et employé un lit dont le sommier peut être de temps à autre placé verticalement. Les malades gardent ainsi l'appareil appliqué, et bénéficient des avantages de la position debout]

Si le sujet n'est pas trop âgé et qu'on soupçonne une fracture avec engrènement ou une fracture incomplète, il suffira de laisser le membre au repos et à l'abri jusqu'à ce que la jambe ait acquis une solidité suffisante à l'accomplissement de la fonction.

Des semaines encore après l'accident, il peut se faire un désengrènement des fragments avec exagération du déplacement; il faut donc agir dans ces cas avec une grande prudence.

Dans les fractures ordinaires du col, il faut tenter d'obtenir une réduction des fragments aussi exacte que possible (extension et rotation en dedans).

Le meilleur appareil consiste en bandes de dichyalon prenant point d'appui sur les faces opposées du membre, passant en anse sous et à distance des talons et supportant des poids en permanence suivant les règles de la petite chirurgie : le pied repose mollement sur un charriot à glissière (glissière de Volkmann, *Volkmannscher Schlitten*), disposé de manière à s'opposer à la rotation

(1) MESSNER, *Archiv fur klinische Chirurgie*, t. XLVI, 2, 928.

du pied en dehors : avec une charge de 6 à 8 kilos, on obtient généralement une bonne réduction des fragments. Le grand avantage de cet appareil est de laisser au patient une liberté relative; il peut se mettre à moitié sur le côté dans son lit; s'asseoir jusqu'à un certain point sans danger et sans douleur. Il n'est pas nécessaire d'employer d'attelles dans ce cas.

On peut utiliser aussi des attelles en bois ou en plâtre, on le conçoit aisément.

Les nouvelles attelles ambulatoires (de Thomas, de Liermann, de Bruns), peuvent être utilisées précisément dans ces cas. Dans ces appareils, le malade prend point d'appui sur l'ischion et l'extension est produite par un lien de caoutchouc allant de la partie inférieure de l'attelle au talon, traction qu'on remplace de nouveau pendant la nuit par la traction avec les poids.

Le traitement opératoire, l'enchevillement des fragments, par exemple (forage des os et cheville par en dehors), n'est indiqué que dans quelques cas spéciaux.

Le résultat définitif n'est généralement pas très brillant : car il s'agit le plus souvent de gens âgés, fatigués. On peut se déclarer satisfait quand ils peuvent essayer de se lever la sixième ou la huitième semaine et marchent à l'aide d'une canne.

[Quand les résultats du traitement sont assez mauvais pour laisser le sujet infirme, un traitement opératoire tardif peut être indiqué. C'est ce qui s'est passé dans un cas de Lejars (1).

Lejars a fait remarquer que l'impotence consécutive aux fractures du col du fémur peut tenir : 1° à une soudure des deux fragments, 2° au développement d'hyperostoses volumineuses autour du col fracturé et du grand trochanter. Lejars a eu occasion d'observer cette double lésion dans un cas. Il s'agissait d'un homme de 47 ans, atteint d'une fracture du col avec impotence complète

(1) LEJARS, 3e *Congrès de Chirurgie, session de Lyon*, 1894, in *Semaine médicale*, 1894-163.

du membre inférieur correspondant. La fracture remontait à plus d'une année.

Lejars se décida pour l'intervention. Il fit une longue incision curviligne qui le conduisit sur le grand trochanter : le bord postérieur de cette éminence était doublé d'une masse osseuse descendant presque jusqu'au contact de la tubérosité ischiatique et s'étendant en dedans jusqu'à peu de distance du bord correspondant du cotyle. Lejars détruisit cette masse en l'enlevant par fragments au ciseau et au maillet. L'articulation et le foyer de la fracture devinrent alors accessibles. La tête fémorale et les deux tiers internes du col, détachés du reste de l'extrémite supérieure par un trait de fracture irrégulier et à peu près vertical, étaient restés complètement isolés : il n'y avait pas trace de soudure osseuse entre les deux fragments, Lejars fit facilement l'extraction de la tête, puis arrondit et modela le col au ciseau. Toutes les végétations osseuses furent soigneusement enlevées et le foyer opératoire tamponné à la gaze iodoformée : la plaie suturée partiellement, et la traction continue installée. Les suites opératoires furent simples : à la fin du mois, il y avait guérison opératoire ; et au moment du Congrès, 7 mois après l'opération, le malade marchait sans douleur et sans boiterie.

Lejars conclut au traitement de fracture ancienne du col par l'ouverture large du foyer et la résection.]

b. — *Fracture isolée du grand trochanter.*

C'est une lésion très rare, elle est produite par cause directe.

Elle se caractérise par le déplacement facile à comprendre de la saillie fracturée (fracture longitudinale avec déplacement). Le fragment, attiré en arrière et en haut par les fessiers, peut être senti par la palpation ; on constate entre lui et le femur un large diastasis, à moins qu'il n'y ait conservation du surtout ligamenteux. Il y a de la douleur localisée, du gonflement, de la rotation de la cuisse en dedans, un léger degré de flexion. L'impotence n'est pas constante.

Le traitement le plus simple serait d'enclouer les fragments, après réduction aussi complète que possible. Cette réduction est facilitée par l'abduction de la jambe.

c. — *Fracture intratrochantérienne.*

C'est une fracture dont le trait est compris dans le plan passant par le petit trochanter et la cavité digitale.

Elle est très rare.

Elle présente tous les signes des fractures en général, plus la déformation en crosse de pistolet et un raccourcissement notable.

PLANCHE XLIX

FRACTURE EXTRA-CAPSULAIRE DU COL DU FEMUR.

On sait qu'on divise les fractures du col du fémur en fractures intra et extra-capsulaires, suivant que le trait de fracture siège près du grand trochanter (fracture extra-capsulaire) ou de la tête (fracture intra-capsulaire) : Ces termes, si l'on n'envisage que les rapports du trait avec la capsule, ne sont pas toujours rigoureusement exacts; ils peuvent cependant être conservés pour leur commodité, dans le sens anatomique cité.

Les figures de la planche XLIX représentent un certain nombre de fractures extra-capsulaires du col.

Fig. 1 *a* et 1 *b*. — **Fracture extra-capsulaire du col du fémur**, consécutive à une chute sur le grand trochanter, chez une vieille femme : Le trait de fracture est entièrement extra-capsulaire, mais placé encore en dedans du trochanter. La fracture s'accompagne de pénétration des fragments (gomphose). Dans la figure 1 *b*, on a représenté la préparation entière ; dans la figure 1 *a*, la coupe. La pénétration est caractérisée par le raccourcissement du col du fémur, la direction presque à angle droit du col sur diaphyse du fémur. Sur le grand trochanter, la pénétration s'accuse également. Le trait rouge de la figure 1 *a* représente la même coupe, faite sur l'os du côté sain : On voit ainsi le raccourcissement subi par l'os fracturé (Collection personnelle).

Fig. 2 *a* et 2 *b*. — **Fracture extra-capsulaire du col guérie**, chez une femme de quatre-vingt-deux ans (Glowe) : la fracture remontait à novembre 1888. Après la mort, survenue au commencement de mars 1893, on trouva à l'autopsie la pièce que j'ai fait représenter ici. On n'a pu mettre en parallèle le fémur opposé, car lui aussi était fracturé : il est représenté figure 2, planche L (Collection personnelle).

Tab. 4

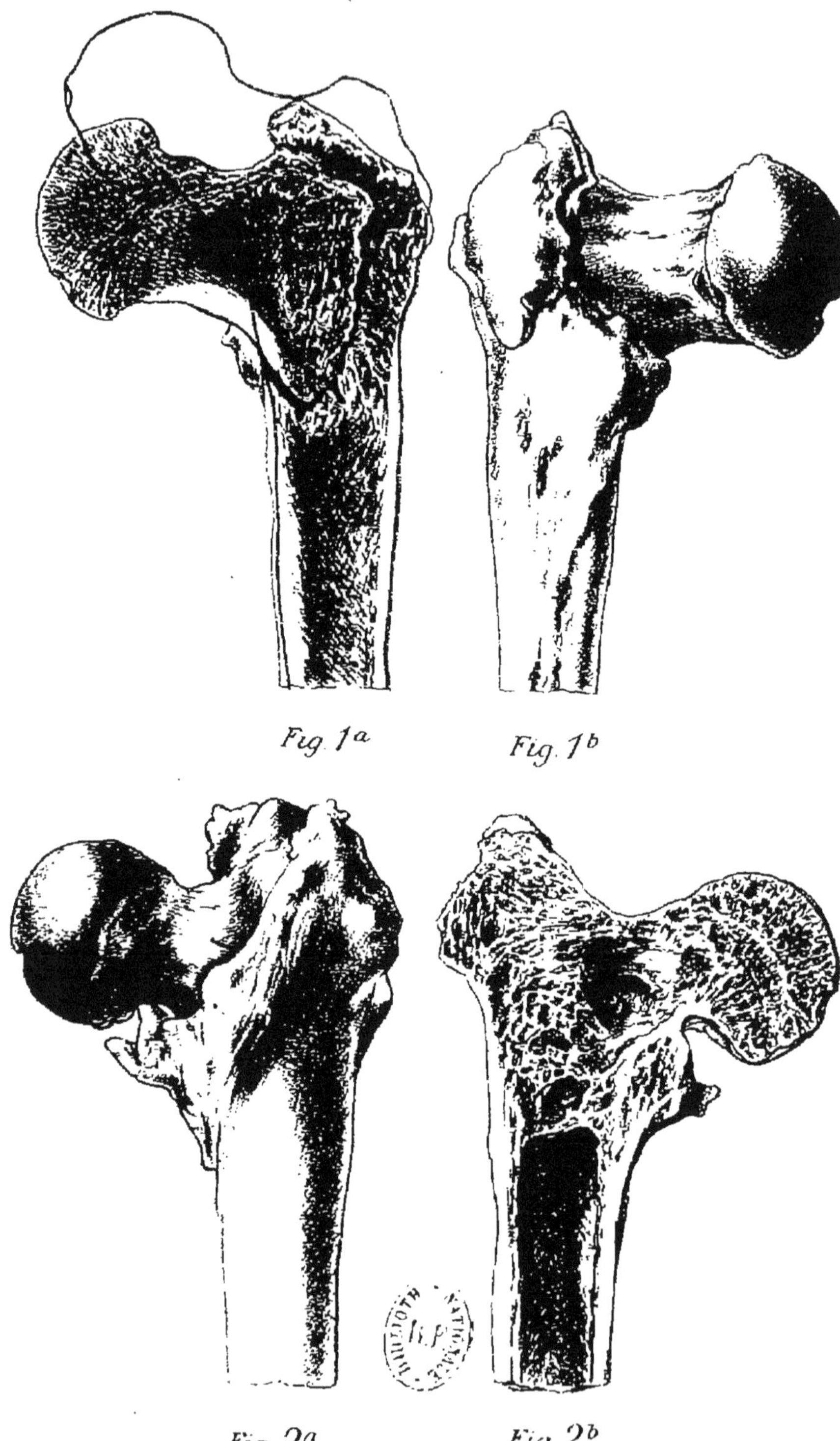

Fig. 1a Fig. 1b

Fig. 2a Fig. 2b

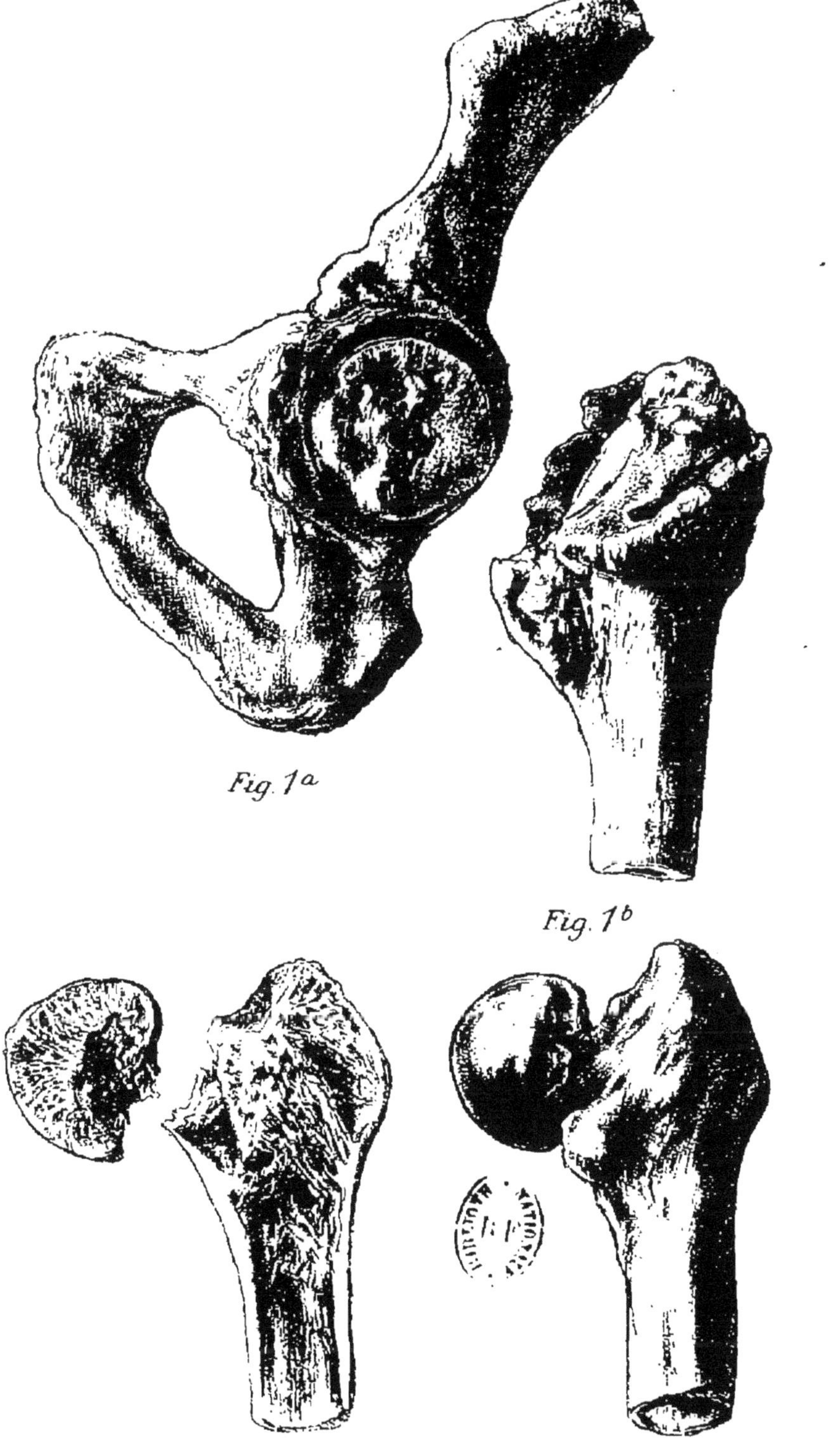

Fig. 1a

Fig. 1b

Fig 2a

Fig. 2b

PLANCHE L

FRACTURE INTRA-CAPSULAIRE DU COL.

On voit manifestement ici que le col est resté en connexion avec le grand trochanter et le corps du fémur ; à proprement parler, la tête est seule fracturée.

Fig. 1 *a* et 1 *b*. — La préparation représente la fracture type, celle dans laquelle la tête du fémur placée dans la cavité cotyloïde, se brise au ras du sourcil cotyloïdien. Il s'est formé entre la surface fracturée du col, la tête, et la partie terminale du corps, à la suite des mouvements, une sorte de néarthrose : Avec le temps le col du fémur s'est peu à peu résorbé, au point qu'il a en somme complètement disparu. Un fait intéressant c'est cette sorte d'arthrite déformante figurée ici, arthrite qui a amené la production d'exostoses autour du cotyle et de l'extrémité de la diaphyse : grâce à cette néoformation osseuse, la diaphyse épaissie a pris une forme de massue, aplatie au niveau de son articulation avec le bassin. On aperçoit des masses spongieuses devenues plus compactes, et des surfaces polies, comme il en existe souvent dans l'arthrite déformante. Au niveau de la tête, c'est à peine si ces surfaces polies sont marquées (Collection particulière).

Fig. 2 *a* et 2 *b*. — Cette figure représente le fémur opposé à celui qui est représenté figure 2, planche XLIX ; il provient de la même femme de quatre-vingt-deux ans, et présente une fracture intra-capsulaire du col avec pénétration. Le raccourcissement consécutif du col est manifeste particulièrement dans la figure 2 *b*. Ici l'extrémité fracturée du col a pénétré dans le tissu spongieux de la tête, comme elle pénètre dans le tissu spongieux du grand trochanter, dans les fractures extra-capsulaires.

B. Fractures de la diaphyse fémorale (Planches LI, LIII, LIV, LVII).

1. — Étiologie.

Les fractures de la diaphyse sont fréquentes. Elles siegent surtout sur la partie inférieure de la moitié supérieure. Les planches qui accompagnent ce chapitre nous permettront d'être bref dans notre description.

La fracture est le plus souvent consécutive à une cause directe, l'os se brise par flexion ; elle peut se produire à la suite d'une torsion (fractures obliques ou longitudinales). Elle survient fréquemment chez les enfants.

A cet âge, le pronostic est le plus souvent relativement favorable, car un périoste épais maintient les fragments et empêche un déplacement notable. Chez les adultes, le déplacement est en général considérable, en raison de l'obliquité du trait de fracture et de l'action des énormes masses musculaires de la cuisse; masses qui agissent surtout pour produire des déplacements dans le sens de la longueur.

2. — Symptomes.

Au point de vue symptomatique, la mobilité anormale est le plus souvent facile à constater : la crépitation est d'ordinaire manifeste. Il est important de chercher ce symptôme : dans le cas où il manque, on doit craindre un déplacement notable des fragments ou l'interposition de parties molles. Existe-t-il une crépitation manifeste, on est certain qu'il y a contact des surfaces fracturées, contact indispensable à une guérison correcte. Le raccourcissement est la conséquence du déplacement suivant la longueur. Il est facile à constater, en mesurant après avoir placé symétriquement les jambes, la distance qui sépare la pointe de la rotule ou l'interligne du genou, du grand trochanter ou mieux de l'épine iliaque antérieure et supérieure.

Les fractures siégeant au-dessus du milieu présentent dans les cas normaux une déformation typique, qui malheureusement persiste trop souvent après la consolidation, et qui peut exiger alors des soins spéciaux : *Une fracture de la diaphyse au-dessus de sa partie moyenne, guérie avec déformation, présente un angle saillant en avant et en dehors :* en d'autres termes, le fragment supérieur, sous l'influence des muscles qui se fixent au petit trochanter (muscle psoas iliaque) et au grand trochanter (muscles fessiers), se fléchit sur le bassin et se porte en abduction. Le fragment inférieur s'engage sous le fragment inférieur par son extrémité supérieure (chevauchement) et les adducteurs, attirant la partie inférieure du corps en haut et en dedans, produisent la déviation angulaire signalée plus haut. Il existe le plus souvent, en même temps, de la rotation externe du fragment inférieur.

3. — Complications.

[Les complications sont rares dans cette fracture. Une des plus remarquables est l'hydarthrose du genou. On a observé encore des spasmes musculaires, des raideurs du genou. Dans un cas de Mauclaire (1), il existait un cal volumineux, qui menaçait l'artère fémorale, Enfin ces fractures sont remarquables par la fréquence des pseudarthroses, la lenteur de la guérison quand la fracture est compliquée, la presqu'impossibilité d'éviter le raccourcissement dans les cas simples.

4. — Traitement.

Les fractures compliquées présentaient autrefois un pronostic si sombre que souvent l'amputation était la seule ressource. Cette pratique a été suivie encore récemment par Brander. Tillaux (2), Eliot (3) estiment que l'amputation n'est indiquée que si les parties molles

(1) Mauclaire, *Société anat*, Janvier 1893.
(2) Tillaux, *Gazette méd.*, t. XXVII, 44.
(3) Eliot, *American Jour. med. associat.*, 1894. 56.

sont entièrement dilacérées et les vaisseaux principaux coupés au point que l'irrigation ne se fasse plus.]

Pour les fractures simples, le traitement est devenu beaucoup plus facile, depuis qu'on emploie comme appareils des bandes de diachylon et des poids exerçant une traction continue. Dans ces fractures en particulier, on réussit fort bien à s'opposer à la contraction musculaire et aux déplacements consécutifs. On se tromperait cependant, si on croyait que ce traitement peut être appliqué par le premier venu : il faut que l'appareil soit appliqué très correctement; il ne doit exercer nulle part de pression, être largement appliqué et être assez fort pour supporter un poids de 20 à 25 livres. Il faut donc prendre un diachylon fait avec une toile à voile résistante : Pour eviter le frottement de la jambe sur le matelas, on place le pied sur une sorte de charriot glissant sur le plan du lit (Volkmannscher Schlitten); ce charriot permet en même temps de maintenir le pied dans une situation convenable et de s'opposer au mouvement de rotation en dehors. La contre-extension est faite par le corps lui-même et s'obtient en soulevant le pied du lit sur un bloc de bois ou une brique, de manière à ce que le pied soit plus haut que la tête. On place, dans le lit, au-dessous du pied sain du malade, un bloc de bois sur lequel il peut prendre un point d'appui solide.

Le blessé ainsi installé, le médecin doit contrôler la réduction de la fracture : ce contrôle est facilité par ce fait que le foyer est placé à découvert et peut être exploré à tout instant. Mais le déplacement n'est pas toujours facile à sentir au-dessous d'une masse musculaire très développée, aussi faut-il de temps à autre mesurer comparativement le membre malade et le membre sain. On commence par donner aux deux jambes une position absolument symétrique. Pour ce faire, on détermine l'axe transversal du bassin, on joint les deux épines iliaques antérieures et supérieures, on élève ensuite une perpendiculaire au milieu de la ligne qui les réunit, on mesure avec un cordon ou un mètre-ruban le degré d'écart qui existe entre le talon de la jambe malade, que, bien entendu, il ne faut pas bouger et le pied de cette perpendiculaire, on fait placer la jambe saine par un aide à la même distance, en lui donnant le même degré de flexion et d'abduction : on mesure alors la distance qui sépare de chaque côté l'épine iliaque antéro-supérieure de la pointe de la rotule et on compare les résultats des deux côtés.

Cette description paraît assez compliquée, mais la manœuvre est fort simple pour une personne exercée. Sa mise en œuvre est très importante, si on veut obtenir un bon résultat.

Il n'est pas rare que cette mensuration montre que l'extension même pratiquée avec un poids notable n'arrive pas à corriger le déplacement. Il faut suivre, dans ces cas, la vieille règle qui conseille de placer le fragment inférieur dans une attitude correspondant à celle qui est prise spontanément par le fragment supérieur, mettre la jambe blessée en flexion et abduction légères et appliquer ensuite l'extension continue : chez les enfants, l'extension verticale (planche LIV) est un procédé excellent ; chez les nouveau-nés et les tout jeunes enfants, la méthode de traitement la meilleure et la plus simple consiste à fixer la cuisse en flexion extrême sur le ventre à l'aide d'une bande de diachylon large passant du dos sur le ventre et la cuisse qui lui est appliquée.

L'appareil plâtré ne doit pas être rejeté. On peut l'employer à l'occasion, par exemple pour le transport des blessés ; récemment il a trouvé son emploi dans la confection d'appareils ambulatoires, permettant aux blessés de poursuivre le traitement sans garder le lit. Ces appareils et ceux qui leur ressemblent (appareils à attelles) sont dignes d'attention ; mais le temps n'a pas encore suffisamment sanctionné leur effet pour qu'on en généralise l'emploi dans la pratique médicale.

Quand une fracture s'est consolidée avec un déplacement considérable, il faut séparer de nouveau les fragments (ostéoclasie, ostéotomie) et reprendre le traitement par l'extension, en en appliquant rigoureusement les principes.

[Les pseudarthroses exigent un traitement spécial. Quand au bout de deux ou trois mois, la fracture n'est pas consolidée, l'intervention sanglante s'impose. Tillaux a bien montré, en effet, que dans la plupart de ces cas, le fragment inférieur chevauche et s'enfonce dans la masse musculaire de la cuisse. Le défaut de contact des fragments, l'interposition des muscles, empêchent toute consolidation (1); l'obstacle ne peut être levé que par une intervention directe.

L'opération consiste à mettre à nu les fragments, à sectionner les brides musculaires ou ligamenteuses interposées; puis à rapprocher et à coapter les fragments. C'est là le temps difficile. Les extrémités tendent sans cesse à chevaucher, en raison de l'ascension du fragment inférieur. Diverses méthodes ont été proposées et mises en usage pour maintenir le contact des extrémités. On a imaginé de tailler les fragments en coins, en escalier, d'engager la pointe de l'un dans le canal médullaire de l'autre. Kouzmine (2) les a taillés obliquement et fixés avec des pointes d'acier, afin de les mettre en contact par une large surface. Le plus souvent on est obligé de réséquer un des fragments dans une étendue plus ou moins considérable.

L'intervention n'est pas sans offrir une certaine gravité, puisque, d'après la statistique de De Bruns publiée en 1886 (3), sur 98 opérations, il y aurait 19 morts, soit 1 sur 5. Cette mortalité est due en grande partie, suivant Tillaux, à la complication des manœuvres opératoires : aussi

(1) Chollet, *Journal de médecine de Bordeaux*, 1894, p. 17 vient de publier un cas, dans lequel le défaut de consolidification est dû à la présence d'une esquille placée dans le canal médullaire du fragment inférieur. Voici le résumé de l'observation : fracture du corps du fémur droit, immobilisation pendant quarante-huit jours dans un appareil plâtre. Massage pendant les dix-sept jours suivants, application d'un nouvel appareil plâtre pendant quarante-deux jours. Enfin ablation de l'esquille et suture osseuse, le 13 décembre 1893 par Dubourg. Immobilisation, guerison

(2) Kouzmine, *Traitement chirurgical des pseudarthroses du fémur*, (*Revue de chirurgie*, octobre 1893, 844).

(3) Cité par Kouzmine.

faut-il se contenter de détruire les parties interposées et de coapter après résection, en laissant de côté autant que possible les tailles osseuses. La suture osseuse même n'est pas indispensable et est avantageusement remplacée par un surjet réunissant le périoste des deux fragments.

C. Fractures sous-trochantériennes

Sous le nom de fractures sous-trochantériennes, on décrit les fractures siégeant entre les trochanters et un point situé de 6 à 10 centimètres au-dessous du petit trochanter ; elles présentent quelques particularités qui justifient une description spéciale.

1. — Anatomie pathologique.

La direction du trait de fracture présente plusieurs variétés, bien étudiées récemment par Mermillod (1). Le trait peut : 1° être transversal ; 2° couper obliquement le corps, et s'accompagner d'une fissure spiroïde sous-trochantérienne reliant le foyer de fracture à la région des trochanters ; 3° suivre un trajet spiroïde sur la partie supérieure du corps avec ou sans fissure, remontant vers le grand trochanter.

Sous l'influence du psoas iliaque et du pectiné, le fragment supérieur se porte obliquement en avant et en dehors, d'où un angle entre ce fragment et la partie supérieure de la diaphyse. Cette déviation angulaire est la cause d'un raccourcissement souvent considérable. Le chevauchement n'est possible que dans les grands traumatismes ; sans cela, le tendon large du grand fessier sert de lien entre les deux fragments et les empêche de s'écarter (2).

(1) Mermillod, *Contribution à l'étude du traumatisme expérimental de la région trochanterienne*, These de Paris, 1894.

(2) Voy. Allis, *Fracture in the upper third of the femur exclusive of the neck* (*Medical News*, 1891, 2, 585).

2. — Étiologie et mécanisme.

La cause est un traumatisme violent, parfois la contraction musculaire.

Le mécanisme de la fracture spiroïde a été bien étudié par Mermillod. Il a montré que celle-ci était due à une force agissant de manière à produire un mouvement de torsion dans le fémur. Dans cette région en particulier, il n'a pu reproduire la fracture, qu'en frappant avec une masse pesante la partie postérieure de la face externe du grand trochanter. Le choc porte le grand trochanter en avant, et fait exécuter au fémur un mouvement de torsion dans le même sens. Ainsi cette fracture en V et la fracture hélicoïdale sous-trochantérienne sont produites, comme le montrent les expériences et les observations de Mermillod, par un mouvement de torsion analogue à celui qui produit la fracture hélicoïdale de la jambe (Tillaux et Leriche) ou la fracture hélicoïdale par torsion de l'extrémité inférieure du fémur (Feré et Raullet).

3. — Symptomes et diagnostic.

Les symptômes sont ceux d'une fracture en général; il faut y joindre la déformation en crosse de la racine de la cuisse. Le diagnostic avec la fracture extra-capsulaire se fait par la localisation exacte du siège de la douleur.

4. — Traitement.

La guérison se fait en 40 à 60 jours : la cuisse doit être immobilisée, ou soumise à la traction continue. Il est difficile de corriger la déformation ; il en résulte une déviation ultérieure de l'axe du fémur, ou une modification du point d'appui de celui-ci sur le tibia et des douleurs consécutives pendant la marche. Erichsen estime que cette fracture ne guérit jamais bien. Allis a montré que l'extension continue était illogique et qu'elle ne pouvait pas agir sur le fragment supérieur. Il est difficile cependant d'adopter à priori sa méthode qui consiste à inciser les téguments et à suturer les fragments.

D. Fractures de l'extrémité inférieure du fémur (Planches LII, LIII, fig. 4, planche LIX, fig. 1).

Ces fractures sont beaucoup plus rares que les fractures du corps. On distingue : *Les fractures sus-condyliennes transversales; Les fractures intra-condyliennes; Les fractures uni-condyliennes.*

a. *Fracture sus-condylienne transversale.*

Elle se montre chez l'homme à l'âge adulte; elle est généralement produite par une cause indirecte : chute sur les pieds ou les genoux.

[Le trait de fracture peut être transversal, mais il est le plus souvent oblique en bas et en avant ou en bas et en dedans.]

On constate souvent un déplacement étendu. Ce déplacement est sous la dépendance des muscles du mollet: le fragment inférieur se fléchit dans l'articulation du genou et s'engage sous le fragment supérieur, d'où chevauchement (Planche LII). Le fragment supérieur descend derrière le triceps, et peut le perforer, ainsi que le cul-de-sac synovial et la peau (cas de Reclus) (1). C'est le même déplacement qui se produit dans le décollement épiphysaire de l'extrémité inférieure ; mais dans ce dernier cas, du moins dans la règle, le déplacement est moins étendu, grâce à la conservation d'un manchon périostique. L'action des muscles de la cuisse s'ajoute aux autres causes pour augmenter le déplacement.

L'exploration permet de constater une mobilité anormale, dont le caractère principal est d'être très étendue dans le sens transversal, et de dépasser en avant l'extension simple. En même temps qu'on met en évidence la mobilité anormale, on fait éclater la crépitation, celle-ci

(1) RECLUS, *Bull. médical*, Paris, 189?-617.

est plus sèche, plus éclatante dans la fracture ; caractère qui la distingue de la crépitation du décollement épiphysaire. Il est utile de pratiquer l'exploration sous le sommeil chloroformique.

1. — Diagnostic.

Le diagnostic se fait avec la luxation du genou par l'absence de saillie des condyles et avec la rupture du ligament rotulien par la mise en tension de ce ligament par la flexion de la cuisse.

2. — Traitement.

Le procédé qui remplit le mieux les indications est l'extension continue : on peut lui associer dans certains cas une pression douce, exercée sur la face postérieure de l'extrémité supérieure du fragment inférieur. Il ne faut pas oublier que le déplacement de ce fragment en arrière peut déterminer des accidents graves par la pression qu'il exerce sur les gros vaisseaux et le nerf sciatique, fréquemment intéressés dans cette lésion.

[Dans certains cas où le fragment supérieur est engagé dans le triceps, il peut être indiqué de le dégager par une intervention sanglante. C'est ce que fit Reclus (1). L'intervention est indiquée aussi dans le cas de renversement en arrière de la surface de fracture du fragment inférieur, renversement signalé par Boyer, admis par Trélat, Richet et Reclus. La section du tendon du triceps sural, proposé par Bryant et Morris, est loin d'être suffisante et il ne faut pas oublier que dans ces circonstances Gosselin dut une fois faire l'amputation.]

b. *Fracture intra-condylienne.*

Elle n'est autre qu'une fracture sus-condylienne à la quelle vient s'ajouter un trait vertical passant entre les

(1) Reclus, *loco citato*

deux condyles. C'est la fracture en T, bien décrite par Trélat.

Elle est généralement consécutive à un traumatisme direct, le genou en flexion. Le fragment supérieur, plus ou moins taillé en coin, pénètre entre les deux condyles et les écarte : à un degré de plus, le sommet du coin vient faire saillie sous la peau et parfois même la perfore.

L'article est rempli de sang. Le gonflement survient rapidement et empêche d'apprécier exactement la déformation. Celle-ci consiste surtout en un raccourcissement modéré avec augmentation du diamètre transversal de l'extrémité inférieure du fémur et du genou. On peut déterminer de la crépitation entre les deux condyles, en les saisissant chacun avec une main, et en leur imprimant des mouvements l'un sur l'autre, ou en imprimant des mouvements de latéralité à la jambe. L'arthrite, des raideurs articulaires compliquent généralement cette lésion, qui peut même entraîner la mort par gangrène d'un des condyles ou des parties molles.

c. *Fracture uni-condylienne.*

Elle peut atteindre soit le condyle externe, soit le condyle interne. La fracture est consécutive à un choc direct ou à un arrachement.

Le trait part de la gorge et monte plus ou moins verticalement, de sorte que le fragment comprend le condyle et une partie du bord correspondant. Le condyle peut s'écarter, remonter, tourner en se portant en avant ou en arrière. L'articulation du genou présente des mouvements de latéralité. Il se produit en même temps de la crépitation et de la douleur. Le condyle fracturé tend à remonter. Aussi, à la suite de la consolidation de la fracture, on peut voir la jambe placée en attitude de varus ou de valgus.

Le traitement doit, en raison de cette circonstance, être très surveillé. On emploiera la traction continue, en mesurant attentivement la force déployée. S'il existait un épanchement articulaire abondant, on devait l'évacuer par ponction.

PLANCHE LI

FRACTURE DU CORPS DU FEMUR AU NIVEAU DE SA PARTIE MOYENNE. — DÉFORMATION TYPIQUE.

Fig. 1. — Ernest Gottschalk, enfant de huit ans, entré dans le service le 30 octobre 1889 avec une fracture vicieusement consolidée.

La fracture remontait au 24 mars de la même année et avait été traitée à l'aide d'un appareil plâtré. La déformation est représentée telle qu'elle était au moment de la levée de l'appareil : le dessin a été exécuté d'après une photographie prise à cette époque. La cuisse droite était notablement plus courte que la gauche, d'où inclinaison compensatrice du bassin du même côté. La cuisse présentait un angle saillant en avant et en dehors ; la marche était claudicante et fatigante. On pratiqua très facilement l'ostéoclasie sous le chloroforme. On réussit ensuite à rendre au membre sa rectitude et on obtint la guérison, presque sans raccourcissement, en employant un appareil à traction continue, formé de bandes de diachylon supportant un poids considérable ; la cuisse étant légèrement fléchie sur le bassin et en abduction légère.

La déformation représentée ici est la déformation typique des fractures de cuisse à la partie moyenne : elle est due à l'action unilatérale sur le fragment supérieur du psoas iliaque (flexion) et des muscles insérés au grand trochanter (grand fessier, etc.).

Fig. 2. — Muscles de la racine de la cuisse et leur action sur le fragment supérieur du fémur. La figure a été exécutée d'après nature. Des muscles qui s'insèrent au grand trochanter, le moyen fessier seul pouvait être représenté, car seul il s'insère assez loin sur la crête iliaque pour être vu ainsi de face.

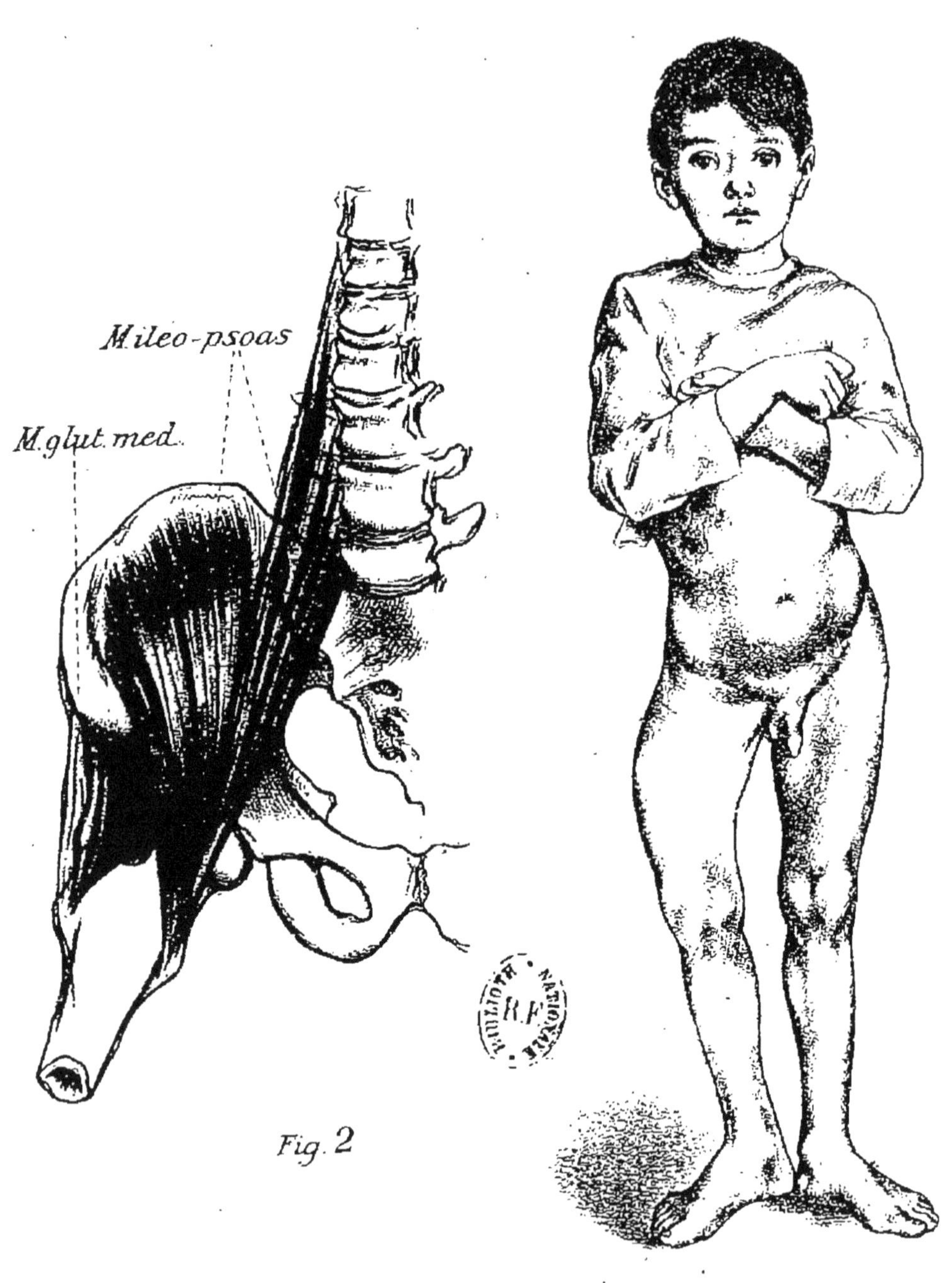

Fig. 2

Fig. 1

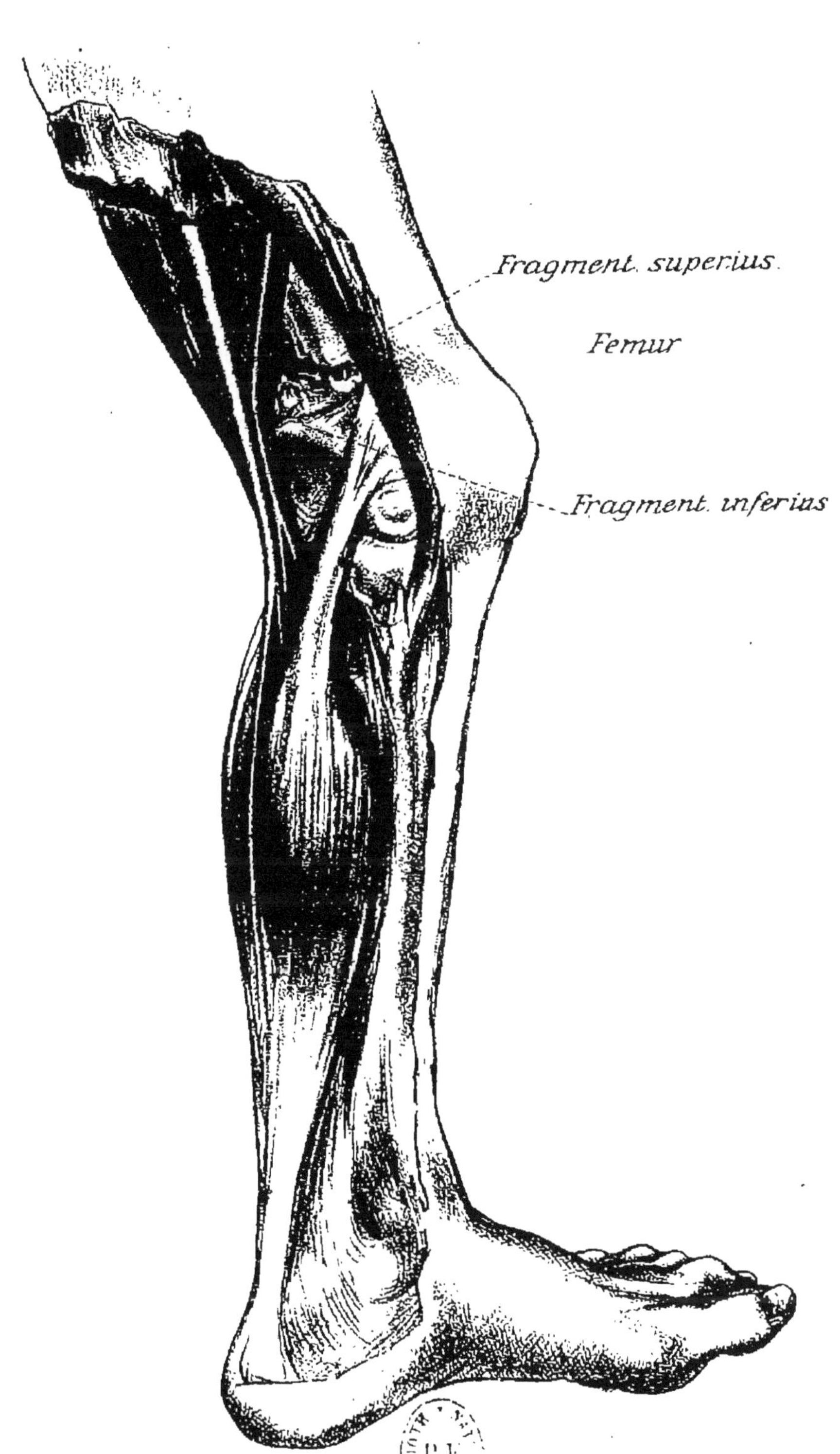
Fragment. superius.
Femur
Fragment. inferius

PLANCHE LII

FRACTURE SUS-CONDYLIENNE. — DEPLACEMENT TYPIQUE DES FRAGMENTS.

La figure a été exécutée sur une pièce expérimentale soigneusement disséquée et dans laquelle le déplacement des fragments s'est fait d'une manière absolument semblable à celle qu'on observe sur le vivant. On voit, sur le dessin, le fragment inférieur, placé en flexion par la traction des muscles du mollet, et la saillie de son extrémité supérieure en arrière. On aperçoit, plus haut, le fragment supérieur. Le point intéressant réside dans les connexions des fragments et des vaisseaux. On n'a représenté ici que l'artère, chevauchant manifestement sur la crête saillante du fragment inférieur ; c'est à cette compression souvent signalée dans la littérature médicale qu'il faut attribuer les cas de gangrène du membre.

Le même déplacement s'observe dans le décollement traumatique de l'épiphyse inférieure chez les jeunes sujets.

Pour éviter le déplacement des fragments, il faut, après avoir soigneusement réduit et avoir appliqué un appareil à traction continue avec des poids suffisamment lourds, exercer une pression directe sur le fragment inférieur immédiatement au-dessus du creux poplité, en plaçant le membre sur des coussins ou des rouleaux de ouate. Dans certains cas, il est nécessaire de placer le genou à angle droit et par suite d'exercer la pression d'avant en arrière, absolument comme dans les fractures du fémur traitées par la méthode du plan incliné.

PLANCHE LIII

FRACTURES DIVERSES DU FEMUR.

Fig. 1. — **Trait de fracture verticale de la moitié supérieure du fémur.** — Le trait de fracture pénétrait en haut dans le grand trochanter. La fracture s'est consolidée sans déplacement et un cal extérieur, volumineux, entoure les surfaces fracturées des fragments (Institut anatomo-pathologique de Munich).

Fig 2. — **Fracture oblique de la moitié inférieure du fémur droit.** — Les fragments se sont soudés avec un faible déplacement. On aperçoit la portion extérieure du cal reliant les fragments assez écartés : On observe à la surface du fragment supérieur, les stigmates du processus de raréfaction, qui avec le temps peut modeler l'os et lui donner une forme en rapport avec le travail mécanique qu il aura à accomplir.

Fig. 3. — **Fracture ancienne de la cuisse**, guérie avec déplacement notable (Institut anatomo-pathologique de Munich).

Fig. 4. — **Fracture du condyle interne du fémur.** — Cette lésion (séparation complète d'un condyle fémoral) peut avoir comme conséquence de graves désordres de l'articulation du genou, avec formation d'un genu valgum ou d'un genu varum, et devenir même le point de départ d'une arthrite déformante. Souvent aussi, comme dans les fractures de l'extrémité inférieure de l'humérus, le trait de fracture transversal s'accompagne d'un trait longitudinal pénétrant dans l'articulation : il y a fracture en T.

Tab.

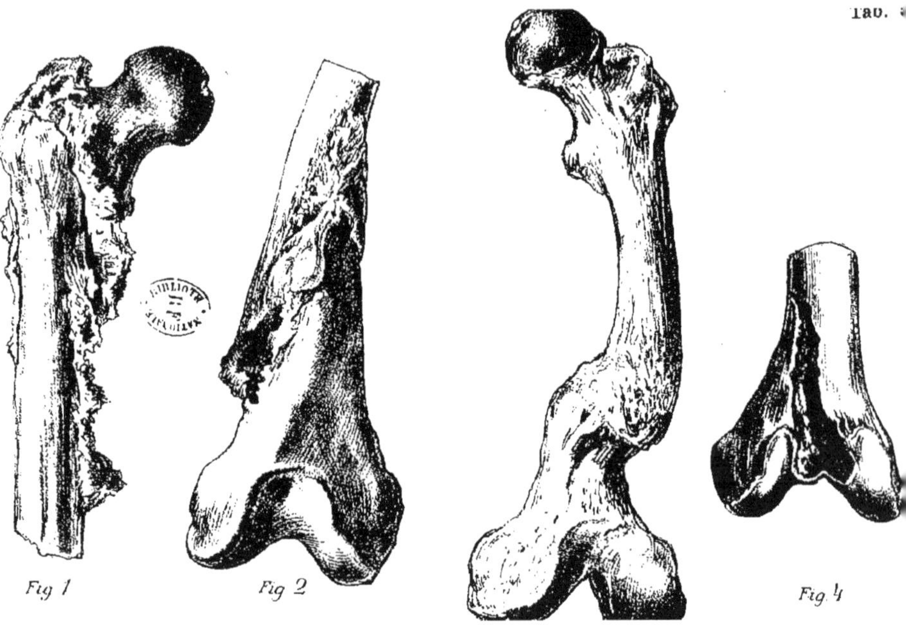

Fig 1 Fig 2 Fig. 4

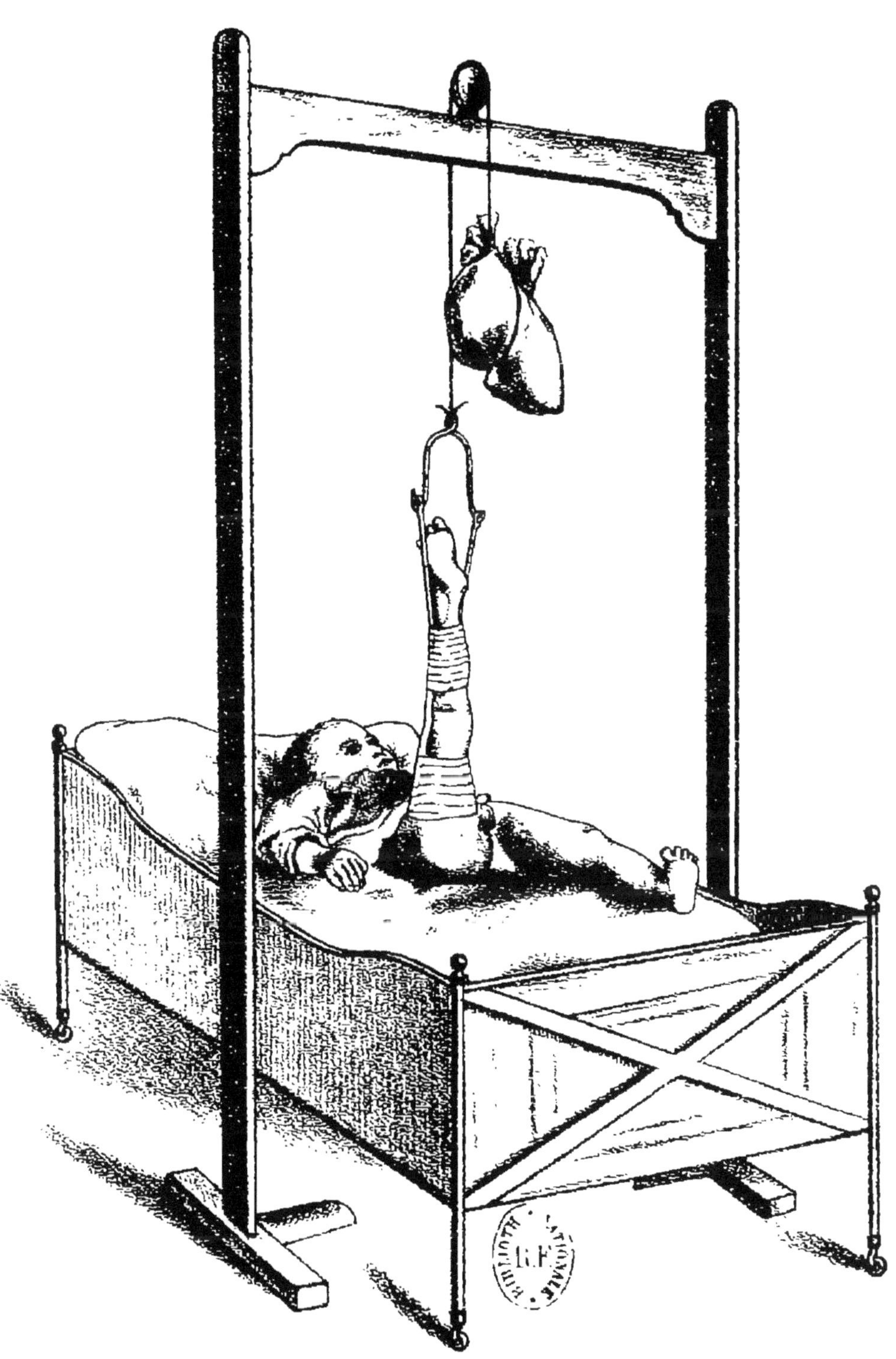

PLANCHE LIV

EXTENSION VERTICALE DANS LES FRACTURES DE CUISSE CHEZ LES ENFANTS.

L'appareil à extension continue, construit avec des bandes de diachylon, est en général connu. Mais il n'est pas toujours possible de corriger la déformation dans toutes les fractures du fémur à l'aide de ce simple appareil, même en faisant usage de poids notables. Dans beaucoup de cas, il suffit pour corriger le déplacement de placer la jambe en abduction et en flexion modérée. Cette attitude ramène le fragment inférieur en face du fragment supérieur, que l'action musculaire entraîne précisément dans ce sens. Dans certains cas, il est utile de faire une traction latérale, attirant en général le fragment supérieur en dedans et en arrière, pour lutter contre la tendance à la formation d'un angle saillant en avant et en dehors : Dans ce but, le mieux est d'employer une anse de diachylon (parfois il en faut deux, tirant en sens différents) passant au niveau du sommet de l'angle et supportant des poids.

Chez les enfants au-dessous de cinq ans, souvent même chez des enfants plus âgés, l'appareil représenté Planche LIV est encore préférable. C'est un appareil à extension verticale. Qu'on ne s'imagine pas qu'il n'est applicable que dans une clinique. Je l'ai employé dans plusieurs cas de la pratique civile de ma policlinique chirurgicale de Munich; trois planches, fixées au besoin à la caisse du lit, suffisent pour former la potence; un coup d'œil sur la figure fait comprendre aussitôt ce qu'est le reste de l'appareil. On pourrait craindre que dans cette attitude, l'agitation de l'enfant n'amenât la soudure des fragments dans une attitude vicieuse. Cette crainte n'est pas fondée. On obtiendra toujours une guérison parfaite quand les poids seront suffisants pour faire équilibre au poids du membre et exercer en même temps une traction modérée.

IV. — Luxations du genou.

A. Luxation des fibro-cartilages articulaires.

1. — Étiologie.

Les luxations des fibro-cartilages sont plus fréquentes que les luxations proprement dites du genou. On les a surtout étudiées dans ces dernières années. Elles se produisent principalement à la suite de mouvements de torsion violents, le genou fléchi. Le ménisque externe est plus fréquemment luxé que l'interne (1).

[Le cartilage peut être simplement déplacé et se porter en avant, en arrière ou sur le côté. Il peut aussi être déchiré constituant un lambeau isolé, ou être divisé en plusieurs fragments. Dans tous les cas, la lésion ne peut se produire qu'avec une certaine laxité capsulaire et plus souvent avec des déchirures plus ou moins étendues ; ordinairement c'est l'insertion antérieure du fibro-cartilage qui se détache, rarement la postérieure, quelquefois la circonference seulement.

Ce qui constitue la luxation, c'est l'engagement entre les surfaces articulaires d'un lambeau du cartilage ou de capsule retournée. ou bien le passage du cartilage désinséré à une de ses extrémités, en avant ou en arrière du condyle fémoral.]

2. — Symptomes et diagnostic.

Dans la luxation vraie du cartilage, le genou est demi fléchi et fixé dans cette attitude ; l'extension est impossible : On arrive parfois à sentir le cartilage formant saillie sous la peau.

Le diagnostic doit être fait avec un corps étranger articulaire, mais il n'offre pas en général de difficulté.

(1) Nélaton, *Traité de Chirurgie*, t III, p. 239, déclare que c'est le cartilage interne qui se deplace le plus souvent.

3. — Traitement.

La réduction s'obtient par un mouvement de rotation, en sens inverse du déplacement, combiné à une traction énergique et parfois à un mouvement de propulsion directe du cartilage. L'affection a une grande tendance à la récidive et si la solidité de l'articulation paraît compromise, il ne reste qu'à fixer le cartilage déplacé par une opération, ou à en faire la section.

B. Luxations proprement dites du genou.

Elles sont très rares. La jambe peut se luxer :

En avant par hyperextension, après déchirure des ligaments croisés et latéraux.

En arrière, c'est plutôt alors une luxation des condyles en avant.

Latéralement, la jambe se place en adduction ou en abduction.

[1° *Luxation en avant.* — Elle ne s'observe guère que chez l'adulte : c'est plutôt une luxation du fémur en arrière. Elle se produit dans un mouvement d'hyperextension du genou; le fémur calé par la rencontre du tibia et les ligaments latéraux tend à glisser en arrière; ou bien elle est consécutive à un choc portant sur le fémur et le chassant directement en arrière.

La luxation peut être incomplète, le fémur appuyant encore une partie de ses condyles sur le tibia; elle est le plus souvent complète. Le tibia remonte devant le fémur dans une étendue de 3 centimètres, les ligaments croisés et latéraux sont rompus, le ligament croisé postérieur et le ligament latéral interne peuvent cependant rester intacts.

La jambe est en extension, plus rarement en flexion. Pour le reste, les symptômes sont empruntés à l'impotence et à la déformation.

La réduction s'obtient par traction et la guérison est rapide, pourvu toutefois qu'il n'y ait pas de déchirure de l'artère, des veines ou des nerfs du creux poplité.

2° *Luxation en arrière.* — Comme la précédente, elle

peut être complète ou incomplète. Elle est consécutive à un traumatisme direct, portant sur la face postérieure du fémur ou la face antérieure du tibia. Les déchirures sont en général limitées. La déformation est caractéristique. Réduction par traction et manipulations. Le pronostic est bénin.

3° *Luxation en dehors.* — Elle est consécutive à une cause directe ou à un traumatisme qui infléchit latéralement la jambe au niveau du genou. Les ligaments sont déchirés, les plateaux du tibia sont aisés à sentir et fortement saillants en dehors, la rotule est portée en dehors.

La réduction est facile et ordinairement suivie de la récupération des mouvements (1).

[(1) Ces luxations en dehors sont rares sans être exceptionnelles. De 1890 à 1895, j'en ai relevé 3 cas. Un est dû a Didier, les deux autres à Cerné, *Normandie médicale*, 1892-491. Il s'agissait de luxations incomplètes.

Lefillatre a publie une autopsie de luxation complète en dehors et en arrière (*Société anatomique*, 1892-419). Il s'agit d'un alcoolique, qui voulant franchir une palissade, tomba, le pied accroché entre deux planches au sommet de la palissade. La jambe luxée faisait avec la cuisse un angle droit ouvert en dehors. Réduction facile, gouttière plâtrée, delirium tremens, mort dans la nuit. A l'autopsie, on constate : « en ouvrant l'articulation, un épanchement sanguin abondant descendant jusqu'au tiers inferieur de la face interne de la jambe. L articulation n'est qu'une bouillie. Le vaste interne est déchire en totalité, 3 doigts au-dessus de la rotule. Le ligament latéral interne et le ligament lateral externe sont rompus ; il en est de même des deux ligaments croisés, les deux cartilages semi-lunaires sont complètement luxes, l'aileron lateral interne de la rotule est completement detruit. A la partie posterieure de l'articulation, les parties fibreuses et ligamenteuses ne sont plus représentées que par quelques minces faisceaux de fibres allant du tibia au fémur : en somme, autour de l'articulation, il n'y a plus qu'un manchon musculaire, le demi-tendineux n'est plus représente que par son tendon tibial, l'expansion qu'il envoie à la capsule est rompu : le condyle externe est fracturé au niveau de la partie inférieure et posterieure externe de la surface articulaire : a ce même niveau, le cartilage est enlevé sur la largeur d'une pièce de 5 centimes. Le plateau interne du tibia est fracturé sur son rebord interne. Le plateau externe paraît avoir eté arraché par frottement dans sa partie posterieure et interne où il forme une capsule de la grosseur d'une coquille de noix. Le creux poplite présente des esquilles plates et irrégulière. L'artère et la veine poplitée sont intactes ; mais le tissu cellulaire est rendu noirâtre par un épanchement abondant dû a la rupture des branches de la poplitee ».

4° *Luxation en dedans.* — Elle est calquée sur la précédente : elle est complète ou incomplète. La variété complète est rare et accompagnée de désordres étendus. La luxation est consécutive à un choc direct ou bien à un mouvement de flexion de la jambe en dedans.

5° *Luxation par rotation.* — Le tibia subit un mouvement de rotation, qui porte la pointe du pied en dedans (luxation en dedans), ou en dehors (luxation en dehors, plus fréquente).

La jambe est étendue, un des plateaux fait saillie en avant, l'autre en arrière, la rotule est entraînée dans le sens de la rotation. Dans certains cas exceptionnels, un des plateaux tibiaux était resté en place, c'était le plateau opposé qui s'était luxé en avant.]

En somme, dans toutes ces variétés, le diagnostic est généralement aisé, grâce à la saillie des condyles fémoraux plus ou moins faciles à sentir et à palper dans leur situation anormale : Mais la force anormale nécessaire pour produire cette luxation est toujours considérable et détermine souvent des lésions complexes. La déchirure de l'artère poplitée et celle du nerf sciatique sont particulièrement fréquentes. Quand elles existent, elles ne laissent guère de place qu'à l'amputation ou la désarticulation.

V. — Luxations de la rotule
(Planche LVI).

Les déplacements de la rotule sont assez fréquents : Cela tient au peu de développement des moyens de fixité de la rotule, qui se comporte comme un os sésamoïde, placé entre le ligament rotulien et le quadriceps et fixé lâchement par ses parties latérales.

A. Luxation de la rotule en dehors par glissement.

C'est la variété plus fréquente, ce qui tient à la situation de l'os, toujours plus rapproché du condyle externe que de l'interne, surtout quand il existe du valgus à un degré quelconque. La luxation est *incomplète* quand les surfaces articulaires sont encore en contact dans une partie de leur étendue; *complète*, quand la rotule est placée tout entière sur la face latérale du condyle externe.

[La rotule est portée directement et simplement en dehors. La condition anatomique indispensable pour que la luxation de la rotule en dehors se produise est que la partie interne de l'appareil ligamenteux du genou et l'aileron interne de la rotule soient déchirés; peut-être le vaste interne est-il également intéressé. La luxation est produite par un traumatisme direct, ou consécutive à une contraction violente du triceps. Les causes directes viennent atteindre le bord interne de la rotule, la jambe étant en extension et le chassent en dehors. La contraction musculaire agit en raison de l'inclinaison de l'axe de la cuisse sur celui de la jambe; inclinaison telle que les axes de ces deux segments s'unissent au niveau du genou en formant un angle ouvert en dehors : en se contractant, le triceps attire fortement la rotule en dehors et la luxation se produit.

La rotule est portée en dehors. Dans la variété incomplète, luxation au premier degré, sa facette articulaire interne repose sur la surface articulaire du condyle externe; la face cutanée de la rotule regarde en avant et en dedans. Dans la variété complète, il y a deux positions. Dans un deuxième degré, la portion articulaire de la rotule tout entière a abandonné la trochlée, la rotule reste transversalement sur le côté externe du genou appuyant par son bord interne sur la face externe du condyle externe. Dans un troisième degré, la face cartilagineuse de la rotule repose sur la face externe du condyle externe.]

Ainsi, dans la luxation incomplète, le bord externe de la rotule est en avant, il est en arrière dans la luxation complète.

Le diagnostic de cette luxation est facile, car la palpation permet de constater l'absence de la rotule à sa place et sa présence au niveau de la face externe du condyle.

La réduction s'obtient par pression directe, le genou étendu et la hanche fléchie, position qui relâche le triceps.

B. Luxation de la rotule en dedans par glissement.

Elle reconnaît les mêmes causes et présente les mêmes variétés que la précédente ; elle est extrêmement rare.

C. Luxation verticale de la rotule.

Dans cette luxation, la rotule tourne de 90°, de telle sorte qu'un des bords repose dans la rainure qui sépare les deux condyles.

On décrit une *luxation verticale interne* et une *luxation verticale externe*, suivant que la surface cartilagineuse de la rotule est dirigée en dedans ou en dehors.

1. — Étiologie et Diagnostic.

Cette lésion est consécutive à un traumatisme agissant directement d'avant en arrière et des parties latérales vers la ligne médiane : elle peut se produire aussi par action musculaire pure. La jambe est étendue et la rotule est facile à reconnaître dans sa situation vicieuse.

La rotule peut subir une torsion de 180°, et se retourner complètement ; c'est la *luxation par renversement*, degré plus élevé de la luxation verticale décrite plus haut. Dans ce cas, la surface articulaire de la rotule regarde en avant. Le renversement peut se faire de dehors en dedans ou de dedans en dehors, d'où deux variétés. La lésion est extrêmement rare.

Le diagnostic est difficile, si la palpation ne peut être faite minutieusement. Si on ne peut reconnaître la torsion du quadriceps et du ligament rotulien, le principal élément du diagnostic se tire de la constatation de la crête articulaire.

2. — Traitement.

[La réduction est en général facile, le genou étendu et la cuisse fléchie sur le bassin. Cependant quelquefois on éprouve une certaine difficulté qui viendrait de l'enclavement du bord interne de la rotule dans le tissu spongieux du condyle. Dans ces cas, il faut employer le procédé de Duplay, c'est-à-dire enfoncer une érigne dans le bord de la rotule afin de soulever l'os. La réduction s'obtient en général par ce procédé, mais si le déplacement ne pouvait être corrigé ainsi ; et, quoique la luxation non réduite puisse n'être suivie que d'une gêne modérée, on devrait faire l'arthrotomie.

Sous le nom de *luxation habituelle*, Aldibert (1) décrit une luxation se reproduisant plusieurs fois dans la même journée, et sous le nom de *luxation recidivante* une luxation qui se reproduit de loin en loin.

Ces luxations sont consécutives à une luxation traumatique avec défaut de cicatrisation du ligament latéral de la rotule du côté opposé à celui vers lequel se fait le déplacement. Le plus souvent, elles sont associées au genu valgum et à une atrophie du condyle externe.

Dans ces cas, Ridlon a obtenu la guérison par le martèlement du condyle externe. On peut se contenter d'appliquer un appareil; on peut enlever la rotule. Mais les procédés de choix sont : la suture des ligaments déchirés dans la luxation traumatique ; le plissement capsulaire de Le Dentu, dans les cas où ces ligaments sont simplement relâchés ; la correction de la déviation de l'axe des leviers osseux par l'ostéotomie, suivie ou non du même plissement capsulaire ou de la reconstitution de la trochlée atrophiée dans le genu valgum.]

VI. — **Fractures de la rotule**
(Planches LV, LVI et LVII).

1. — Étiologie.

Les fractures de la rotule ne sont pas très fréquentes, mais présentent un grand intérêt. Elles se produisent par cause directe ou indirecte et, fait remarquable,

(1) Aldibert, *Revue des maladies de l'enfance*, Nov 1894, p. 607.

contraire à la règle, le pronostic des fractures par cause directe est beaucoup plus favorable que celui des fractures indirectes. La fracture directe est consécutive à un choc, un coup de pied, un coup de bâton, etc. ; le trait est souvent multiple ou étoilé ; la fracture est comminutive. La fracture indirecte succède à une contraction brusque du triceps (fracture par arrachement), pendant le saut, la danse, l'action de donner un coup de pied, de soulever un fardeau. Le tendon du muscle et le ligament rotulien tirent alors sur la rotule en sens inverse ; dans quelques cas, c'est la tubérosité tibiale qui est arrachée, mais le plus souvent c'est la rotule qui se brise. C'est ordinairement une fracture transversale. Elle s'accompagne d'une déchirure plus ou moins considérable des puissantes couches aponévrotiques qui enveloppent et fixent la rotule. L'état des parties ligamenteuses joue un rôle capital dans l'évolution de cette variété de fracture (Planche LV). Si les liens fibreux sont conservés, ils maintiennent au contact les fragments de la rôtule : si au contraire ils sont déchirés, les fragments demeurent mobiles et il peut se produire un écart notable des fragments.

[On s'est longtemps demandé à quelle classe appartiennent les fractures de la rotule consécutives à une chute sur le genou. Chaput (1) a bien montré que, dans une chute sur terrain uni, c'est la tubérosité antérieure du tibia qui seule porte sur le sol. D'autre part, il est démontré que souvent c'est la fracture qui est primitive, la chute n'étant que la conséquence de la lésion osseuse. La fracture n'est donc pas directe.

Quant au mode d'action de la contraction musculaire dans les fractures indirectes, il est fort discuté. Pour Boyer, la jambe étant demi-fléchie sur la cuisse, la rotule repose sur la convexité des condyles par sa partie moyenne, la pointe maintenue par le ligament rotulien, est libre ; de même, la base tirée par le tendon du triceps se trouve

(1) Chaput, *Étude expérimentale et clinique sur le mécanisme des fractures de la rotule*, 1888.

à distance du plan osseux sous-jacent; la rotule tend à se plier et se rompt à la partie moyenne. — Pour Malgaigne au contraire, il y a fracture par arrachement, le membre se met d'abord en extension, puis le quadriceps continuant à se contracter attire la base, tandis que la pointe est maintenue par le ligament rotulien.

2. — Anatomie pathologique.

Le trait de fracture peut présenter toutes les directions. Il est vertical (cause directe), oblique ou plus souvent transversal. Le trait transversal passe ordinairement au niveau ou au-dessous de la partie moyenne et est oblique en bas et en arrière; il peut être au contraire si près du sommet qu'on croit à l'arrachement du tendon rotulien; cette éventualité crée des difficultés au cours de la suture. Le trait peut être simple, il est fréquemment multiple, la fracture peut même être comminutive.

Il y a presque toujours hémarthrose du genou. Écartant les fragments, celle-ci assombrit le pronostic.]

3. — Symptômes.

Ils sont très simples : Quand le trait de fracture siège, comme c'est le cas ordinaire, au niveau de la partie moyenne de la rotule et qu'il est transversal, ils sont la suite de la béance des lèvres de la fracture.

[Au moment de l'accident, il se produit parfois un craquement; aussitôt il survient de l'impotence fonctionnelle, en même temps que se déclare une douleur vive, au niveau du genou. Parfois il survient de l'ecchymose. Par la palpation, on sent entre les fragments une gouttière ou une rainure, on peut fléchir les fragments l'un sur l'autre. La gouttière augmente par la flexion, diminue dans l'extension. Le doigt sent, derrière la rotule, l'articulation pleine de sang et de liquide.]

La rotule étant entièrement encastrée dans la capsule articulaire, la fracture est une fracture articulaire pure; l'épanchement sanguin se fait dans l'articulation; exceptionnellement il est considérable et remplit toute la capsule qu'il distend fortement. Dans les cas récents, on réussit ordinairement à amener les fragments au contact, et en les frottant l'un contre l'autre on peut déterminer de la crépitation.

La fracture peut ne détacher qu'une petite partie de la pointe de la rotule : le diagnostic est alors difficile et incertain. Il en est de même dans la plupart des cas où le revêtement périostique de la rotule est intact. Il n'y a alors comme symptôme que de la douleur et de l'impotence fonctionnelle.

4. — Traitement.

Il n'y a pas de fracture plus paradoxale en apparence que les fractures de la rotule. Il y a des cas où la guérison s'obtient avec un écartement notable des fragments, et cependant l'intégrité fonctionnelle est à peu près complète, et des cas où les fragments se sont soudés en bonne position, et où cependant il existe un trouble souvent profond et durable de la fonction de la jambe. L'état du muscle quadriceps domine le pronostic : s'il présente un état d'atrophie considérable, que celle-ci soit due à une longue immobilisation, ou plutôt à une action médullaire d'origine réflexe, la marche restera longtemps pénible. De la constatation de ce fait, on a tiré dans ces derniers temps une indication thérapeutique. La réduction et la contention des fragments passent au second rang. On se préocupe avant tout d'agir sur le quadriceps, qu'on traite par le massage (pétrissage et percussion). Le quadriceps est massé ainsi journellement. D'autre part on rapproche les fragments le mieux possible, et dans ce but on place le membre le genou étendu et la hanche fléchie : position qui relâche le triceps. Si exact et si important que soit ce traitement, il faut avouer qu'il ne remplit qu'une indication et il n'y a aucune raison pour ne pas tenter en même temps une coaptation plus exacte des fragments.

Les causes des résultats défavorables obtenus dans le

traitement des fractures de la rotule sont certainement multiples; ce sont : la traction du quadriceps et l'écartement consécutif des fragments; plus tard l'atrophie du muscle qui, dans beaucoup de cas, est considérable et souvent irréparable, même dans les lésions légères de la rotule; l'épanchement sanguin intra-articulaire qui soulève et écarte les fragments; les fragments eux-mêmes qui présentent des conditions désavantageuses : faible pouvoir ostéogénique dû à l'absence de revêtement périostique et à la présence d'un cartilage épais sur toute une face de la rotule; existence sur l'autre face d'une couche fibro-périostique. Enfin il se fait souvent une manière d'interposition, car les faisceaux de la couche ligamenteuse externe, allongés d'abord, puis déchirés par la traction s'enroulent, comme frisés, viennent se placer sur la surface de fracture, s'accrochent à elle et s'interposent entre les fragments : c'est cette disposition qui fait que les fragments ne s'unissent jamais que par un cal fibreux, même quand les fragments se mettent bien en contact.

Le traitement doit naturellement chercher à surmonter autant que possible ces difficultés. Le membre inférieur est placé en extension complète au niveau du genou, fléchi au niveau de la hanche, afin de relâcher le quadriceps. Le genou est immobilisé par une attelle postérieure de feutre plastique, appliquée chaude, par exemple.

On tente de dégager autant que possible le tissu conjonctif interposé en imprimant aux fragments une série de mouvements de latéralité, puis on les rapproche au mieux par une série de manipulations. On essaie de les maintenir ensuite en bonne position en appliquant des anses de diachylon qui embrassent les fragments dans leur concavité et viennent s'entre-croiser par leurs extrémités dans le creux poplité derrière l'attelle. L'épanchement sanguin doit être evacué par ponction s'il est considérable : quant au quadriceps, on le traitera par des séances journalières de massage (malaxation et percussion) allant de la racine du membre à la périphérie, afin de faciliter la descente du fragment supérieur.

Rarement on observe une absence totale de réunion des deux fragments, ou la soudure du fragment supérieur à la face antérieure du fémur. Ces deux éventualités sont d'ailleurs aussi graves l'une que l'autre.

Dans les cas où la réduction et la contention sont difficiles et l'impotence fonctionnelle marquée, il ne faut pas hésiter à intervenir chirurgicalement. Quelques auteurs recommandent l'antique griffe de Malgaigne; la suture tendineuse sous-cutanée est préférable. Le procédé de choix est évidemment la suture directe des fragments, mais son emploi n'est autorisé qu'entre les mains d'un chirurgien exercé.

[Le traitement de fracture de la rotule est encore aujourd'hui à l'étude (1). Les procédés employés pour guérir cette affection sont très nombreux. Ce sont :

1° L'immobilisation simple sur une attelle, une gouttière ou un plan incliné. La jambe est en extension et la cuisse en flexion sur le bassin, cette attitude diminue la tendance à l'écartement des fragments.

2° L'immobilisation avec appareil contentif assurant la coaptation des fragments. Ces appareils ont été classés par Malgaigne en : appareils circulaires (capsule en bois de Kaltschmidt); appareils à pression parallèles (appareil en gutta-percha de Trélat, appareils lacés de Le Fort et Verneuil); appareils à pression concentrique (appareils et bandes de Boyer, anses de diachylon). Ces appareils, dont nous ne citons que les principaux, glissent et se déplacent avec la plus grande facilité. Aussi n'ont-ils plus guère qu'un intérêt historique. Dans les appareils de

(1) Consulter sur ce sujet Jalaguier, *Des nouveaux modes de traitement des fractures de la rotule* (*Archives générales de médecine*, 1884, 325) — Chaput, *Les fractures anciennes de la rotule*, Thèse de Paris, 1885, et *études expérimentales et cliniques sur le mécanisme des fractures de la rotule*, Paris, 1888. — Gilis, *Traitement de fracture de la rotule par le procédé en lacet de Périer*. Thèse de Paris, 1895. La thèse de Gilis donne un historique complet, une bibliographie étendue, et résume bien les opinions des chirurgiens modernes, Lucas-Championnière, Berger, Périer. Nous lui avons fait de nombreux emprunts.

cette classe, un seul mérite une mention ; c'est la griffe de Malgaigne, modifiée par Duplay. Elle se compose de deux moitiés munies chacune de deux longues pointes courbes dont la concavité regarde le trait de fracture. Les pointes d'une des moitiés sont engagées fortement au-dessous du bord supérieur du fragment supérieur ; les pointes de l'autre moitié sont placées de même sous le fragment inférieur; les deux moitiés sont ensuite articulées et rapprochées à l'aide d'un pas de vis.

3° La méthode du massage et de la mobilisation de Tilanus et Camper : elle s'adresse surtout à l'épanchement articulaire, dont elle cherche à obtenir la résolution rapide; elle tente de prévenir les atrophies de triceps.

4° Comme le massage, la ponction cherche à faire disparaître avec le liquide une cause importante d'écartement des fragments : c'était le but poursuivi par Guyon, quand il appliquait des vésicatoires.

5° La suture a pour but d'obtenir la consolidation absolue des fragments ; ce procédé a été mis en pratique pour la première fois par Camern en 1877 et quelques mois plus tard par Lister. Toutefois c'est Lister qui s'en est fait le défenseur et qui doit être considéré comme le père de la méthode. En France, la suture a été pratiquée et défendue par Lucas-Championnière, Pozzi, Périer, etc. Le procedé consiste à mettre à nu les fragments, à évacuer le liquide séro-sanguinolent qui remplit l'articulation, à laver l'article et à suturer les fragments au fil d'argent. Lucas-Championnière perfore les fragments verticalement et les maintient à l'aide de deux fils, ce procédé fait quelquefois éclater le fragment et s'applique difficilement dans les cas assez fréquents où le fragment inférieur est très petit. Berger emploie le cerclage de la rotule, qui du moins est applicable à tous les cas. Périer isole la couche fibropériostique prérotulienne et la suture avec un fil de soie passé comme un lacet. — Mais, au point de vue général, toutes ces méthodes doivent être placées dans la même catégorie.

6° La suture transcutanée, mise en œuvre pour la première fois par Panas en 1870, employée plusieurs fois par

Kocher, Poncet, Larjeau, Axford, Robson, Ceci, Butcher, Anderson, Aitken, Barker, se pratique de façon un peu différente suivant les auteurs (1). Mais d'une manière générale la méthode consiste à passer des fils d'abord dans le tendon rotulien au-dessous de la rotule, puis dans le tendon du quadriceps et à le nouer devant la rotule, en faisant passer l'anse intermédiaire, soit au-dessus, soit autour, soit en arrière de l'os. Dans tous les cas, on respecte l'intégrité des téguments.

Le choix entre ces diverses méthodes est dicté par l'indication que l'on cherche à remplir. Cette indication est variable suivant les cas. Faisant le relevé de toutes les dispositions défavorables que le chirurgien peut rencontrer, Gilis cherche à montrer qu'un traitement doit avoir pour but :

1° De combattre l'épanchement et l'arthrite ;

2° D'enlever les parties molles interposées, caillots et lambeaux de tissu fibreux ;

3° De réduire l'écartement et le renversement ;

4° De maintenir les fragments au contact ;

5° De lutter contre l'atrophie du triceps.

D'autre part, l'étude des statistiques (2) montre :

1° Que le traitement par les appareils exige un séjour au lit de 1 mois 1/2 à 2 mois ;

2° Qu'il demande un traitement consécutif d'environ un an pour combattre les raideurs ;

3° Que les résultats éloignés sont bons dans 43, 75 0/0 des cas, médiocres dans 25 0/0, mauvais dans 31, 25 0/0 ;

4° Qu'enfin la guérison se fait par cal fibreux, ce qui laisse le malade exposé à l'allongement et même aux ruptures secondaires.

De son côté, le massage, malgré le but qu'il se propose, laisse persister l'atrophie musculaire dans un grand nombre de cas (2/3 des cas), aussi le résultat fonctionnel n'est bon que sur 56 0/0 des malades traités ; enfin, comme la précédente, cette méthode ne donne qu'un cal fibreux.

(1) On trouvera les détails de ce procédé dans la thèse de Gilis, p. 102.

(2) GILIS, Thèse, p. 49.

Au contraire la suture directe donne un cal osseux dans 90,8 0/0 des cas, un cal fibreux dans 9,2 0/0 seulement et aboutit aux résultats fonctionnels suivants : bon fonctionnement, 81 0/0 ; mouvements partiels, 4, 7 0/0 ; mais il y a une ombre au tableau, dans 7 0/0 des cas il y eut ankylose, amputation ou mort. Pour ne parler que des cas de mort, ils sont au nombre de trois, nous allons y revenir un peu plus loin.

Poser la question du traitement ainsi, c'est évidemment la résoudre en faveur de la suture. Il est évident que les appareils immobilisateurs simples ne peuvent prétendre à une adaptation exacte des fragments et qu'en laissant le membre au repos, on favorise l'atrophie du quadriceps. De même, les appareils contentifs employés concurremment avec l'immobilisation peuvent arriver à réduire le déplacement, mais le plus souvent celui-ci se reproduit; la griffe même est assez douloureuse et dans quelques cas a pu amener de la suppuration et l'infection purulente (c'est là un accident qui ne se produirait plus de nos jours). La ponction ne s'adresse qu'à une lésion accessoire et n'est efficace que si elle est précoce (Ch. Nélaton); le massage laisse persister l'écart des fragments, enfin aucune de ces méthodes, non plus que la suture transcutanée, ne permet de lutter contre la tendance des fragments au renversement, ou contre l'interposition des parties fibreuses.

Mais si la suture donne des résultats infiniment supérieurs et en supposant que la principale cause d'atrophie du quadriceps soit, comme le veut Gosselin, l'interruption du levier osseux sur lequel il s'insère, que le muscle s'atrophie, comme dans tous les cas où un muscle est séparé de son point d'attache, fait qui, s'il était démontré, plaiderait fortement en faveur de la suture; il n'en reste pas moins vrai que la suture expose à des accidents mortels. Reprenant l'histoire de la suture, Gilis montre bien, à la vérité. que, sur trois morts, l une est antérieure à la méthode Listerienne, l'autre est due à un accident, la troisième à un défaut manifeste de soins. On peut encore admettre qu actuellement, même avec une antisepsie insuffisante, on n'aurait qu'une suppuration sans gravité du genou. Cette suppuration n'en entraîne pas moins l'ankylose, trouble fonctionnel permanent et profond : c'est là une éventualité qui doit toujours être présente à l'esprit.

D'un autre côté, les méthodes anciennes ont donné et donnent encore d'excellents résultats dans certains cas déterminés. Pour ma part, il m'a été donné de voir, dans le service de M. Quénu, un malade qui avec un écartement notable avait conservé par le massage une intégrité fonctionnelle parfaite du quadriceps. Le devoir du chirurgien est donc de choisir le traitement applicable à un cas particulier.

La suture s'impose dans les fractures compliquées. L'articulation étant ouverte une intervention aseptique large ne peut qu'améliorer le pronostic. Elle s'impose de même dans les fractures anciennes guéries avec un grand écartement des fragments et une impotence marquée. La récupération de son volume par le quadriceps à la suite de la suture, même faite tardivement, montre qu'il n'y a pas toujours lieu de se hâter d'intervenir.

Au contraire la méthode ancienne, principalement l'immobilisation avec la griffe, est indiquée dans ces cas notés par Verneuil, Mac Ewen, etc., où il y a fracture sans déchirure du surtout ligamenteux, avec faible écart des fragments. Le massage sera appliqué aux fractures, qui, avec un écartement très minime, s'accompagnent de phénomènes réactionnels intenses du côté de la jointure.

Pour les autres cas, les chirurgiens suivent leur tempérament propre, les uns opérant toujours, d'autres jamais, d'autres enfin tirant de la marche de l'affection l'indication de la conduite à suivre. Mais on se rappellera que pour le genou en particulier, une antisepsie absolument parfaite s'impose et le praticien qui ne sera pas certain de son antisepsie fera mieux de chercher un résultat médiocre par les anciennes méthodes que de compromettre l'intégrité d'un membre et la vie de son malade par une intervention trop hardie.]

PLANCHE LV

FRACTURE DE LA ROTULE.

Les causes de guérison incomplète dans les fractures de la rotule sont nombreuses. La traction exercée par le quadriceps tirant le fragment supérieur en haut, tandis que le fragment inférieur est fixé par le ligament rotulien à la tubérosité du tibia, joue certainement un grand rôle. Mais bien que le fait soit exact, cette unique cause ne suffit pas à expliquer le déplacement des fragments et ne peut servir de base à un traitement : car l'action du quadriceps ne devient importante que si les deux expansions aponévrotiques puissantes qui se détachent des bords de la rotule sont déchirées : elle est sans effet au contraire quand la rotule seule est fracturée.

W. Braune a attiré l'attention sur ce point, dans son remarquable atlas, et a opposé le faible déplacement des rotules fracturées par cause directe au déplacement considérable des fractures par contraction musculaire.

La figure 1 et la figure 2 représentent la même préparation dans la même position.

Dans la figure 1, la rotule seule est fendue ;

Dans la figure 2, le tissu conjonctif ligamenteux dense, qui se détache des parties latérales de la rotule, est également divisé.

Dans le dernier cas, l'attitude et un certain degré de traction du quadriceps produisent un fort écart des fragments (deplacement suivant la longueur avec écartement).

Dans le premier cas, dans les mêmes conditions, c'est à peine si on observe un léger bâillement du trait.

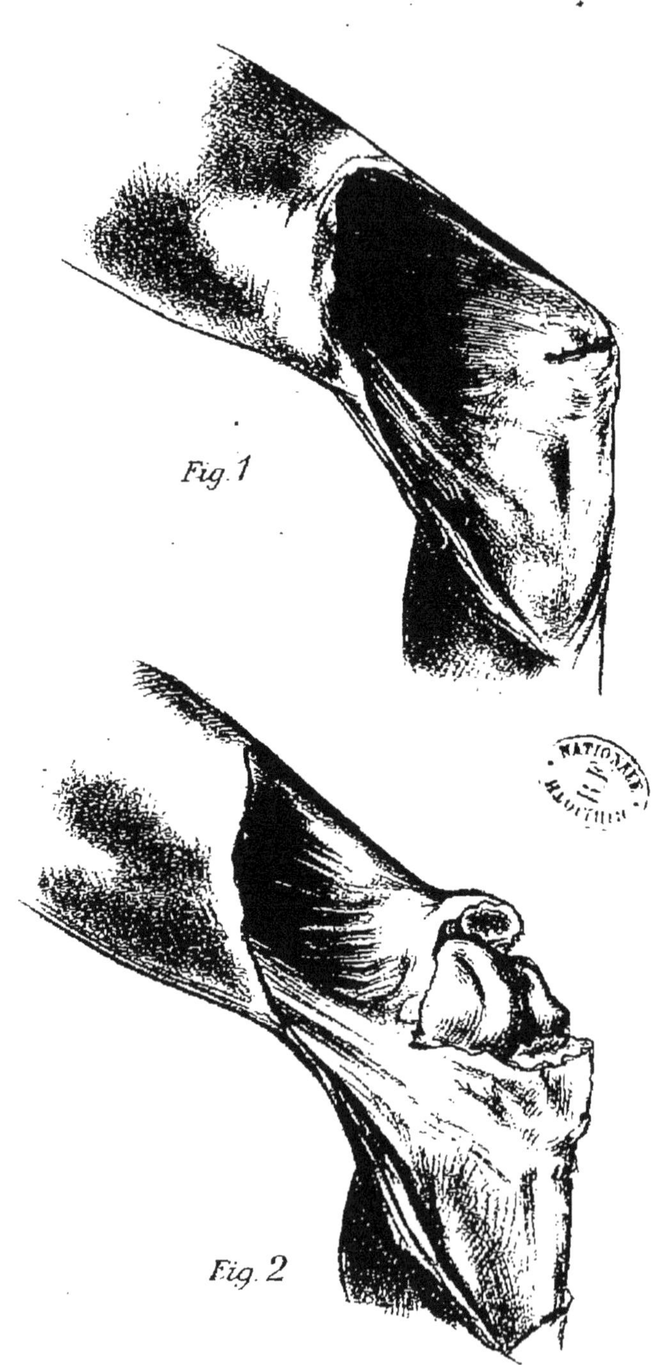
Fig. 1
Fig. 2

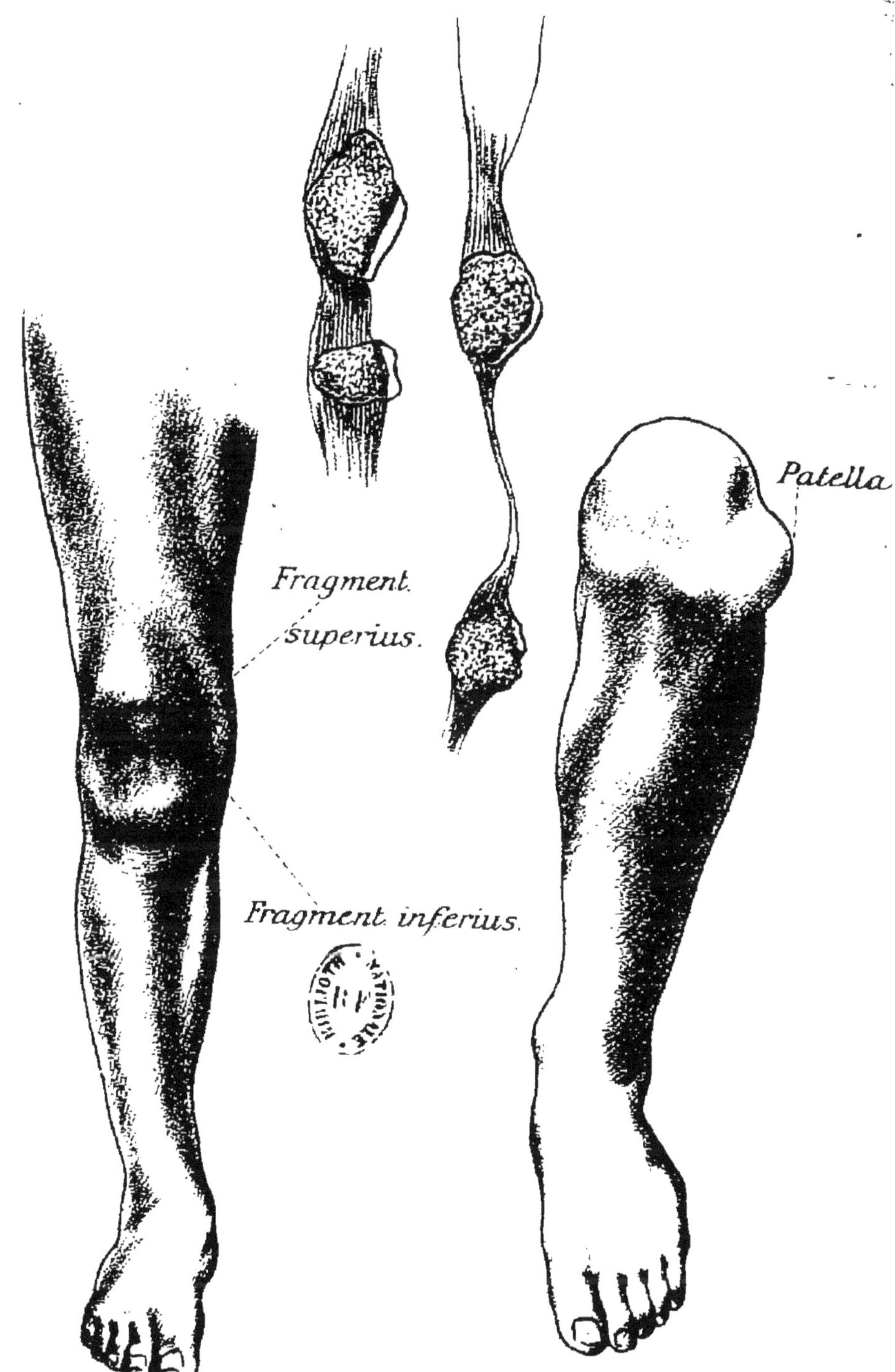
Patella
Fragment.
superius.
Fragment. inferius.

PLANCHE LVI

FRACTURE ET LUXATION DE LA ROTULE.

Fig. 1. — **Fracture ancienne de la rotule,** guérie par large cal fibreux (observation personnelle). On reconnaît les deux fragments de la rotule et la profonde excavation qui se produit entre eux, dépression dans laquelle on peut mettre 2 à 3 doigts.

Fig. 2 et 3. — Dessin d'après des croquis personnels, pris dans le musée du College of Surgeons de Londres. Les préparations portent les n°s 536 B et 536 F. On reconnaît, sur ces coupes, les fragments, unis par une bande de tissu fibreux, courte et large dans la figure 2, longue et mince dans la figure 3. On voit de plus le revêtement cartilagineux des fragments.

Je me suis souvent demandé comment l'articulation du genou se comportait dans les fractures de la rotule. Je pense, d'après ces dessins et ceux de la planche LV, que l'articulation, dans les fractures de la rotule, prend toujours part au processus pathologique, que l'épanchement sanguin se fait toujours précisément dans l'articulation et que la ponction avec un large trocart, suffit pour s'en rendre maître et faciliter le rapprochement des fragments. Le dessin de la planche LV montre aussi que la jambe dans les fractures de la rotule doit toujours être placée dans l'extension maxima, position qui soustrait le plus l'os à la traction du quadriceps.

Fig. 4. — **Luxation de la rotule gauche en dehors.** Jeune homme de vingt-neuf ans (Collection personnelle, 1880). Cette luxation de la rotule en dehors est la plus fréquente. Naturellement, on l'observe souvent dans le genu valgum.

VII. — Fractures de jambe.

A. Fracture du corps des deux os (Planches LVIII et LX).

1. — Étiologie et Mécanisme.

Cette lésion est fréquente.

Elle est généralement produite par une cause directe (passage d'une roue de voiture, etc.). Les deux os sont fracturés sensiblement à la même place. Il y a fracture par *broiement ou pression.*

La fracture peut être produite aussi par une cause indirecte. [Elle peut se faire alors par trois mécanismes : pression verticale, flexion ou torsion.

1° Fracture *par pression verticale :* elle n'est pas admise par Tillaux : elle est consécutive à une chute sur les pieds et siège à l'union du 1/3 moyen et du 1/3 inférieur là où, suivant la remarque de Leriche, l'os est le moins résistant.

2° Fracture *par torsion :* c'est soit le pied, soit le corps qui est fixe. La torsion produit une fracture isolée oblique de la partie inférieure du tibia, et le péroné se brise secondairement sous le poids du corps que cet os est insuffisant à porter ; la fracture du péroné siège sur un point un peu plus élevé que la fracture du tibia.

3° Fracture *par flexion :* le mécanisme se comprend de lui-même. La fracture occupe un point quelconque, en rapport avec le siège des points d'appui. Le trait de fracture est transversal.]

2. — Anatomie pathologique.

Les fractures par cause directe peuvent présenter toutes les variétés : simples ou compliquées, avec un trait de fracture transversal légèrement denté ; ou bien avec un trait circonscrivant au niveau du bord antérieur une pointe plus ou moins saillante. Le trait est unique ou multiple. La fracture peut être comminutive, esquilleuse.

Tibia et péroné sont intéressés au même niveau. Le déplacement est en général peu considérable et ne consiste guère qu'en un certain degré de rotation du pied en dehors et un déplacement angulaire du fragment, dont l'extrémité fracturée se porte en avant et en dehors.

Les fractures par flexion se caractérisent par un trait analogue : tibia et péroné sont fracturés au même niveau.

Les fractures par torsion déterminent sur le tibia un trait spiroïde oblique en bas et en dedans, un deuxième trait rencontre le premier, un peu au-dessous de la partie moyenne. Il en résulte la formation d'un V sur la face interne du tibia : le fragment supérieur est taillé obliquement en bec de plume, la pointe se dirigeant en bas; l'inférieur présente un vide que vient combler le V plein du fragment supérieur. C'est la fracture en V de Gosselin. De la pointe du V inférieur, part un trait de fracture qui descend en spire vers l'articulation tibio-tarsienne qu'il atteint quelquefois ; ce trait spiral a fait donner à cette fracture le nom de *fracture spiroïde*. Le péroné est fracturé plus haut que le tibia, là où le trait oblique du tibia prolongé couperait le péroné. Le déplacement peut consister seulement dans la rotation en dehors du pied. Celui-ci peut aussi être entraîné en arrière par le triceps sural ; il peut y avoir glissement de fragment inférieur sous le supérieur avec chevauchement.

3. — Symptomes.

Ce sont ceux de toutes les fractures. Il y a un gonflement considérable, presque toujours des phlyctènes sur la peau. La palpation permet d'apprécier la forme des fragments et de sentir la pointe du V supérieur. La pénétration du trait de fracture dans l'articulation se reconnaît à la douleur et à la persistance de l'œdème.

4. — Pronostic.

Le pronostic est assez sérieux. Car les malades conservent souvent de la raideur, du raccourcissement;

dans tous les cas, une atrophie assez marquée des muscles].

Naturellement les fractures obliques (par flexion ou par torsion) sont d'un pronostic un peu moins favorable, elles sont plus exposées au déplacement des fragments que la fracture transversale. La pointe du V supérieur vient se mettre au contact de la face profonde de la peau et peut la perforer.

5. — Diagnostic.

Le diagnostic de fracture est le plus souvent facile : la déformation saute aux yeux et on constate facilement la mobilité anormale et la crépitation. En prenant la rotule comme point de repère, on peut constater que le pied et le fragment inférieur ont subi un mouvement de rotation en dehors, fait que vient confirmer la palpation de la crête tibiale pratiquée des extrémités vers le foyer de la fracture. La détermination du siège de la fracture du péroné demande parfois un peu d'attention.

6. — Traitement.

Réduction aussi exacte que possible, tel est le but qu'on essaye d'atteindre, en faisant exercer par des aides une traction énergique sur le pied blessé et la contre-extension sur la cuisse ou sur le bassin, pendant qu'on cherche à obtenir la coaptation par des manipulations sur les fragments. Dans la fracture oblique, le déplacement se reproduit facilement. La saillie menaçante du fragment supérieur ou exceptionnellement du fragment inférieur en avant, au contact de la peau mince, se corrige en donnant au membre une attitude convenable et en ramenant en avant l'extrémité inférieure du fragment inférieur. Pendant la première semaine, on emploiera une attelle de fer-blanc fort, en forme d'attelle de Volkmann. On aura soin de la matelasser convenablement, pour éviter toute pression un peu exagérée, particulièrement au niveau du talon.

Dans la plupart des cas de cette nature, je considère

comme indispensable d'explorer minutieusement, à la fin de la première semaine, le foyer de fracture et de compléter à ce moment, si cela est nécessaire, la réduction sous le chloroforme : On appliquera alors avec avantage un appareil plâtré-ouaté.

On doit faire une deuxième revision le huitième jour. On combat facilement ainsi les déviations latérales. On combattra spécialement, quand elle existe, la rotation du fragment inférieur. On aura soin de ne pas faire exécuter au fragment inférieur un mouvement d'hyperextension exagéré autour du foyer de fracture; car le malade guéri conserverait un certain degré d'incurvation.

Comme moyen adjuvant, on peut employer pour combattre la saillie d'un fragment, la pointe de Malgaigne, qui, fixée dans le pansement, exerce à l'aide d'une véritable aiguille une pression directe sur le fragment; mais, dans la plupart des cas, une bonne réduction, une attitude convenable, l'emploi de l'extension continue sont suffisants.

Vers le trentième jour, la consolidation est obtenue; on hâte alors la guérison définitive en appliquant un appareil qui permette la marche (silicate, appareil ambulatoire), puis on cherche par les bains, le massage, des mouvements actifs et passifs des articulations, à rétablir la fonction. S'il persiste une saillie osseuse désagréable ou douloureuse au niveau de la fracture, le meilleur traitement consistera dans l abrasion au ciseau. Le procédé de choix, pour mettre l'os à découvert, consiste dans l'emploi d'une incision à lambeau.

[L'intervention sanglante, suivie ou non de suture, peut être indiquée dans le cas où la réduction est impossible à obtenir. Dans certaines de ces fractures, en effet, le chevauchement est considérable, du tissu musculaire est interposé : l'appareil le mieux fait ne peut agir et il faut de toute nécessité aller déloger le fragment (1).]

(1) Voyez aux *généralités* le rapport de Nelaton a la Société de chirurgie. — De même Gangolphe, *Lyon medical*, Juin 1894, 199. Un cas d'intervention avec succès.

B. Fracture isolée du tibia
(Planches LVII, LIX, LX).

a. *Fracture de l'extrémité supérieure du tibia.*
(Planche LVII, figure 3.)

C'est quelquefois une fracture par arrachement; le plus souvent une fracture par écrasement. L'extrémité supérieure du tibia s'infléchit sous la pression du condyle fémoral qui repose sur lui.

1. — Étiologie.

Le fait se produit dans une chute sur les pieds d'une certaine hauteur; j'ai vu cette fracture, une fois, chez un homme ayant sauté de vélocipède sur ses pieds.

2. — Symptômes.

Les symptômes de cette variété de fracture sont ceux d'une entorse violente ou d'une contusion de l'articulation. Les mouvements de l'articulation sont douloureux: les mouvements de latéralité sont ordinairement possibles et la palpation révèle des points douloureux manifestes au niveau de l'extrémité supérieure du tibia. Le plus souvent un des plateaux seulement est fracturé; il se fait alors une déviation du genou en varus ou en valgus. Quand il y a inflexion de la moitié interne de la surface articulaire supérieure du tibia; la jambe se met en varus et cette déviation persiste facilement, à moins qu'on ne dirige spécialement le traitement pour éviter semblable difformité.

3. — Traitement.

L'extension permanente avec attelle à glissement sous le pied, combinée à une traction latérale obtenue par une anse, qui au besoin corrige l'anomalie imminente de position, plus tard le massage et la mobilisation précoce, comme dans toute fracture articulaire, telles sont les manœuvres qui donnent au point de vue thérapeutique les résultats les meilleurs.

[D'après Heydenreich (1), le fragment inférieur peut se porter dans tous les sens, mais surtout en arrière, ou en arrière et en dehors. Ledderhose (2) a fait remarquer la fréquence du déplacement du fragment inférieur par rotation autour de son axe longitudinal. Dernièrement Bahr (3) est revenu sur ce point. Dans plusieurs fractures du tiers supérieur du tibia, il a pu observer un mouvement de rotation de la pointe du pied en dedans. Cette rotation est d'autant plus difficile à éviter qu'on met souvent l'appareil plâtré trop tôt, le gonflement disparaît alors et la jambe n'est plus suffisamment maintenue, le plâtre ne trouvant pas là, comme plus bas, de point d'appui sur la crête tibiale Il faut employer pour plus de sûreté une attelle en T. Les inconvénients de cette rotation en dedans sont considérables, les pieds se mettent en X. Dans un cas, malgré un appareil prothétique, au bout de quatre ans, le malade ne marchait qu'avec une béquille et une canne.

Pour le reste, ces fractures, quand elle siègent très près de l'articulation, s'accompagnent souvent d'un fort épanchement articulaire ; comme d'autre part la mobilité anormale et la crépitation manqueraient, d'après Exner (4), dans la moitié des cas, on comprendra que la lésion soit souvent confondue avec une entorse, une hémarthrose ou une hydarthrose.]

b. *Décollement traumatique de l'épiphyse supérieure du tibia.*

C'est une lésion très rare. Les symptômes sont généralement assez caractéristiques pour que l'on songe immédiatement à la possibilité de cette lésion, quand on les constate chez un sujet jeune, qui vient de subir une forte contusion, au niveau du bord supérieur du tibia.

Le chloroforme seul laisse faire un diagnostic absolument positif, en permettant de provoquer, pendant le

(1) Heydenreich, Thèse de Paris, 1877.

(2) Ledderhose, *Centralblatt fur Chirurgie*, 1894-1217.

(3) Bähr, *Bemerkungen zu den Unterschenkel-fracturen im oberen Drittel.* (*Centralblatt fur Chirurgie*, 1894-1217.)

(4) Bardeleben, These, 1888.

sommeil, de la mobilité anormale et la crépitation cartilagineuse caractéristique.

Traitement suivant les principes généraux.

c. *Arrachement de la tubérosité antérieure du tibia.*

C'est une lésion très rare, soit chez les enfants (décollement apophysaire), soit chez les adultes. Le fragment arraché est entraîné en haut par le quadriceps. Les mouvements actifs d'extension de l'articulation du genou sont impossibles. La palpation permet de sentir le fragment osseux sous la peau; il est mobile dans tous les sens; la rotule se sent facilement au-dessus de lui. L'articulation du genou est le plus souvent intéressée et contient du sang épanché.

Le traitement doit être conduit comme celui d'une fracture de la rotule. Le meilleur procédé consiste à suturer directement le fragment au tibia.

d. *Fracture du corps du tibia.*

On a vu plus haut que la fracture des deux os de la jambe n'était souvent au début qu'une fracture isolée du tibia et que la fracture du péroné se produisait secondairement. Le fait s'observe non seulement dans les fractures par torsion, mais encore dans les fractures par flexion : Ne voit-on pas dans les courbures rachitiques de la jambe traitées par l'ostéoclasie, le tibia se briser seul et le péroné ne céder qu'à un nouveau déploiement de force.

1. — Symptomes.

Les symptômes sont en général manifestes et faciles à constater. Quand la fracture du tibia s'accompagne d'un déplacement considérable, c'est que le péroné qui devrait servir d'attelle, est atteint lui aussi. Il peut, soit être fracturé et présenter le même déplacement, ou bien, et cela s'observe parculièrement dans les fractures de la moitié supérieure du corps du tibia, être luxé à une de ses extremités. La tête se déplace en haut (Planche LIX).

2. — TRAITEMENT.

Dans les cas récents, on obtient facilement la réduction parfaite du déplacement, mais on ne peut maintenir les fragments et la tête luxée, en bonne situation, qu'en appliquant un appareil plâtré et en faisant usage de l'extension continue.

C. Fracture isolée du péroné.

1. — ÉTIOLOGIE.

C'est une lésion rare : elle est consécutive exclusivement à un traumatisme direct et violent.

La tête du péroné peut aussi être arrachée par une contraction énergique du biceps (1).

On observe parfois dans ce cas une élongation ou une déchirure du sciatique poplité externe.

La tendance au déplacement est faible.

2. — TRAITEMENT.

Le traitement ne présente rien de particulier et se fait suivant les principes généraux.

D. Complications des fractures de jambe.

[Les fractures de jambe peuvent présenter un grand nombre de complications et ce n'est pas là un des points le moins intéressant de leur histoire. Ces complications sont primitives ou consécutives.

1° *Complications primitives.* — Ce sont : l'hémorrhagie, la perforation de la peau par le fragment, l'irréductibilité de la fracture, les lésions articulaires.

L'hémorrhagie est sous-cutanée ou extérieure, suivant que la fracture est simple ou compliquée : elle peut reconnaître pour origine une plaie veineuse ou une plaie artérielle. Les plaies veineuses se traduisent par une

(1) CHAPIN, *New-York Medical Journal*, 12 septembre 1891-289, a publié un bel exemple de ces fractures par contraction musculaire.

simple ecchymose ou par un écoulement sanguin continu qui ne tarde généralement pas à s'arrêter. Bien qu'il puisse survenir de la phlébite et qu'on ait pu même observer la gangrène, il n'en est pas moins vrai que la terminaison ordinaire de cet accident est la guérison. Les plaies artérielles sont beaucoup plus fréquentes : elles peuvent siéger sur toutes les artères de la jambe, mais les artères les plus ordinairement atteintes sont par ordre de fréquence : la péronière, la tibiale postérieure, la tibiale antérieure, celle-ci étant, d'après Nepveu, intéressée dans près de la moitié des cas. Les plaies artérielles accompagnant une fracture compliquée se traduisent par un écoulement sanguin saccadé, dont les battements sont isochrones à ceux de pouls. L'hémorrhagie peut être assez abondante pour amener la syncope, circonstance favorable qui permet la coagulation du sang et l'oblitération de la lumière de l'artère. La mort peut également survenir, mais il est rare que l'on n'arrive pas à temps pour prévenir cette éventualité. Dans la fracture simple, il se fait un anévrysme diffus primitif. La pression du sang sur le tégument aminci peut amener sa gangrène et la rupture de l'anévrysme. Cette même pression comprimant les vaisseaux peut amener un trouble profond dans la circulation du membre et déterminer la gangrène des segments sous-jacents, gangrène qui peut être due également à l'arrêt de la circulation. D'après les relevés de Nepveu, la gangrène par plaie artérielle serait rare, ce que Ricard attribue à ce qu'on pratiquait autrefois l'amputation d'une manière précoce.

Le traitement de choix consiste aujourd'hui à mettre à nu le foyer, à en evacuer le contenu et à lier les deux bouts du vaisseau directement dans la plaie. Mais il faut savoir que l'amputation peut devenir une nécessité.

L'irreductibilite de fragments, *la perforation de la peau* par l'extrémité acérée d'un tibia cassé en V sont des complications connexes, en ce sens que l'irréductibilité tient le plus souvent à la pénétration du fragment au milieu des muscles et à l'interposition musculaire Dans le cas d'irréductibilité sans plaie, on est autorisé, dès qu'on a diagnostiqué l'accident, à intervenir par la méthode sanglante pour dégager et réséquer les fragments. Quand il y a perforation de la peau, il faut réséquer les extrémités osseuses, afin de les réduire et de les rapprocher. Mais si la résection est étendue, il arrive que le membre devienne à peu près inutile; et comme dans le cas précédent, il faut amputer. C'est sur la gravité du cas que le chirurgien se décidera pour savoir s'il doit, oui ou non, faire aussitôt cette amputation. Il va sans dire que le traitement doit toujours être aussi conservateur que possible.

Les complications articulaires s'observent au niveau du genou ou de l'articulation tibio-tarsienne, suivant le point occupé par le trait de fracture et le traumatisme.

Il peut y avoir simple hydarthrose.

Mais il peut y avoir, et c'est surtout au niveau de l'articulation tibio-tarsienne qu'on le constate, des fissures qui partent de la surface fracturée et gagnent l'article. On peut constater alors tous les signes d'une hémarthrose. Demoulin (1) a publié un cas intéressant de fissure pénétrant ainsi dans l'articulation du genou et accompagnant une fracture directe de l'extrémité supérieure du tibia gauche. La résorption de cette hémarthrose est toujours lente.

On peut observer parfois des *suppurations articulaires;* cette complication est rare aujourd'hui.

2° *Complications tardives. — L'hémorrhagie* peut s'observer non seulement immédiatement après l'accident, mais encore dans les jours qui suivent. L'hémorrhagie résulte de l'ulcération du vaisseau par une saillie osseuse, par le cal ou par altération septique de la paroi. Comme dans les hémorrhagies primitives, l'amputation autrefois fréquemment pratiquée, devra céder le pas à la ligature des deux bouts dans la plaie. Cette

(1) DEMOULIN, *Fracture directe de l'extrémité du tibia gauche. Fissure pénétrant dans l'articulation du genou gauche. Hémarthrose.* (*Archives générales de médecine*, Décembre 1894-737.)

conduite a donné à Pearce Gould un beau succès (1).

Les veines peuvent être, comme les artères, le siège de processus pathologiques.

On observe surtout des *oblitérations veineuses* par coagula : les coagulations peuvent se détacher et donner lieu à des *embolies locales* ou à des *embolies à distance* dans les poumons et le cœur (2). C'est ainsi que s'expliquent certains cas de *mort subite*.

A côté de l'embolie sanguine, on observe des *embolies graisseuses ;* elles sont particulièrement fréquentes dans les fractures en V.

La guérison parfaite d'une fracture de jambe et la restitution *ad integrum* de la fonction sont difficiles à obtenir.

C'est surtout dans la fracture de jambe qu'on observe :

Des *spasmes*, des *raideurs articulaires ;* celles-ci dues à l'immobilisation et aux phénomènes d'arthrite ;

Des *déformations* qui restent une gêne pour le malade ;

De *l'ostéalgie*, due, pour Gosselin, à la propagation à l'os d'un processus inflammatoire ; pour d'autres, à une sorte de névrite ;

De *l'atrophie musculaire*, due à des troubles trophiques par irritation des nerfs produite soit par des corps étrangers, soit par le cal. Le cal lui-même peut englober les nerfs : dans un cas de Verhoyen (3), il enclavait le nerf tibial postérieur.

Enfin on observe assez souvent à la jambe des *pseudarthroses*. Depuis 1890, j'en trouve quatre cas (4). Ceux de

(1) PEARCE GOULD, *Fracture compliquée de jambe, hémorrhagie secondaire. Ligature de l'artère tibiale antérieure, guérison* (*Lancet*, mars 1893, 463).

(2) PUTERMANN, *Infarctus pulmonaire hémorrhagique après fracture de la jambe droite* (Kromska Lekarska, 1893).

(3) VERHOYEN, *Fracture compliquée de jambe, inclusion du nerf tibial postérieur dans le cal. Opération, dégagement du nerf par Thiriar : quelque temps après phénomènes d'hystérie traumatique, électrisation, guérison* (*Gazette hebdomadaire*, 2 janvier 1892).

(4) VALLAS, *Greffe osseuse, guérison* (*Lyon médical*, 1894-606) — MOULONGUET, *Fracture de jambe chez un hystérique, pseudarthrose, suture osseuse, guérison avec conservation intégrale des fonctions*

Vallas et de Wolff sont intéressants par le traitement qui a été appliqué.

Vallas, en présence d'une pseudarthrose fibreuse et dans l'impossibilité de bien coapter les fragments, abrase l'extrémité saillante du fragment supérieur et rejette le copeau entre les deux fragments.

Wolff taille sur le fragment supérieur et sur le fragment inférieur deux copeaux obliques, qu'il soude par des chevilles d'ivoire. Dans les deux cas, la guérison fut parfaite.]

du membre (*Bulletin médical*, 21 septembre 1892). — MÉNARD, *Retard de consolidation d'une fracture de jambe, traitée par les injections de chlorure de zinc* (*Gazette des hôpitaux*, 26 avril 1892). — WOLFF, *Pseudarthrose* (*Berliner klinische Wochenschrift*, 1892-832).

PLANCHE LVII

FRACTURES INTRA ET JUXTA-ARTICULAIRES DU GENOU.

Fig. 1. **Situation et trajet des lignes interdiaphyso-épiphysaires de l'extrémité inférieure du fémur et de l'extrémité supérieure du tibia et du péroné.** — Sur le tibia, comme sur le fémur, il n'est pas rare de voir survenir des décollements épiphysaires à ce niveau. Mais plus souvent encore que des décollements épiphysaires traumatiques, on observe ici des décollements épiphysaires spontanés par ostéomyélite aigue suppurée. (Collection personnelle.)

Fig. 2. **Fracture étoilée de la rotule.** — La fracture représentée ici a été produite par un traumatisme direct et n'a pas été suivie d'un trop grand écartement des fragments. Voyez l'explication de la planche LV.

Fig. 3 *a* et 3 *b*. **Fracture de l'extrémité supérieure du tibia par pression.** — On aperçoit des traits de fracture sur les surfaces articulaires supérieures. Remarquer la différence de niveau des plateaux tibiaux. Si la jeune femme avait survécu, il serait resté probablement à la suite de cette lésion un léger degré de genu valgum. La lésion était consécutive à une chute du haut d'une voiture de foin chargée: la femme tomba sur les pieds, de telle sorte qu'il se produisit une pression considérable des condyles du fémur sur la surface articulaire supérieure du tibia. La femme mourut d'une septicémie aigue, ayant pour point de départ une fracture par torsion du même tibia dans sa moitié inférieure, et ne put être sauvée, même par la désarticulation de la jambe (Voyez la description de ce cas dans les *Archiv* von Langenbeck, Bd. XLI, page 357). Cette fracture est un type de fracture par écrasement; elle détermine du ballottement dans le genou (possibilité d'exécuter des mouvements latéraux). La meilleure méthode de traitement consiste dans l'emploi de l'extension continue.

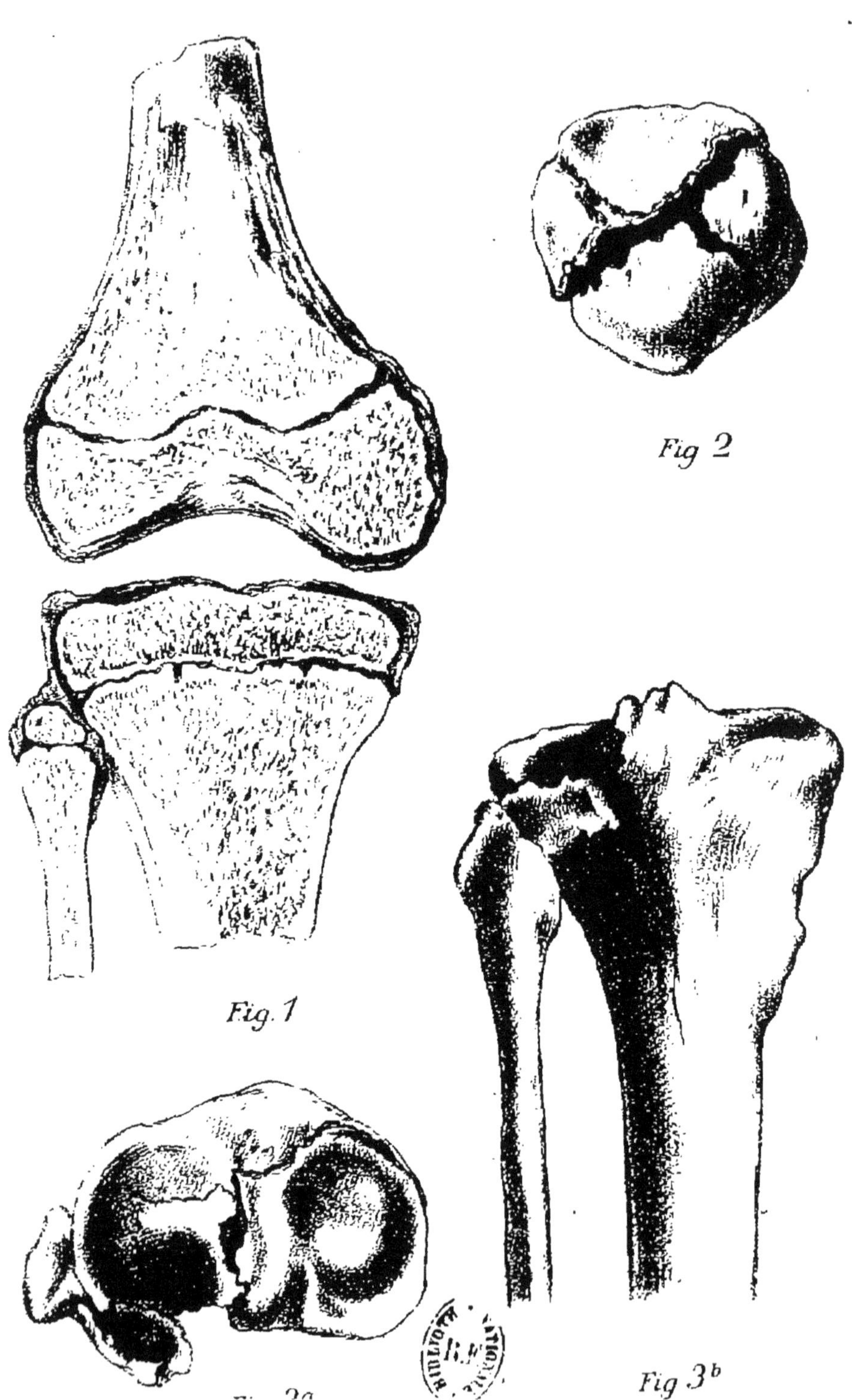
Fig 2
Fig. 1
Fig 3^b

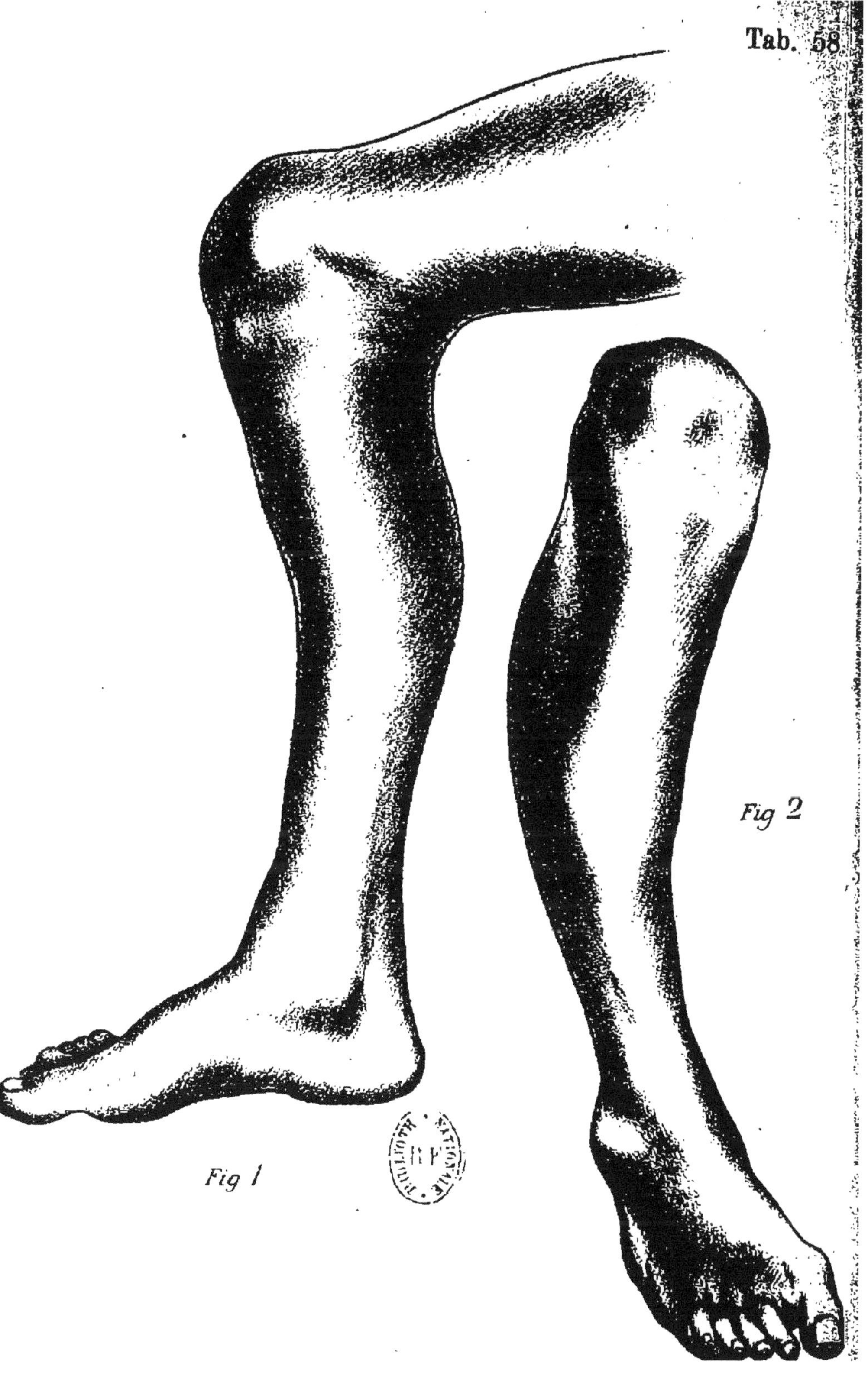

Fig 1

Fig 2

PLANCHE LVIII

FRACTURE DE JAMBE, GUERIE AVEC DÉFORMATION.

On donne plus d'attention, aujourd'hui qu'autrefois, au traitement des fractures : c'est que les médecins ont plus d'occasion, à l'heure actuelle, de constater les résultats éloignés des fractures, en particulier au point de vue de la capacité de travail des blessés. Il est étonnant de voir combien sont durables parfois les troubles qui succèdent aux fractures; le malade peut être estropié pour le reste de la vie. Le devoir du médecin, chez les blessés atteints de fractures, n'est pas seulement d'obtenir une guérison complète, mais encore de restaurer la fonction des muscles atteints et d'assouplir les articulations par tous les moyens qui sont en son pouvoir (massage, mouvements passifs, appareils médico-mécaniques).

Fig. 1 et 2. — **Déformation d'une jambe** autrefois **fracturée**, aujourd'hui **guérie**, que nous avons occasionnellement observée dans une consultation.

Ce sont là, je puis le dire, des déformations classiques après les fractures, aussi devraient-elles être prévues et évitées. La courbure à convexité postérieure (fig. 1) se produit facilement, pendant l'application de l'appareil plâtré, si l'on n'a pas soin d'exercer sur la jambe pendant la prise, une traction assez forte, et si l'on n'empêche la déformation de se produire, soit à l'aide d'une attelle, soit à l'aide de la main.

PLANCHE LIX

FRACTURE DU TIBIA AVEC LUXATION DE LA TÊTE DU PERONE.

Fig. 1, dessinée fidèlement d'après nature. — Il s'agissait d'un homme de cinquante-neuf ans (Pommering), qui eut le tibia fracturé par le passage d'une roue de voiture et entra à la Clinique le 29 mai avec une pseudarthrose. Le tibia du côté malade avait bien 2 centimètres de raccourcissement, raccourcissement constaté à l'aide de mensurations répétees et tres soigneusement faites. De ce fait on pouvait conclure que le péroné du même côté était : soit également fracturé et raccourci, soit luxé ; la derniere hypothese s est trouvée vérifiée. Le péroné présentait des deux côtés la même longueur, mais du côté malade la tête était luxée en haut : on pouvait le constater à la mensuration et à la vue. La tète n'a pu être replacée complètement, même sous le chloroforme et apres liberation des fragments du tibia.

La fracture a été traitée par la suture et la jambe est maintenant solide et dans une meilleure attitude.

Fig. 2 représente le meme cas, tel qu'il se présente cliniquement sur le vivant. — Il s'agit d'une fracture du tibia dans sa moitie supérieure avec déplacement des fragments et raccourcissement, accompagne de luxation de la tête du péroné en haut.

On apprecie à travers la peau, la forme caractéristique du fragment supérieur du tibia; forme qui a éte comparée à un bec de flûte ou à un bec de canard. Ce fragment peut amener des accidents tres facheux par sa saillie ; en comprimant la peau mince de cette région, il peut provoquer la gangrene. Plusieurs appareils compliques (par exemple, la pointe de Malgaigne), ont ete conseilles dans ce cas : le mieux est de faire une reduction aussi complete que possible, au besoin sous le chloroforme et d'appliquer un bon appareil à extension. (Observation personnelle.)

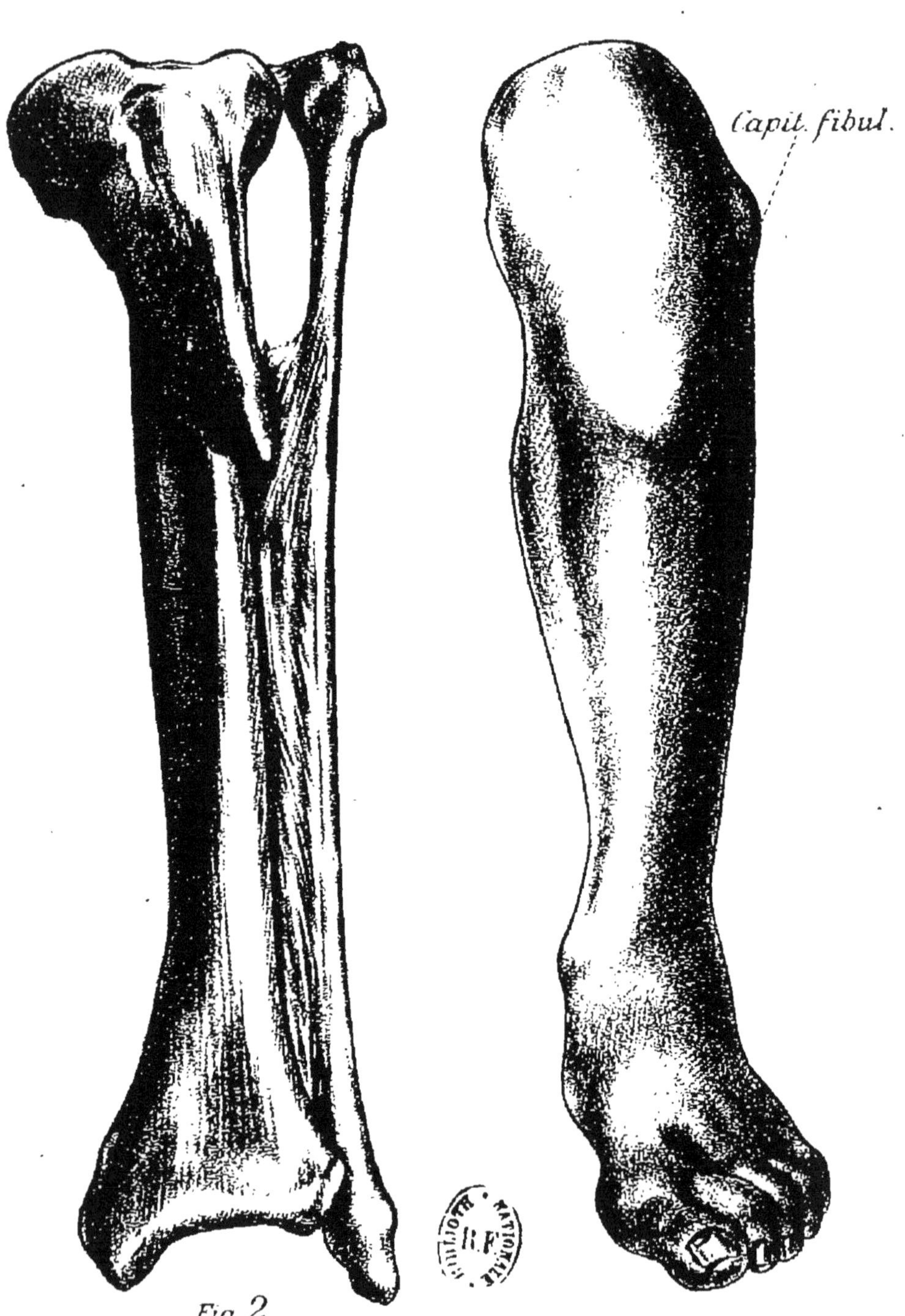

Fig 2

Fig. 1

Tab. 60.

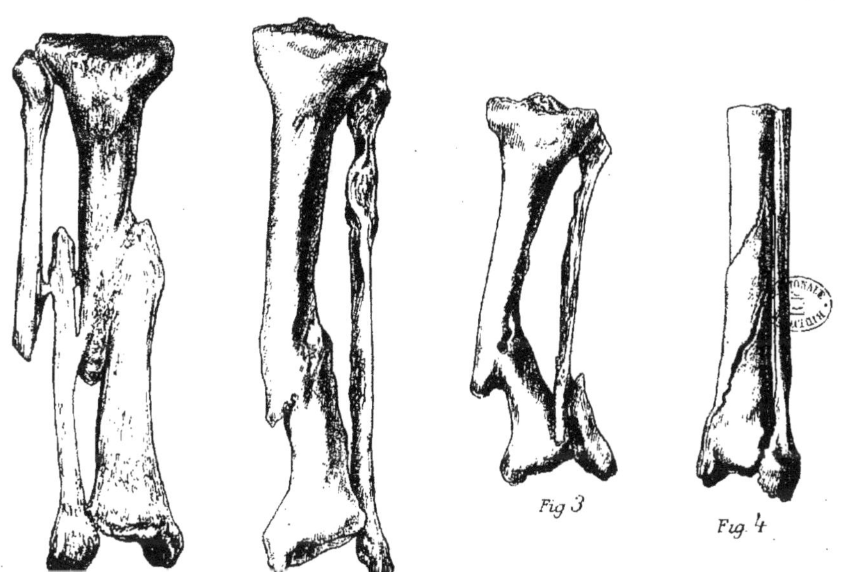

Fig 3

Fig. 4

PLANCHE LX

FRACTURE DE JAMBE.

Fig. 1. **Fracture des os de la jambe, consolidée avec déplacement considérable des fragments.** — Le tibia et le péroné sont fracturés sensiblement au même niveau. Ils ont subi un déplacement dans le même sens et ont guéri par un cal solide, qui englobe à la fois le tibia et le péroné. (Institut anatomo-pathologique de Berlin, d'après Wolff, *Transformation der Knochen*, Planche VII, fig. 48.)

Fig. 2. **Fracture des deux os de la jambe, guérie avec faible déplacement des fragments** — Le tibia est fracturé dans sa moitié inférieure, le péroné dans sa moitié supérieure.

Dans les cas de fracture d'un seul des deux os, l'autre forme réellement une sorte d'attelle pour son congénère brisé. Il semble que le siège de la fracture à un niveau différent sur chacun des os a également pour effet de prévenir un plus grand déplacement. La différence de déformation, qui existe entre la figure 1 et la figure 2, montre bien le rôle de fixation joué par le ligament interosseux. (Collection personnelle.)

Fig. 3. **Fracture sus-malléolaire des deux os, guérie avec déplacement considérable.** — Le déplacement est tel qu'il simule un pied valgus grave. (Collection personnelle.)

Fig. 4. **Fracture récente de l'extrémité inférieure du tibia par torsion** — (Collection personnelle.)

E. Fractures de l'extrémité inférieure des deux os.

On les appelle encore *fractures malleolaires*. Elles présentent plusieurs variétés.

a. *Fracture malléolaire type.*
Fracture bimalleolaire par abduction de Tillaux (Planches LXI, LXII, LXIII).

Cette fracture est jusqu'à un certain point comparable à la fracture classique de l'extrémité inférieure du radius, en ce sens, que l'une et l'autre présentent dans leur mécanisme, leurs symptômes, les principes de traitement, une sorte de fixité caractéristique. Dans cette fracture, péroné et tibia sont à la fois en cause, ce qui s'explique par les connexions anatomiques, par l'union intime des deux os au niveau de leur extrémité inférieure.

1. — Étiologie et mécanisme.

La fracture malléolaire type est consécutive à la projection du corps en dehors, le pied étant fixé, ou à un mouvement de torsion du pied dans le même sens, le corps étant fixé; c'est par ce dernier procédé qu'on reproduit la fracture sur le cadavre. On place la jambe, le côté externe reposant sur le bord d'une table, le pied et la région malléolaire restant dans le vide; d'une poussée énergique, exécutée avec le corps, agissant de tout son poids, l'expérimentateur porte le pied en abduction; la malléole interne se brise d'abord, puis, la cause continuant à agir, le pied se porte en dehors et le péroné se fracture un peu au-dessus de la malléole externe.

C'est exactement ainsi que se succèdent les faits dans le plus grand nombre des fractures des malléoles. Le mouvement d'abduction du pied dans l'articulation tibio-tarsienne met le ligament latéral interne ou ligament deltoïde en tension brusque : si le mouvement continue, la traction peut déchirer le ligament; mais ordinairement celui-ci résiste et arrache la pointe de la malléole; la force, continuant à agir, porte le pied en dehors, l'astragale vient buter contre la malléole externe qui fléchit, et il se produit une fracture immédiatement au-dessus de celle-ci. Dans beaucoup de cas, c'est le poids du corps qui, après l'arrachement de la malléole interne et la mise du pied en abduction, vient, en pesant sur le péroné insuffisamment développé pour supporter seul le poids du corps, déterminer une fracture du péroné par flexion.

2. — Symptomes.

Dans les fractures types des malléoles, on peut constater, en pesant sur la malléole interne souvent déplacée en dehors, de la mobilité anormale ; le péroné lui, est fracturé au-dessus de la malléole externe, au-dessus des ligaments tibio-péroniers. En prenant d'une main le pied, en fixant de l'autre la jambe au-dessus de la région malléolaire, on peut constater une mobilité latérale anormale, c'est particulièrement le mouvement d'abduction qui prend une étendue anormale. D'ailleurs l'attitude même du pied est modifiée ; il se place en valgus, s'incline en dehors. La région de la malléole interne ou, plus exactement, le fragment supérieur du tibia vient proéminer souvent sous la peau tendue, amincie et menace de la déchirer. La déchirure se produit parfois et il y a alors fracture compliquée. Il peut survenir simultanément par le même procédé une véritable luxation. L'extrémité inférieure du tibia peut s'engager même à travers une boutonnière cutanée, de telle sorte que la réduction ne soit possible qu'après un débridement étendu de la peau interposée. Du côté du péroné, on trouve toujours plus ou moins prononcée, la dépression sus-malléolaire caractéristique.

Il est très important d'avoir bien présents à l'esprit les détails anatomiques de cette fracture. La portion de malléole interne arrachée est parfois très petite. L'inflexion du péroné, que nous avons décrite, n'est naturellement possible que si les ligaments serres qui unissent tibia et péroné au niveau de leur extrémité inférieure sont divisés. Ces ligaments peuvent se rompre ; mais ils peuvent aussi arracher un fragment osseux plus ou moins important de l'extrémité articulaire du tibia ; ainsi l'os peut être arraché en avant par le ligament tibio-péronier antérieur et souvent aussi en arrière par le ligament tibio-péronier postérieur (Voyez pl. LXII). C'est seulement après la rupture de ces liens unissant tibia et pérone que le péroné peut être porté en dehors assez loin pour qu'il se fasse une fracture de cet os. Cette fracture est donc en realité une fracture par inflexion.

3. — Pronostic.

La fracture malléolaire type, même non compliquée, est toujours une affection grave : c'est une fracture articulaire doublement importante, car elle intéresse précisément l'articulation sur laquelle repose tout le poids du corps. Aujourd'hui encore on commet souvent, dans le traitement, des fautes qui mettent en question, pendant toute la vie, la fonction de l'articulation, au point de rendre le blessé incapable de tout travail.

4. — Traitement.

Il s'agit avant tout d'obtenir une coaptation exacte des fragments. Le pied doit être refoulé en masse vers le tibia dans le sens de l'adduction. On conseillait autrefois de mettre le pied en varus, afin d'éviter avec certitude le valgus primitif ou secondaire. Cela n'est pas nécessaire, il suffit que la réduction du pied soit complète ; dans ce cas, la dépression péronière sus-malléolaire s'efface complètement. Il faut de plus et c'est souvent plus important encore, combattre le déplacement du pied en arrière en exerçant sur lui une traction qui le porte en avant.

La reduction obtenue, au besoin sous le chloroforme, le pied et la jambe doivent être rigoureusement immobilises. Le meilleur appareil, pour les premiers jours, est l'attelle en fer-blanc de Volkmann, et plus tard l'attelle en plâtre de Beely. Dans les quinze premiers jours, l'appareil doit être change tous les trois ou quatre jours et plus tard tous les deux jours, afin de masser l'articulation et de lui faire exécuter des mouvements passifs. A ce moment encore, il faut surveiller la position du pied, car j'ai observé que, bonne dans les premières semaines, l'attitude du pied pouvait redevenir vicieuse quand on manquait d'attention au moment où on applique le bandage. Cette surveillance doit s'exercer beaucoup plus tard encore, quand la fracture est consolidée et que le patient essaie de marcher. Il faut lui laisser une attelle de soutien ; et on ne devrait pas l'abandonner à lui-même sans avoir fait mettre dans son soulier une attelle externe empêchant le pied de se mettre en valgus. J'ai employé avantageusement, dans ces derniers temps, pour prévenir ce renversement, des appareils médico-mécaniques.

La guérison de la fracture s'est-elle faite dans une position vicieuse; l'accident remonterait-il déjà à des semaines, qu'il faudrait immédiatement recourir au traitement opératoire. Si on ne réussit pas à rompre simplement par un brusque mouvement imprimé au pied les adhérences qui se sont faites, il faut recourir à l'ostéotomie du péroné au niveau de la fracture, et souvent aussi à celle de la malléole interne, et replacer le pied.

Pour lutter contre la fatale tendance du pied à se mettre en valgus, un des meilleurs appareils est encore l'ancien appareil à attelle de Dupuytren. Il se compose d'une attelle placée sur le côté interne du membre; matelassée et fixée à la jambe, de telle sorte que son extrémité libre dépasse le pied et la région de la malléole. On exerce alors à l'aide de tours de bande passés sur l'attelle, une traction sur le pied. Par ce procédé, on agit très efficacement sur le pied pour éviter la production du valgus.

b. *Fracture par adduction.*

Les fractures malléolaires peuvent encore se produire à la suite d'un mouvement d'adduction (supination) du pied. Dans ce cas, la pointe de la malléole externe se fracture d'abord. Il y a une véritable fracture par arrachement siégant à la pointe, ou plus haut, mais jamais au delà de 3 centimètres de la pointe de la malléole. Si le traumatisme n'est pas trop violent tout peut en rester là. Si au contraire la cause qui porte le pied en dedans continue à agir, celui-ci se met en un varus; puis se tord au niveau de l'articulation tibio-astragalienne et la fracture se produit par inflexion du tibia : ces lésions sont généralement faciles à diagnostiquer et doivent être traitées comme la variété précédente.

Le même traitement est applicable à la fracture d'une des malléoles seule, que la fracture soit la conséquence d'une violence insuffisante pour briser les deux malléoles, ou qu'elle soit de cause directe.

c. *Décollement de l'épiphyse inférieure des os de la jambe* (Planche LXIII).

C'est une lésion très rare, qui naturellement ne se rencontre que chez les enfants : on l'observe souvent pendant le redressement forcé des pieds bots graves. On reconnaît le décollement à une mobilité anormale, siégeant au-dessus de la région malléolaire, et à la crépitation cartilagineuse.

Le traitement consiste à l'immobiliser d'abord, puis à imprimer plus tard des mouvements au pied.

d. *Fracture sus-malléolaire des deux os de la jambe* (Planche LX, fig. 3).

Dans cette fracture qui, au point de vue du diagnostic, ne présente pas de difficulté, on retrouve la même tendance au déplacement que dans les fractures malléolaires typiques. Le pied et les fragments inférieurs ont grande tendance à se porter en arrière; c'est là un déplacement qu'il faut corriger spécialement.

Le traitement comporte une réduction attentive. Le traitement ultérieur, comme celui des fractures en général.

e. *Fractures malléolaires vicieusement consolidées.*

[Les fractures malléolaires sont en général traitées aujourd'hui d'une manière satisfaisante. On a cependant encore occasion de rencontrer des malades chez lesquels la consolidation s'est faite dans une position vicieuse. Cette consolidation vicieuse peut tenir à plusieurs causes: l'appareil plâtré est mal surveillé pendant la dessiccation, le malade marche trop tôt, ou bien la fracture est mal réduite. L'attitude vicieuse la plus souvent observée est le valgus, mais toutes les déviations sont possibles, parmi elles, l'équinisme est particulièrement gênant; outre la déviation, il y a hypertrophie du cal et de la malléole, surtout de la malléole interne. Cette hypertrophie s'expliquerait, d'après Lejars, par une suractivité fonctionnelle, entraînant ultérieurement des troubles de nutrition. Ainsi, dans une observation de Lejars, les malléoles internes s'émiettaient, friables et graisseuses sous le ciseau. La déformation, les lésions osseuses entraînent des troubles dans le fonctionnement des muscles et des ligaments, dont le mode d'insertion est modifié. Les gaines synoviales s'enflamment, de sorte que gaînes, tendons et ligaments ne tardent pas à se modifier, à s'enflammer, à s'unir en une gangue fibreuse. La peau elle-même peut-être envahie par le processus inflammatoire et présenter une ulcération en face de la malléole interne.

De tous ces faits, il résulte que le malade ne peut se servir utilement de sa jambe, soit que la station ou la marche provoquent rapidement des douleurs, soit que le travail pénible seul lui soit interdit ou qu'il ne puisse se servir de son pied en aucune manière. Ces malades sont souvent, suivant l'expression d'Ollier, des amputés fonctionnels qu'on était obligé autrefois de faire marcher, le genou fléchi avec un pilon, ou même d'amputer.

La lésion est donc grave et l'on comprend qu'on ait cherché un traitement qui lui fût applicable; d'où l'éclosion d'un certain nombre de travaux et de publications récentes, parmi lesquelles nous citerons celles de Gérard Marchand (1), Duplay (2), Gangolphe (3), Hüber (4), Davin (5), Junot (6).

Le traitement doit d'abord être palliatif. On devra corriger aussi bien que possible le déplacement, appliquer ensuite un appareil plâtré et surveiller la consolidation, de manière à modifier l'appareil au moment où cela sera nécessaire.

La consolidation vicieuse une fois constituée, on pourra lui opposer trois procédés de traitement, l'ostéoclasie, l'ostéotomie, la résection.

L'ostéoclasie se pratique avec un appareil ou bien à l'aide de mains. Il n'y a pas à l'heure actuelle de bons ostéoclastes, permettant de casser la malléole précisément au niveau du point que l'on veut fracturer. De même, l'ostéoclasie manuelle ne donne pas de résultat absolument certain. L'une et l'autre méthode d'ailleurs ne peuvent corriger que l'attitude vicieuse, le déplacement des fragments; aucune ne permet de refaire la mortaise, de dégager les tendons. Aussi l'ostéoclasie instrumentale doit-elle être absolument rejetée et l'ostéoclasie manuelle être réservée aux fractures récentes. Telles sont les conclusions défendues par Duplay et son élève Junot.

Restent donc l'ostéotomie et la résection. — L'ostéo-

(1) Gerard Marchand, *Ostéotomie du péroné et résection de la malléole interne pour fracture de Dupuytren vicieusement consolidée* (*Revue d'orthopedie*, 1er janvier 1894).

(2) Duplay, *Traitement de la fracture de Dupuytren* (*Gazette des hôpitaux*, juillet 1893 et *Union médicale*, 1893-889).

(3) Gangolphe, *Fracture de jambe intra-articulaire, restauration de la mortaise tibio-tarsienne* (*Lyon médical*, février 1894-236).

(4) Huber, *Traitement de la fracture de l'extrémité inférieure de la jambe par l'ostéotomie et la suture malléolaire.* Thèse de Lyon, 1893-94. Cette thèse, inspirée par Gangolphe, contient le résumé de l'opinion de cet auteur.

(5) Davin, Thèse de Paris, 1893-94. Cette thèse, inspirée par Lejars, contient cinq observations de malades opérés par lui avec plein succès.

(6) Junot, Thèse de Paris, 1892-93. Cette thèse, faite dans le service du professeur Duplay, renferme un excellent exposé de la question On y trouve en entier l'historique et le relevé des opérations anciennes.

tomie, suivant la majorité des auteurs et le professeur Duplay en particulier, doit s'adresser d'abord à la malléole externe, elle est pratiquée en haut et en dedans au niveau du col, de manière à produire sur le péroné un trait oblique tel que les deux fragments viennent s'appliquer intimement l'un contre l'autre quand on réduit le déplacement. Si l'ostéotomie du pérone ne suffit pas, il faut, suivant Renault, faire une resection de la malléole interne. On en enlèvera un coin à grand axe horizontal, à base tournée en dedans. Le point difficile, et Ollier y insiste, est d'enlever un segment osseux suffisant pour permettre le redressement. Heureusement, si la résection est insuffisante, on peut en attirant fortement le pied obtenir quand même le redressement par une sorte d'ostéoclasie secondaire complémentaire Dans les cas tout à fait anciens, où la malléole considérablement hypertrophiée vient ulcérer la peau, on enlèvera, a l'exemple de Lejars et de Gangolphe, des copeaux verticaux qui en réduiront le volume.

La resection est le procédé de nécessité, auquel on se résout quand les deux autres méthodes ont echoué. Elle est généralement atypique. On enlèvera un diaphragme sur l'extrémité articulaire du tibia, mais on respectera ou on replacera les malléoles et, si on ne peut respecter les deux, on respectera au moins l'interne. Sans cette précaution, on serait dans la necessite de faire marcher le malade avec des bottines à tuteur, pour eviter le renversement latéral du pied. Les resultats de la resection sont toujours fort inferieurs à ceux de l'ostéotomie (Duplay).

Quelle que soit l'opération que l'on pratique, il peut être indique, s'il y a un équinisme un peu prononce, de faire la section du tendon d'Achille.

PLANCHE LXI

FRACTURE BIMALLÉOLAIRE PAR ABDUCTION.

La planche a été faite sur une préparation de fracture expérimentale. On a scié la jambe parallèlement au plan frontal, et représenté la face postérieure du fragment antérieur de la coupe. On aperçoit le gros orteil, ce qui oriente le dessin.

On reproduit facilement la fracture bimalléolaire sur le cadavre : on réussit presque toujours en faisant reposer sur le bord d'une table la région de la jambe placée immédiatement au-dessus de la malléole externe ; il suffit alors d'agir sur le pied par une pression forte et brusque pour produire une fracture typique de la malléole interne avec fracture du péroné au-dessus de la malléole externe. Les médecins devraient avoir sans cesse cette planche devant les yeux : elle est plus instructive que la meilleure description.

Le tibia est scié longitudinalement, le péroné n'a pas éte atteintpar la coupe, mais la partie postérieure de l'astragale et du calcanéum a été sectionnée La malléole interne est divisée et déplacée en bas et en dehors. Le péroné présente une déformation très importante, son fragment inférieur est dévié en dehors. C'est à cette déformation qu'est due la constitution du pied valgus traumatique qu'on observe à la suite de cette fracture malléolaire. On voit nettement la coudure du péroné, l'inclinaison du bord interne du pied, le déplacement de l'astragale et de tout le pied en dehors.

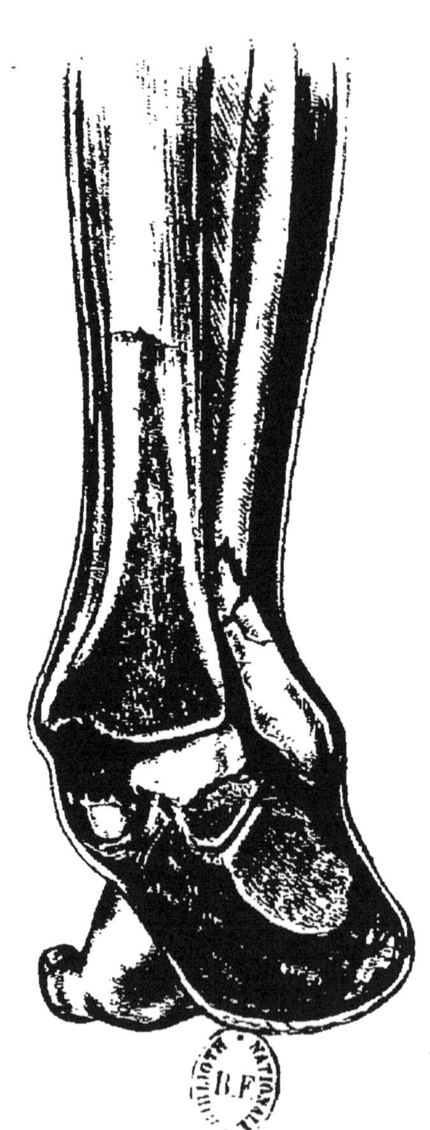

Tab. 6

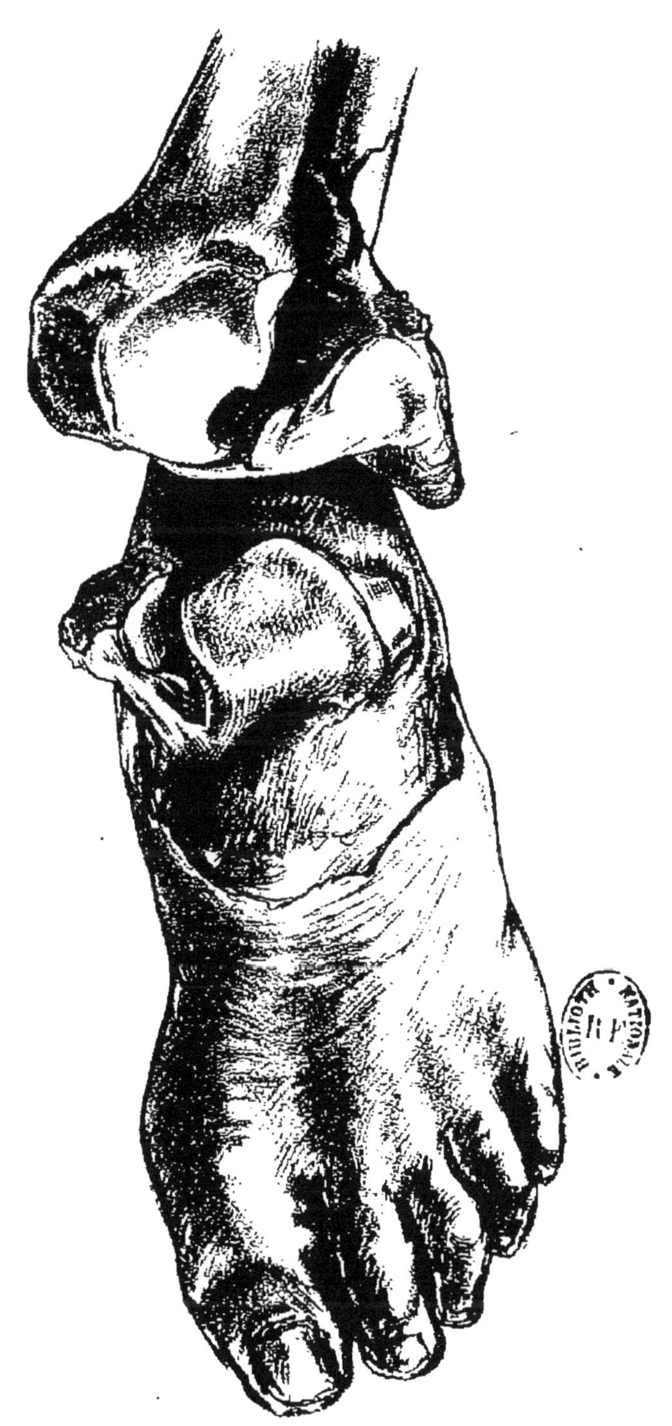

PLANCHE LXII

FRACTURE BIMALLEOLAIRE PAR ABDUCTION.

Cette fracture présente au plus haut degré le caractère d'une fracture par arrachement. On y voit démontré ce fait, que les ligaments sont plus solides et résistent mieux à une traction subite que l'os même. Les ligaments arrachent l'os. La planche montre la malléole interne arrachée par le puissant ligament deltoïde, au moment d'une forte abduction du pied. Plus loin, au niveau de l'articulation péronéo-tibiale, on voit en avant et en arrière de petits fragments osseux du tibia arrachés : l'antérieur, par le ligament péronéo-tibial antérieur; le postérieur, par le ligament péronéo-tibial postérieur. La mise en tension de ces derniers ligaments est rendue possible par la fracture de la malléole interne et le déjettement du pied en dehors. La fracture du péroné elle-même est consécutive à la pression du pied, notamment de l'astragale contre la malléole externe. La fracture de la malléole interne est donc le phénomène primordial.

Dans beaucoup de cas, la fracture de la malléole interne se produit seule; dans d'autres cas, il se fait des lésions multiples graves, comme celles qui sont représentées ici. L'arrachement de fragments osseux de la face externe du tibia manque souvent, même quand le péroné est fortement coudé et déplacé.

Cette préparation a été faite sur une fracture expérimentale. Le dessin permet au regard de pénétrer dans l'articulation lésée par la fracture malléolaire et est particulièrement instructif.

PLANCHE LXIII

FRACTURE MALLEOLAIRE AVEC DEPLACEMENT DES FRAGMENTS.

Fig. 1. **Pied valgus traumatique par fracture malléolaire.** — On voit la dépression du péroné au-dessus de la malléole externe; l'élargissement de la région malléolaire, la direction du bord interne du pied (pied plat). La figure représente un malade qui vint à la consultation avec cette déformation. Elle était consécutive à une fracture malléolaire et fut guérie par l'ostéotomie du péroné au niveau du foyer de fracture suivi de redressement forcé; les fonctions des articulations du pied se sont rétablies par l'emploi du massage et de moyens mécaniques adjuvants de toute sorte.

Fig. 2. **Fracture bimalléolaire typique avec subluxation du pied en arrière.** — La figure a été faite d'après la photographie d'un homme de cinquante-deux ans, qui tomba d'une hauteur de 2 mètres et se fit cette fracture. La réduction s'opéra sans difficulté. Guérison complete.

Fig. 3. **Ligne de soudure des épiphyses inferieures du péroné et du tibia.** — Là aussi il peut se faire des décollements épiphysaires traumatiques, mais c'est à ce niveau que ces décollements sont le plus rares : le traitement, et particulièrement la réduction, doit se faire suivant les principes generaux applicables à toutes les fractures.

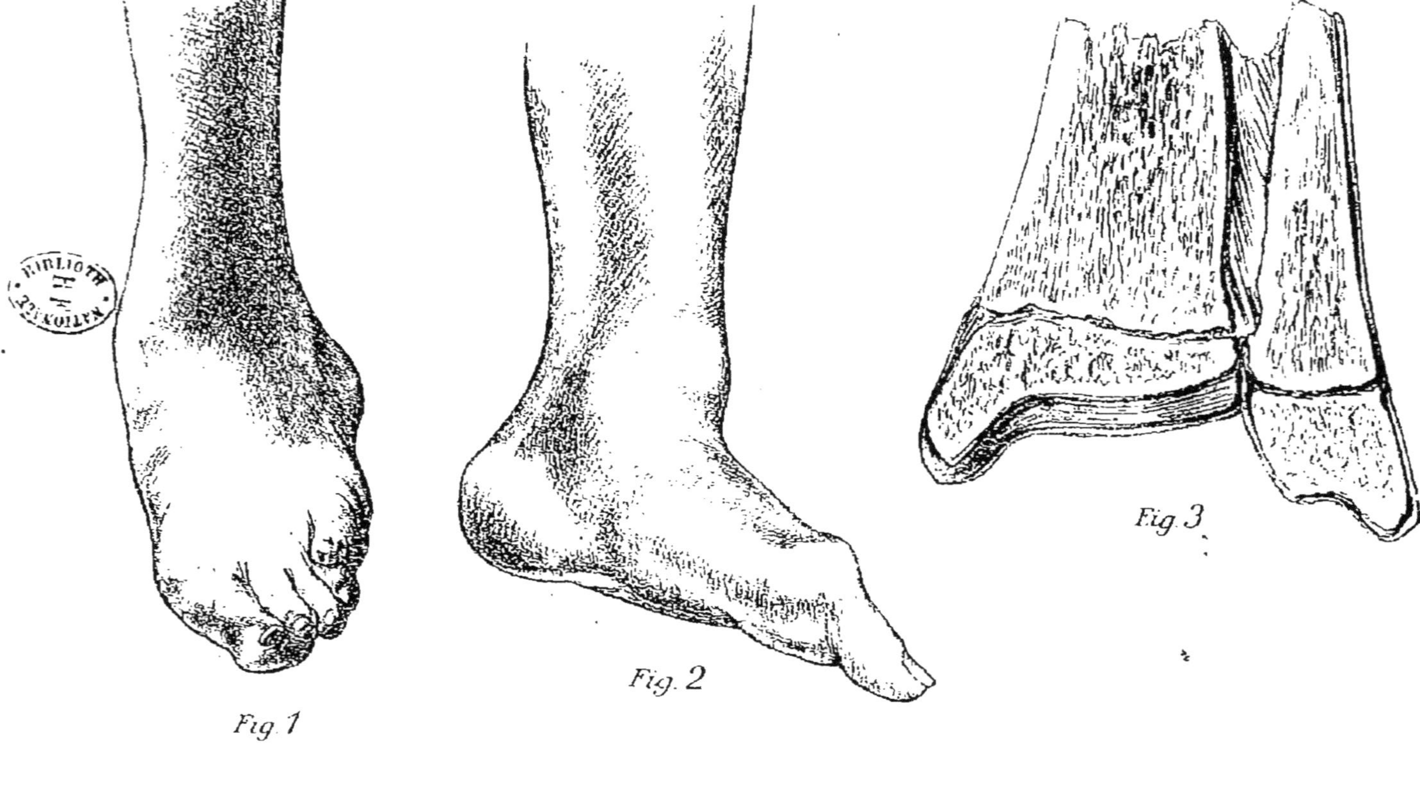

Fig. 1

Fig. 2

Fig. 3

Talus
Mall. extern.
ıd. M.peron.
ılcaneus.

Fig. 1

Tibia
Talus.
l. extern.
caneus
d. M.peron

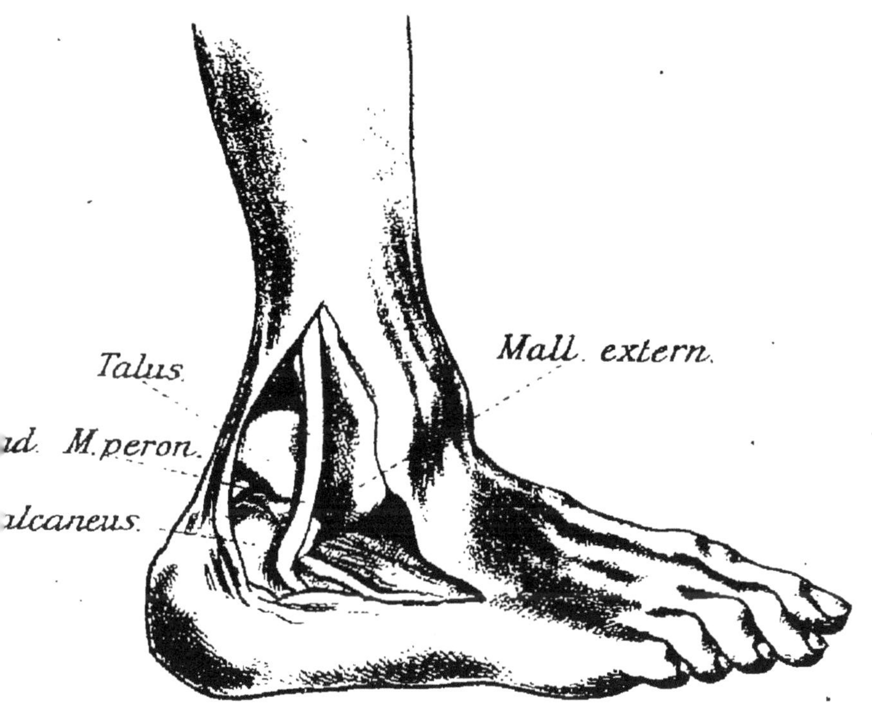

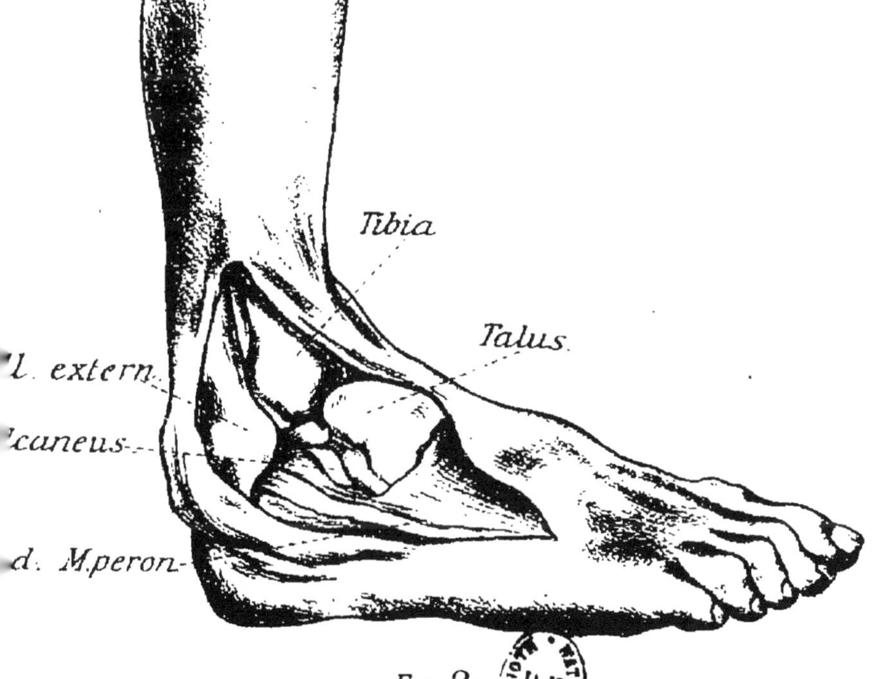

Fig 2

PLANCHE LXIV

LUXATION DU PIED EN ARRIÈRE ET EN AVANT.

Les deux préparations représentées ici ont été obtenues expérimentalement. Les luxations pures du pied (luxations astragalo-tibiales) sont des lésions rares ; la même chose pourrait se dire de la luxation calcanéo-astragalienne ou sous-astragalienne et de la luxation isolée de l'astragale.

On observe beaucoup plus souvent une combinaison des fractures et des luxations.

Fig. 1. **Luxation du pied en arrière.** — On voit l'astragale derrière la malléole externe et les tendons péroniers chargés sur les os. Le pied est raccourci d'une manière caractéristique : un sillon profond s'étend d'une malléole à l'autre, le talon paraît allongé.

Fig. 2. **Luxation du pied en avant.** — L'astragale est placée devant les os de la jambe que l'on peut apercevoir tous deux sur le dessin : Le talon est remarquablement raccourci ; tout le pied énormément allongé, la peau du talon est tendue.

La réduction de cette lésion n'est en général pas difficile sous le chloroforme. Si on trouvait des obstacles, il faudrait faire la réduction sanglante, comme le fit Bergmann avec succès, dans un cas de luxation isolée de l'astragale.

VIII. — Luxations de l'articulation tibio-tarsienne.

Le pied execute des mouvements de flexion et d'extension, qui ont pour siège l'articulation tibio-astragalienne et des mouvements de pronation et de supination qui ont pour siège les articulations péri-astragaliennes. Dans ces derniers mouvements, l'astragale reste solidement unie aux os de la jambe; et c'est dans les articulations de l'astragale avec le calcanéum et le scaphoïde que se font les glissements. Des mouvements désordonnés produisent l'entorse et au besoin la luxation.

A. Luxation tibio-astragalienne (Planche LXIV).

Ce sont les luxations proprement dites du pied : elles se font en avant (flexion dorsale exagérée) et en arrière (flexion plantaire trop étendue). La position du pied est si caractéristique (planche LXIV) que le diagnostic se pose sans difficulté.

La réduction se fait par pression directe du tibia en avant ou en arrière et flexion simultanée dans le sens qui a déterminé la production de la luxation. La lésion s'accompagne parfois de fracture d'une des malléoles; celle-ci est sans grande importance.

Les luxations latérales ne sont possibles qu'accompagnées de fractures malléolaires.

B. Luxation sous-astragalienne.

Un mouvement d'adduction exagérée produit la luxation en dedans; un mouvement d'abduction forcée du pied, la luxation en dehors : encore plus rare est la luxation du pied en avant et en dedans dans cette articulation. Le diagnostic peut être très difficile. Une palpation attentive des saillies osseuses, l'existence de mouvements anormaux dans l'articulation astragalo-tibiale, la considération des changements de forme du pied et particulièrement l'exploration sous le chloroforme peuvent conduire au but. La réduction est difficile; elle demande un relâchement total des muscles et l'emploi de mouvements particuliers aidés de pression directe.

C. Luxation isolée de l'astragale.

La luxation peut se faire dans des directions très diverses : le mécanisme est toujours très compliqué.

Il existe une déformation considérable : l'astragale se sent plus ou moins manifestement, le tibia est rapproché de la plante du pied et articulé parfois directement avec le calcanéum.

La réduction est difficile. Quand on ne réussit pas à l'obtenir, il faut réduire par la méthode sanglante. On obtient ainsi d'excellents résultats ; le fait est remarquable, si l'on songe que l'astragale a perdu une partie de ses connexions et de ses voies de nutrition.

IX. — Fractures des os du pied.

A. Fractures de l'astragale.

Dans les mouvements forcés de même nature que ceux qui produisent la luxation des os de la racine du pied, il se fait des infractions, des éclatements et des fractures de l'astragale. Le fait se produit sans luxation concomitante par chute sur les pieds, parfois par compression de l'astragale.

Les symptômes sont ceux d'une grave entorse et le diagnostic reste par suite incertain.

Traitement suivant les règles générales.

B. Fractures du calcanéum.

Il peut y avoir fracture par arrachement des tubercules du calcanéum, arrachés par une contraction brusque des muscles du mollet. Le fragment fracturé est entraîné en haut par les muscles. On peut reduire le déplacement en fléchissant le genou à angle droit et en fixant le fragment par suture.

La fracture du calcanéum par pression se produit dans une chute sur les pieds : l'éclatement de l'os est déterminé par l'astragale qui pénètre dans le calcanéum comme un coin. Les fragments, multiples ordinairement, produisent par leur déplacement un élargissement de l'os au-dessous de la région malléolaire. Il peut se faire ainsi un pied plat qui est difficile à guérir.

La fracture de la petite apophyse (sustentaculum) est très rare et le diagnostic en reste toujours incertain; elle se produit par adduction forcée du pied et se caractérise par une attitude en valgus accompagnée d'une douleur localisée à son niveau.

C. Fractures des autres os.

Elles sont extrêmement rares : celles des métatarsiens et des phalanges sont sans importance pratique, le plus souvent faciles à diagnostiquer et simples à traiter.

X. — Luxations des os du pied.

A. Luxation des os du tarse.

C'est une lésion très rare : le diagnostic se fait par la sensation que donne à la palpation l'os déplacé.

Réduction par pression directe, ou si cela est nécessaire par la méthode sanglante.

B. Luxation des os du métatarse.

C'est une luxation dans l'articulation dite *de Lisfranc* ; le plus souvent les métatarsiens sont refoulés sur le dos du pied.

Réduction parfois difficile ; il faut réduire chaque os l'un après l'autre.

C. Luxations des orteils.

Ces lésions se comportent comme celles des doigts : elles sont d'ailleurs beaucoup plus rares. La flexion dorsale forcée produit le déplacement des phalanges en haut. Le diagnostic est facile.

La réduction s'obtient par refoulement direct, de la phalange étendue.

TABLE DES MATIÈRES

— Corbeil. Imprimerie Crété

www.ingramcontent.com/pod-product-compliance
Ingram Content Group UK Ltd.
Pitfield, Milton Keynes, MK11 3LW, UK
UKHW012146240726
13966UKWH00001B/173